Der Pflegehelfer/in

in der

Notaufnahme 2

MARTIN STERLING

Inhaltsverzeichnis

Einführung — 15

- Die Realität des Berufs eines Pflegehelfers in der Notaufnahme — 16
- Die Bedeutung von Ausbildung und praktischer Erfahrung — 17
- Ziele dieses Buches — 20

Kapitel 1: Entdeckung der Notaufnahme — 23

- **Geschichte und Entwicklung der Notaufnahme** — 24
  - Der Ursprung der Notdienste — 24
  - Entwicklung von Praktiken und Technologien — 26
- **Organisation der Notaufnahme** — 29
  - Struktur und Anordnung — 29
  - Personal und Rollen — 31
- **Typischer Tag in der Notaufnahme** — 34
  - Die verschiedenen Schichten (Morgen-, Nachmittags-, Nachtschicht) — 34
  - Verwaltung von Patientenströmen — 36

Kapitel 2: Rolle und Aufgaben des Pflegehelfers in der Notaufnahme — 41

- **Beschreibung der Rolle der Pflegekraft** — 42
  - Allgemeine Aufgaben — 42
  - Unterschiede zu anderen Krankenhausabteilungen — 44
- **Technische und zwischenmenschliche Fähigkeiten** — 46
  - Spezifische technische Gesten in der Notaufnahme — 46
  - Kommunikation mit Patienten und ihren Familien — 49
  - Zusammenarbeit mit dem medizinischen Team — 51
- **Umgang mit Stress und Emotionen** — 54
  - Techniken zur Stressbewältigung — 54
  - Bedeutung der psychologischen Unterstützung — 56

Kapitel 3: Die Grundversorgung in der Notaufnahme — 59

- **Begrüßung und Einrichten des Patienten** — 60
  - Erste Kontakte und Ersteinschätzung — 60
  - Installation im Behandlungszimmer — 62

- **Messung der Vitalwerte** — 64
  - Methodik und Bedeutung der einzelnen Konstanten — 64
  - Interpretation der Ergebnisse und weitere Maßnahmen — 67
- **Hygiene und Infektionsprävention** — 70
  - Techniken des Händewaschens — 70
  - Verwendung von persönlicher Schutzausrüstung (PSA) — 72
- **Mobilisierung und Komfort des Patienten** — 75
  - Sichere Mobilisierungstechniken — 75
  - Schmerzmanagement und Komfort — 78

Kapitel 4: Besondere Notsituationen — 83

- **Kardiovaskuläre Notfälle** — 84
  - Behandlung des Myokardinfarkts — 84
  - Umgang mit Herzstillstand — 86
- **Notfälle der Atemwege** — 89
  - Atemunterstützung und Sauerstofftherapie — 89
  - Behandlung von schwerem akutem Asthma und dekompensierter COPD — 92

- **Neurologische Notfälle**   95
  - Umgang mit Schlaganfällen   95
  - Behandlung von Krampfanfällen   98
- **Traumata**   100
  - Umgang mit Polytrauma   100
  - Versorgung von Knochenbrüchen und Wunden   104

Kapitel 5: Kommunikation in der Notaufnahme   107

- **Kommunikation mit dem Patienten**   108
  - Aktives Zuhören und Einfühlungsvermögen   108
  - Anpassung an verschiedene Patientenprofile   110
- **Kommunikation mit dem medizinischen Team**   113
  - Übermittlung von Informationen und Beobachtungen   113
  - Arbeit in multidisziplinären Teams   116
- **Kommunikation mit den Familien**   118
  - Ankündigung und Erklärung der Situation   118
  - Psychologische Unterstützung und Begleitung   121

Kapitel 6: Protokolle und Verfahren 125

- **Die Pflegeprotokolle** 126
  - Verfolgung der Protokolle für die verschiedenen Arten der Pflege 126
  - Bedeutung von Gründlichkeit und Genauigkeit 128
- **Die Notfallverfahren** 131
  - Einsetzen von Verfahren in kritischen Situationen 131
  - Simulation und regelmäßiges Training 134

Kapitel 7: Ethik und Berufsethik in der Notaufnahme 139

- **Ethische Grundprinzipien** 140
  - Achtung der Würde des Patienten 140
  - Vertraulichkeit und Schutz der Privatsphäre 143
- **Ethische Dilemmas in der Notaufnahme** 146
  - Entscheidungsfindung in kritischen Situationen 146
  - Umgang mit Interessenkonflikten 149
- **Geltendes Recht** 151
  - Rechte von Patienten 151

- ○ Gesetzliche Verantwortlichkeiten von Pflegekräften ... 155

Kapitel 8: Berufliche und persönliche Entwicklung ... 159

- **Weiterbildung und Spezialisierung** ... 160
  - ○ Möglichkeiten zur Ausbildung und Zertifizierung ... 160
  - ○ Spezialisierungen in der Notfallversorgung ... 163
- **Wohlbefinden und Lebensbalance** ... 166
  - ○ Strategien zur Verhinderung von Burnout ... 166

Kapitel 9: Technologie in der Notaufnahme ... 171

- **Moderne medizinische Einrichtungen** ... 172
  - ○ Erweiterte Vitalzeichendetektoren ... 172
  - ○ Technologien für Monitoring und Telemedizin ... 175
- **Software zur Verwaltung von Notfällen** ... 179
  - ○ Elektronische Gesundheitsakten (EMR) ... 179
  - ○ Apps und Software zum Sortieren ... 182
- **Innovationen und technologische Zukunft** ... 186

- Künstliche Intelligenz und Machine Learning — 186
- Roboter und automatisierte Hilfe — 190

Kapitel 12: Häufige Erkrankungen in der Notaufnahme — 195

- **Infektionskrankheiten und Prävention** — 196
  - Umgang mit häufigen Infektionen — 196
  - Protokolle im Falle eines Ausbruchs — 199
- **Psychiatrische Notfälle** — 202
  - Umgang mit psychiatrischen Krisen — 202
  - Zusammenarbeit mit psychosozialen Diensten — 206
- **Toxikologie und Vergiftungen** — 209
  - Umgang mit Medikamentenvergiftungen — 209
  - Umgang mit Überdosierungen und Vergiftungen — 213

Kapitel 14: Notfälle in Krisensituationen — 217

- **Bewältigung von Naturkatastrophen und schweren Unfällen** — 218
  - Notfallpläne und dienststellenübergreifende Koordination — 218

- ○ Massenhafte Versorgung von Opfern — 221
- **Sicherheit in der Notaufnahme** — 224
  - ○ Sicherheitsprotokolle für Personal und Patienten — 224
  - ○ Umgang mit Aggressionen und gewalttätigen Zwischenfällen — 228

Kapitel 15: Pädiatrische Notfälle — 233

- **Besonderheiten der pädiatrischen Versorgung in der Notaufnahme** — 234
  - ○ Anpassung der Pflege an Kinder — 234
  - ○ Spezifische Techniken für die Kommunikation mit Kindern — 237
- **Behandlung von häufigen Erkrankungen bei Kindern** — 240
  - ○ Umgang mit pädiatrischen Traumata — 240
  - ○ Behandlung von Infektionen und akuten Krankheiten — 244
- **Unterstützung für Familien** — 247
  - ○ Kommunikation mit Eltern und Verwandten — 247
  - ○ Psychologische Begleitung — 251

Schlussfolgerung — 255

- **Zusammenfassung der wichtigsten Punkte** — 256

Anhänge 259
- **Bibliografie und nützliche Ressourcen** 259
- **Kontakte und unterstützende Organisationen** 263

Referenzen 268
- **Wissenschaftliche Studien und Artikel** 268
- **Guidelines und professionelle Empfehlungen** 273

« Die Notaufnahme ist das Theater, in dem der Pfleger zum Schlüsselakteur über Leben und Tod wird, der zwischen Not und Hoffnung navigiert, bei jeder Handlung Trost und Kompetenz spendet und jede Krise in eine lebensrettende Gelegenheit verwandelt. »

Einführung

- **Die Realität des Berufs eines Pflegehelfers in der Notaufnahme**

Die Arbeit als Krankenpflegehelfer in der Notaufnahme ist eine einzigartige und intensive Erfahrung, bei der jeder Tag eine Reihe von Herausforderungen und Belohnungen mit sich bringt. Dieser Beruf erfordert eine hohe Belastbarkeit, eine schnelle Anpassungsfähigkeit und ein tiefes Einfühlungsvermögen gegenüber den Patienten. Die Notaufnahme ist ein Umfeld, in dem ständig Druck herrscht, jede Sekunde zählt und Entscheidungen schnell und präzise getroffen werden müssen.

Der Helfer in der Notaufnahme ist oft die erste Anlaufstelle für Patienten in Not. Er muss diese Patienten ruhig und selbstbewusst empfangen, ihren Zustand schnell einschätzen und die wichtigste erste Hilfe leisten. Diese Erstversorgung ist entscheidend, da sie den Verlauf der gesamten medizinischen Intervention beeinflussen kann. Der Pflegehelfer muss in der Lage sein, kritische Vitalzeichen zu erkennen, alarmierende Symptome zu identifizieren und diese Informationen klar und prägnant an das medizinische Team weiterzuleiten.

Vielseitigkeit ist eine wichtige Eigenschaft für einen Pfleger in der Notaufnahme. Jeder Tag ist anders und die Fälle können von schweren körperlichen Verletzungen über Herzinfarkte bis hin zu akuten Atemproblemen oder psychiatrischen Störungen reichen. Diese Vielfalt erfordert eine gründliche Kenntnis der gängigen Krankheitsbilder und die Beherrschung spezifischer technischer Handgriffe für jede Situation. Krankenpflegehelfer/innen müssen auch mit medizinischen Geräten wie Vitalzeichenmonitoren, Defibrillatoren und Sauerstoffgeräten umgehen können.

Ein weiterer Schlüsselaspekt des Berufs ist die Kommunikation. Die Pflegekraft muss nicht nur effektiv mit den Patienten interagieren, die sich oft in Momenten großer Not befinden, sondern auch mit ihren Familien, die ängstlich und aufgewühlt sein können. Die Fähigkeit, Verfahren klar zu erklären, zu beruhigen und emotionale Unterstützung zu bieten, ist ein wichtiger Teil der Arbeit. Darüber hinaus ist die Zusammenarbeit mit dem medizinischen Team von grundlegender Bedeutung. Die Pflegekraft muss in der Lage sein, relevante Informationen präzise und schnell weiterzugeben, sich an klinischen Entscheidungen zu beteiligen und manchmal sogar die Bedürfnisse des medizinischen Personals vorwegzunehmen.

In der Notaufnahme zu arbeiten bedeutet auch, mit Stress und intensiven Emotionen umzugehen. Patienten in kritischen Situationen zu sehen, die manchmal mit dem Tod konfrontiert sind, erfordert große mentale Stärke. Krankenpflegehelfer entwickeln persönliche Strategien, um mit diesen emotionalen Herausforderungen umzugehen, wie z. B. die Inanspruchnahme von Unterstützung durch Kollegen, Weiterbildung und manchmal auch psychologischen Beistand. Die gegenseitige Unterstützung innerhalb des Teams ist für die Aufrechterhaltung einer positiven und solidarischen Arbeitsatmosphäre von größter Bedeutung.

Die Realität des Berufs des Pflegehelfers in der Notaufnahme ist auch von Momenten großer Befriedigung geprägt. Leben zu retten, einer Person in Not sofortige Linderung zu verschaffen und zu sehen, wie ein Patient dank Ihres Einsatzes gesünder wird, sind äußerst befriedigende Erfahrungen. Jeder Tag in der Notaufnahme verstärkt das Gefühl, etwas zu bewirken, eine unverzichtbare Rolle im Gesundheitssystem zu spielen und einen wichtigen Beitrag zur Gesellschaft zu leisten.

- **Die Bedeutung von Ausbildung und praktischer Erfahrung**

Im Beruf des Krankenpflegehelfers und insbesondere in der Notaufnahme sind Ausbildung und praktische Erfahrung grundlegende Säulen, die nicht nur die Qualität der geleisteten Pflege bestimmen, sondern auch die Fähigkeit, mit kritischen Situationen effizient und gelassen umzugehen. Die Grundausbildung eines Krankenpflegehelfers ist die unverzichtbare Grundlage für sein Fachwissen, aber es ist die praktische Erfahrung, die diese Fähigkeiten verfeinert und bereichert und den Krankenpflegehelfer in einem so anspruchsvollen Umfeld wie der Notaufnahme voll einsatzfähig macht.

Die Grundausbildung, die häufig in spezialisierten Instituten stattfindet, umfasst ein breites Spektrum an theoretischem und praktischem Wissen. Die Schüler lernen die Grundlagen der Anatomie und Physiologie, die Prinzipien der Krankenhaushygiene und grundlegende Pflegetechniken wie das Messen der Vitalfunktionen, die Wundversorgung und die Begleitung der Patienten bei den alltäglichen Verrichtungen des Lebens. Diese Kenntnisse sind von entscheidender Bedeutung, da sie das Fundament bilden, auf dem alle weiteren Maßnahmen aufbauen. Ein solides Verständnis der körperlichen Mechanismen und der Bedürfnisse der Patienten ermöglicht es, auf verschiedene medizinische Situationen angemessen und effektiv zu reagieren.

Die theoretische Ausbildung allein reicht jedoch nicht aus, um Pflegehilfskräfte umfassend auf die Realität vor Ort vorzubereiten, insbesondere in Notaufnahmen, wo Situationen oft unvorhersehbar sind und sich schnell ändern. Hier kommt die praktische Erfahrung ins Spiel. Die in den Ausbildungsgang integrierten Krankenhauspraktika geben den Schülern die Möglichkeit, ihre Kenntnisse unter der Aufsicht erfahrener Fachkräfte in die Praxis umzusetzen. Diese Praktika bieten die Gelegenheit, sich mit den medizinischen Geräten vertraut zu machen, die Organisation der Abteilungen zu verstehen und sich die notwendigen Reflexe anzueignen, um schnell und effizient eingreifen zu können.

Die praktische Erfahrung in einer realen Umgebung wie der Notaufnahme ist von unschätzbarem Wert. Sie ermöglicht es den Krankenpflegehelfern, spezielle Fähigkeiten für diese Abteilung zu entwickeln, wie z. B. den Umgang mit Traumata, die Behandlung von Herzstillstand und die Unterstützung bei invasiven Eingriffen. Außerdem lernen sie, unter Druck zu arbeiten, Prioritäten zu setzen und in intensiven Stresssituationen Ruhe zu bewahren. Durch Beobachtung und Zusammenarbeit mit Krankenschwestern, Ärzten und anderen Fachkräften des

Gesundheitswesens erlangen die auszubildenden Krankenpflegehelferinnen und -helfer einen umfassenden Einblick in die Patientenversorgung und die Teamdynamik, die für eine effiziente Notaufnahme unerlässlich sind.

Ein weiterer entscheidender Aspekt der praktischen Erfahrung ist das Lernen aus Fehlern. Die Notaufnahme wird zwar von strengen Protokollen geregelt, ist aber ein Ort, an dem jede Situation einzigartig ist. Die Helfer lernen, ihr Wissen und ihre Fähigkeiten an jeden neuen Fall anzupassen, aus Fehlern zu lernen und ihre Praxis kontinuierlich zu verbessern. Diese Fähigkeit zur Anpassung und zum ständigen Lernen ist entscheidend, um sich in einem so dynamischen und unvorhersehbaren Umfeld zu bewegen.

Darüber hinaus formt die praktische Erfahrung den Charakter und die Widerstandsfähigkeit von Pflegehelfern. Da sie regelmäßig mit schwierigen und emotional belastenden Situationen konfrontiert werden, entwickeln sie Strategien, um mit Stress und Emotionen umzugehen. Die Fähigkeit, auch angesichts von Szenen der Not oder des Leidens professionell und effizient zu bleiben, ist eine Schlüsselkompetenz, die im Laufe der Zeit und durch die gemachten Erfahrungen erworben wird.

Schließlich darf die Bedeutung der Weiterbildung nicht unterschätzt werden. Da sich Medizin und Pflegetechniken ständig weiterentwickeln, ist es für Pflegehilfskräfte von entscheidender Bedeutung, sich über die neuesten Entwicklungen und Aktualisierungen in ihrem Bereich auf dem Laufenden zu halten. Die Teilnahme an Schulungen, Workshops und Seminaren hilft dabei, auf dem neuesten Stand zu bleiben und die eigenen Fähigkeiten zu verbessern. Diese proaktive Art der Weiterbildung sichert nicht nur die Qualität der Pflege, sondern stärkt auch das Vertrauen und die Zufriedenheit im Beruf.

- **Ziele dieses Buches**

Dieses Buch wurde mit einer klaren und ehrgeizigen Vision entwickelt: Es soll Schülern, Neulingen und sogar erfahrenen Pflegehelfern einen umfassenden und realistischen Leitfaden für die Arbeit in der Notaufnahme bieten. Die Ziele dieses Buches sind vielfältig und zielen darauf ab, Pflegehelfer zu informieren, zu inspirieren und auszurüsten, damit sie sich in einem so komplexen und anspruchsvollen Umfeld auszeichnen können.

Das erste Ziel ist es, **ein vertieftes und differenziertes Verständnis davon zu vermitteln, was es bedeutet, als Pfleger in der Notaufnahme zu arbeiten**. Es geht nicht nur darum, die Aufgaben und Verantwortlichkeiten zu beschreiben, sondern in die tägliche Realität dieses Berufs einzutauchen. Durch die Weitergabe realer Anekdoten, Erfahrungsberichte von Fachleuten und Fallstudien versucht dieses Buch, ein lebendiges und authentisches Bild des Lebens in der Notaufnahme zu zeichnen, mit all seinen Höhen und Tiefen, den Momenten des Triumphs und den unaufhörlichen Herausforderungen.

Ein weiteres Schlüsselziel ist es, **als umfassende Bildungsressource** zu **dienen**. Dieses Buch ist als Nachschlagewerk für auszubildende Krankenpflegehelfer konzipiert und deckt ein breites Spektrum an theoretischem und praktischem Wissen ab, das für die Beherrschung dieses Berufs erforderlich ist. Jedes Kapitel ist so strukturiert, dass es detaillierte Informationen über technische Fertigkeiten, medizinische Verfahren, den Umgang mit Notfallsituationen und vieles mehr bietet. Durch die Integration von klaren Erklärungen, Illustrationen und praktischen Tipps soll das Buch die Kompetenzen von Krankenpflegehelfern stärken und sie auf die Herausforderungen ihres Berufsalltags vorbereiten.

Außerdem soll dieses Buch **Pflegehelferinnen und Pflegehelfer motivieren und inspirieren**. Die Arbeit in der Notaufnahme kann anstrengend sein, und es ist leicht, sich überfordert oder demotiviert zu fühlen. Durch das Teilen von Erfolgsgeschichten, Momenten der Resilienz und ergreifenden Zeugnissen möchte dieses Buch Pflegehelfer daran erinnern, warum sie diesen Weg gewählt haben. Es beleuchtet die entscheidenden Auswirkungen ihrer Arbeit auf das Leben der Patienten und die Bedeutung ihrer Rolle im Gesundheitssystem.

Ein wesentlicher Aspekt, der in diesem Buch behandelt wird, ist die **Förderung des Wohlbefindens und der Resilienz** bei Pflegekräften. Stress und Burnout sind Realitäten, mit denen viele Pflegekräfte konfrontiert sind. Dieses Buch bietet konkrete Strategien zur Stressbewältigung, zur Aufrechterhaltung eines gesunden Gleichgewichts zwischen Berufs- und Privatleben und zur Suche nach Wegen, um neue Energie zu tanken und motiviert zu bleiben. Ziel ist es, nicht nur technische Fertigkeiten, sondern auch Werkzeuge für das geistige und emotionale Wohlbefinden von Pflegekräften zu vermitteln.

Dieses Buch soll auch **zur kontinuierlichen Verbesserung und zum Lernen während der gesamten Laufbahn anregen**. Die Medizin ist ein Bereich, der sich ständig weiterentwickelt, und es ist von entscheidender Bedeutung, dass Pflegehelfer/innen sich über neue Praktiken, aufkommende Technologien und medizinische Fortschritte auf dem Laufenden halten. Indem es die Bedeutung der Weiterbildung hervorhebt und Ressourcen für das lebenslange Lernen bereitstellt, strebt dieses Buch danach, eine Kultur der Exzellenz und der beruflichen Weiterentwicklung unter den Pflegehelfern zu kultivieren.

Schließlich soll dieses Buch **die Zusammenarbeit und die Teamarbeit** in der Notaufnahme **fördern**. Die Versorgung von Patienten in einem so dynamischen Umfeld hängt von einer effektiven Kommunikation und einer engen Zusammenarbeit aller Mitglieder des medizinischen Teams ab. Durch die Behandlung von Aspekten der interprofessionellen Kommunikation, des Konfliktmanagements und der Koordination der Versorgung versucht dieses Buch, die Teamfähigkeit zu stärken und eine Kultur der gegenseitigen Unterstützung und des Respekts zu fördern.

Kapitel 1
Entdeckung
der Notaufnahme

- **Geschichte und Entwicklung der Notaufnahme**
  ◦ Der Ursprung der Notdienste

Die Notfalldienste, wie wir sie heute kennen, sind das Ergebnis einer langen und komplexen Entwicklung, die durch den wachsenden Bedarf der Gesellschaft an schneller und effizienter Versorgung geprägt wurde. Die Ursprünge der Notdienste reichen mehrere Jahrhunderte zurück und haben ihre Wurzeln tief in den Kontexten von Krieg, Katastrophen und medizinischem Fortschritt.

Eines der frühesten Beispiele für eine organisierte Notfallversorgung lässt sich auf den Schlachtfeldern des mittelalterlichen Europas finden, wo rudimentäre Triage-Systeme eingesetzt wurden, um Soldaten zu identifizieren, die sofortige Hilfe benötigten. Allerdings nahm das Konzept der Notfallversorgung während der napoleonischen Kriege zu Beginn des 19. Jahrhunderts eine strukturiertere Form an. Der französische Chirurg Dominique Jean Larrey, der als einer der Pioniere der Notfalldienste gilt, führte die Idee der "fliegenden Ambulanzen" (Ambulances volantes) ein. Diese mobilen Einheiten waren darauf ausgelegt, verwundete Soldaten schnell vom Schlachtfeld in Feldlazarette zu bringen, wo sie sofort versorgt werden konnten. Larrey entwickelte auch Triagetechniken, um die Behandlung nach der Schwere der Verletzungen zu priorisieren - ein Grundprinzip, das in modernen Notaufnahmen fortbesteht.

Im 19. Jahrhundert wurden mit der Industrialisierung und der raschen Urbanisierung bedeutende Fortschritte bei der Organisation der Notfallversorgung erzielt. Arbeitsunfälle und Epidemien in städtischen Gebieten schufen einen dringenden Bedarf an schneller und zugänglicher medizinischer Versorgung. 1865 wurde das Internationale Rote Kreuz von Henry Dunant als Reaktion auf die Schrecken, die er in der Schlacht von Solferino beobachtet hatte, gegründet. Das Rote Kreuz spielte eine entscheidende Rolle bei der Förderung und Bereitstellung von Notfallversorgung auf den Schlachtfeldern sowie in Gemeinden, die von Naturkatastrophen oder humanitären Krisen betroffen waren.

Ende des 19. Jahrhunderts begannen Krankenhäuser damit, spezielle Notfallabteilungen einzurichten, um akute Verletzungen und Krankheiten zu bewältigen. Die erste moderne Krankenhaus-Notaufnahme wurde 1870 im Bellevue Hospital in New York eröffnet. Diese Entwicklung war ein wichtiger Schritt zur Integration der Notfallversorgung in die Krankenhausstrukturen und ermöglichte eine schnelle und spezialisierte Versorgung von Patienten in Not.

Das 20. Jahrhundert war Zeuge einer Ausweitung und Formalisierung der Notfalldienste, insbesondere nach dem Ersten und Zweiten Weltkrieg. Die weltweiten Konflikte zeigten die Notwendigkeit, die Systeme der Notfallversorgung für Zivilisten und Soldaten zu verbessern. Insbesondere der Zweite Weltkrieg führte aufgrund der an der Front gesammelten Erfahrungen zu bedeutenden Fortschritten bei den Wiederbelebungstechniken und der Traumaversorgung. Medizinische Transportsysteme wie motorisierte Krankenwagen wurden entwickelt und verbessert, was die schnelle Überführung von Patienten in Krankenhäuser erleichterte.

1966 zeigte ein von der National Academy of Sciences in den USA veröffentlichter Bericht mit dem Titel "Accidental Death and Disability: The Neglected Disease of Modern Society" die Mängel der zivilen Notfallversorgungssysteme auf und forderte größere Verbesserungen. Dieser Bericht führte zur Schaffung moderner medizinischer Notfallsysteme (Emergency Medical Services, EMS), zu denen ausgerüstete Krankenwagen, ausgebildete Rettungssanitäter und standardisierte Protokolle für das Management medizinischer Notfälle gehören.

In den letzten Jahrzehnten gab es ständige Innovationen im Bereich der Notdienste. Die Einführung universeller Notrufnummern, wie z. B. 911 in den USA und 112 in Europa, hat einen schnellen Zugang zu Rettungsdiensten ermöglicht.

Technologische Fortschritte wie Telemedizin und Fernüberwachungssysteme haben die Art und Weise der Notfallversorgung verändert und ermöglichen eine schnellere und effizientere Beurteilung und Intervention.

Notfalldienste sind heute wesentliche Bestandteile der Gesundheitssysteme und bieten denjenigen, die sie am dringendsten benötigen, sofortige und spezialisierte Versorgung. Sie sind das Ergebnis jahrhundertelanger Entwicklung, Innovation und Reaktion auf die gesundheitlichen Bedürfnisse der Gesellschaft. Die Aufgabe der Notfalldienste bleibt unverändert: Leben retten, Schmerzen lindern und in den kritischsten Momenten eine qualitativ hochwertige Versorgung bieten.

○ Entwicklung von Praktiken und Technologien
Die Entwicklung der Praktiken und Technologien in der Notaufnahme war von bedeutenden Fortschritten geprägt, die die Art und Weise der Versorgung verändert und dadurch das Überleben und die Lebensqualität der Patienten verbessert haben. Diese Entwicklung wurde durch medizinische Innovationen, Lehren aus militärischen Konflikten, technologische Fortschritte und die kontinuierliche Verbesserung von Pflegeprotokollen geprägt.

Jahrhunderts waren die Notfalldienste oft rudimentär und konzentrierten sich hauptsächlich auf grundlegende Maßnahmen wie das Verbinden von Wunden und das Ruhigstellen von Knochenbrüchen. Die Erfahrungen der beiden Weltkriege änderten diesen Ansatz jedoch grundlegend. Herz-Lungen-Wiederbelebungstechniken (CPR) und der Einsatz von Morphin zur Schmerzlinderung wurden zur gängigen Praxis. Die Notwendigkeit, schwere Traumata und Verletzungen schnell zu behandeln, führte zur Entwicklung neuer chirurgischer Methoden und zur Einführung von Intensivstationen.

Die 1960er und 1970er Jahre waren entscheidende Jahrzehnte für die Entwicklung der Notfalldienste. Die Veröffentlichung des Berichts "Accidental Death and Disability: The Neglected Disease of Modern Society" (Unfalltod und Behinderung: Die vernachlässigte Krankheit der modernen Gesellschaft) im Jahr 1966 machte die Lücken in den Notfallversorgungssystemen deutlich und katalysierte wichtige Reformen. Dies führte zur Schaffung strukturierterer Systeme für medizinische Notdienste (Emergency Medical Services, EMS) mit Krankenwagen, die mit fortschrittlicher medizinischer Ausrüstung ausgestattet sind, und ausgebildeten Rettungssanitätern, die vor Ort Hilfe leisten. Die Einführung des Konzepts der "Überlebenskette" verbesserte zudem die Koordination der Versorgung vom Ort des Geschehens bis hin zum Krankenhaus.

Die Entwicklung der medizinischen Praxis wurde auch durch Fortschritte in der Ausbildung und Spezialisierung beeinflusst. Die Angehörigen der Gesundheitsberufe begannen, eine spezifischere und gründlichere Ausbildung in Notfallmedizin zu erhalten. Es wurden Facharztausbildungsprogramme für Notfallmedizin eingerichtet, die Ärzten eine Spezialausbildung bieten und so die Qualität der Versorgung in den Notaufnahmen verbessern. Darüber hinaus haben Fortbildungen und Zertifizierungen in der Notfallversorgung für Krankenschwestern und Pfleger zur Standardisierung und Verbesserung der Praktiken beigetragen.

Die Technologie hat bei der Entwicklung der Notfalldienste eine zentrale Rolle gespielt. Die Einführung automatischer externer Defibrillatoren (AEDs) hat die Behandlung von Herzstillständen revolutioniert und ermöglicht eine schnelle und effektive Intervention durch Ersthelfer und sogar durch ungeschulte Zeugen. Fortschritte in der medizinischen Bildgebung wie Computertomographie (CT) und Magnetresonanztomographie (MRT) haben schnellere und genauere Diagnosen von Verletzungen und komplexen medizinischen Zuständen ermöglicht.

Systeme zur Verwaltung medizinischer Informationen haben auch die Notfalldienste verändert. Elektronische Patientenakten (EPA) haben die Effizienz und Genauigkeit der Pflegedokumentation verbessert und ermöglichen einen schnellen Zugriff auf die Krankengeschichte der Patienten und eine bessere Koordination der Pflege zwischen den verschiedenen Krankenhausabteilungen. Insbesondere die Telemedizin hat neue Möglichkeiten für die Notfallversorgung eröffnet, indem sie es Ärzten ermöglicht, Beratungen und Diagnosen aus der Ferne durchzuführen und so die Behandlungszeiten in ländlichen oder unterversorgten Gebieten zu verkürzen.

Das Aufkommen tragbarer Technologien und mobiler Anwendungen hatte ebenfalls einen bedeutenden Einfluss. Tragbare Vitalparametermonitore, tragbare Ultraschallgeräte und Triage-Apps haben es den Mitarbeitern in der Notaufnahme ermöglicht, schneller und effizienter fundierte Entscheidungen zu treffen. Innovationen im Bereich des medizinischen Transports, wie z. B. Hubschrauber-Ambulanzen, haben ebenfalls die Geschwindigkeit und Zugänglichkeit der Notfallversorgung verbessert, insbesondere in abgelegenen oder schwer zugänglichen Gebieten.

Parallel zu diesen technologischen Innovationen haben sich auch die Praktiken im Bereich des Notfallmanagements weiterentwickelt und umfassen nun einen stärker patientenzentrierten Ansatz. Der Schwerpunkt liegt auf Kommunikation, Einfühlungsvermögen und psychologischer Unterstützung, wobei die Bedeutung der Gesamterfahrung des Patienten und seiner Angehörigen anerkannt wird. Die Pflegeprotokolle wurden weiterentwickelt, um eine ganzheitliche Betreuung zu integrieren, die über die medizinische Behandlung hinausgeht und auch emotionale und soziale Unterstützung umfasst.

Schließlich stehen kontinuierliche Forschung und Innovation weiterhin im Mittelpunkt der Entwicklung von Praktiken und Technologien in der Notaufnahme. Klinische Tests und

Forschungsstudien sind von entscheidender Bedeutung, um neue Techniken und Technologien zu testen und zu validieren und so sicherzustellen, dass die geleistete Versorgung auf den besten verfügbaren Beweisen beruht. Internationale Zusammenarbeit und der Austausch bewährter Verfahren zwischen den verschiedenen Gesundheitssystemen ermöglichen ebenfalls eine kontinuierliche Verbesserung und eine schnelle Verbreitung von Innovationen.

- **Organisation der Notaufnahme**
  ◦ Struktur und Anordnung

Die Struktur und das Layout von Notaufnahmen sind darauf ausgelegt, die Versorgung von Patienten in kritischen Situationen zu optimieren. Jedes Element der Anordnung, von der Positionierung der Behandlungsräume bis hin zur Organisation der Teams, spielt eine entscheidende Rolle, um sicherzustellen, dass die Patienten schnell, effizient und koordiniert versorgt werden. Wenn man diese Struktur versteht, kann man die Komplexität und Effizienz von Notfallstationen besser einschätzen.

Am Eingang der Notaufnahme befindet sich in der Regel der **Triagebereich**. Er ist der Ausgangspunkt für alle Patienten, die die Station betreten. Die Triage wird von erfahrenen Krankenschwestern oder Pflegekräften geleitet, die speziell dafür ausgebildet sind, den Zustand jedes Patienten schnell einzuschätzen. Diese erste Einschätzung ist entscheidend, um die Priorität der Pflege je nach Schwere des medizinischen Zustands zu bestimmen. Das Triage-System kann Farbcodes oder Schweregrad-Skalen verwenden, um die Patienten zu klassifizieren und so sicherzustellen, dass diejenigen, die sofortige Pflege benötigen, vorrangig versorgt werden.

Direkt nach dem Triagebereich befindet sich der **Warteraum**, in dem Patienten und ihre Familien warten, bevor sie in den Behandlungsbereich eingelassen werden. Dieser Raum ist oft mit bequemen Sitzgelegenheiten, Informationsquellen und manchmal auch mit Hilfspersonal ausgestattet, das Fragen beantwortet und Sorgen zerstreut. Der Warteraum spielt eine wichtige Rolle bei der Steuerung der Patientenströme, indem er für einen reibungslosen Übergang zu den Behandlungsräumen sorgt und gleichzeitig Stress und Unbehagen minimiert.

Die **Behandlungsräume** selbst sind so angeordnet, dass sie die Wirksamkeit der Pflege maximieren. Sie sind in der Regel je nach den Bedürfnissen der Patienten in mehrere Bereiche unterteilt: einen Bereich für kritische Behandlungen, einen weiteren für weniger schwere Fälle und manchmal einen speziellen Bereich für schnelle Konsultationen oder ambulante Behandlungen. Die Räume für kritische Behandlungen sind mit Wiederbelebungsgeräten, Vitalzeichenmonitoren und anderen wichtigen Geräten zur Stabilisierung von Patienten in lebensbedrohlichen Notsituationen ausgestattet.

In der Nähe der Behandlungsräume befinden sich die **Diagnoseeinheiten** wie Röntgenräume und Labore. Die Nähe dieser Einheiten ermöglicht schnelle und genaue Diagnosen, die für eine effektive Behandlung der Patienten unerlässlich sind. Scanner, Röntgengeräte und Laborausrüstungen sind entscheidend, um die den Symptomen der Patienten zugrunde liegenden Ursachen schnell zu erkennen und den besten Behandlungsplan festzulegen.

Der **Schockraum** ist ein weiteres Schlüsselelement bei der Einrichtung einer Notaufnahme. Dieser Raum ist speziell für die Behandlung von lebensbedrohlichen Situationen wie Herz- oder Atemstillstand ausgestattet. Er verfügt über modernste Geräte, darunter Defibrillatoren, Beatmungsgeräte und Notfallmedikamente, und ist so gelegen, dass das Reanimationsteam schnell Zugang hat.

Die **Beobachtungsräume** sind für Patienten gedacht, die eine kontinuierliche Überwachung benötigen, sich aber nicht in einem kritischen Zustand befinden. In diesen Räumen kann das medizinische Fachpersonal die Entwicklung der Patienten genau beobachten, die Behandlung entsprechend anpassen und entscheiden, ob ein längerer Krankenhausaufenthalt erforderlich ist.

Dekontaminationsbereiche und **Isolationsräume** sind auch in der Notaufnahme von entscheidender Bedeutung, insbesondere für den Umgang mit Patienten, die an Infektionskrankheiten leiden oder chemisch kontaminiert sind. Diese Bereiche sind zum Schutz sowohl der Patienten als auch des Pflegepersonals ausgestattet und verfügen über Luftfiltersysteme, persönliche Schutzausrüstung (PSA) und strenge Protokolle zur Infektionskontrolle.

Der **Bereich für das Personal** umfasst Ruheräume, Büros für die medizinische Dokumentation und Besprechungsbereiche für Briefings und die Koordination der Pflege. Diese Bereiche sind für das Wohlbefinden des Pflegepersonals von entscheidender Bedeutung. Sie ermöglichen ihnen, sich auszuruhen, neue Kräfte zu sammeln und eine effektive Kommunikation innerhalb des Teams aufrechtzuerhalten.

Schließlich sind **sichere Zugänge** und **Notausgänge** in die Gestaltung der Notaufnahme integriert, um die Sicherheit aller zu gewährleisten. Breite Flure und automatische Türen erleichtern den schnellen Transport von Patienten mit Tragen oder Rollstühlen, während Sicherheitssysteme Schutz vor Eindringlingen und Zwischenfällen bieten.

○ Personal und Rollen

Der reibungslose Betrieb von Notaufnahmen hängt von einem hochgradig koordinierten multidisziplinären Team ab, in dem jedes Mitglied eine entscheidende Rolle spielt, um eine schnelle und effektive Versorgung von Patienten in Not zu gewährleisten. Unterschiedliche Fähigkeiten und Synergien zwischen den verschiedenen Gesundheitsfachkräften sind entscheidend, um die komplexen und vielfältigen Herausforderungen zu bewältigen, mit denen wir täglich konfrontiert werden.

Notärzte sind das Herzstück des Teams in der Notaufnahme. Sie sind für den Umgang mit einem breiten Spektrum akuter medizinischer Zustände ausgebildet und übernehmen die Verantwortung für schnelle Diagnosen, Behandlungsentscheidungen und Notfallmaßnahmen. Ihre Fähigkeit, Patienten schnell zu beurteilen und zu stabilisieren, ist von entscheidender Bedeutung, insbesondere in Situationen, in denen jede Sekunde zählt. Außerdem koordinieren sie die Bemühungen des Teams und sorgen dafür, dass die Versorgung effizient und konsequent erfolgt.

Krankenschwestern und Krankenpfleger in der Notaufnahme sind vielseitige und wichtige Fachkräfte. Sie führen Erstbewertungen durch, verabreichen Medikamente, überwachen die Lebenszeichen und unterstützen Ärzte bei komplexen Verfahren. Ihre Rolle umfasst auch die emotionale Unterstützung von Patienten und ihren Familien, indem sie Verfahren erklären und Informationen über die Pflege bereitstellen.
Krankenschwestern und Krankenpfleger, die auf Notfallpflege spezialisiert sind, verfügen über fortgeschrittene Fähigkeiten in den Bereichen Wiederbelebung, Schmerzbehandlung und kritische Pflege, die es ihnen ermöglichen, effektiv auf Notfallsituationen zu reagieren.

Krankenpflegehelfer/innen spielen eine unverzichtbare Rolle in der Notaufnahme. Sie unterstützen Krankenschwestern und Ärzte bei wichtigen Aufgaben wie dem Messen der Vitalwerte, der Patientenhygiene, der Mobilitätshilfe und der Unterstützung der Patienten bei ihren täglichen Bedürfnissen. Durch ihre Anwesenheit wird Zeit für Krankenschwestern und Ärzte frei, so dass diese sich auf komplexere Aufgaben konzentrieren können. Pflegekräfte bieten auch entscheidenden menschlichen Trost, da sie oftmals die ersten sind, die Kontakt zu Patienten in Not aufnehmen.

Rettungssanitäter und **-techniker** sind oft die ersten Helfer am Ort des Geschehens. Ihre spezielle Ausbildung in der präklinischen Versorgung ermöglicht es ihnen, Patienten zu stabilisieren, bevor sie ins Krankenhaus eingeliefert werden. Sie führen lebensrettende Maßnahmen durch, wie z. B. Herz-Lungen-Wiederbelebung, Sauerstoffversorgung und Traumabehandlung. Ihre Fähigkeiten zur schnellen Beurteilung und zum sicheren Transport von Patienten sind von entscheidender Bedeutung, um eine qualitativ hochwertige Kontinuität der Versorgung vom Ort des Geschehens bis zur Notaufnahme zu gewährleisten.

Medizinische Sekretärinnen und **Verwaltungsangestellte** spielen eine Schlüsselrolle für den reibungslosen Verwaltungsablauf in der Notaufnahme. Sie kümmern sich um den Empfang der Patienten, die Registrierung der medizinischen Daten, die Koordination der Akten und die Kommunikation zwischen den verschiedenen Krankenhausabteilungen. Ihre Arbeit stellt sicher, dass kritische Informationen in Echtzeit verfügbar sind, was eine schnelle und genaue Behandlung erleichtert.

Auch **Radiologen** und **Techniker für medizinische Bildgebung** leisten einen wichtigen Beitrag. Sie führen wichtige bildgebende Verfahren wie Röntgenaufnahmen, CT-Scans und Ultraschalluntersuchungen durch, die es Ärzten ermöglichen, genaue Diagnosen zu stellen. Ihr technisches Fachwissen und ihre Fähigkeit, in kurzer Zeit qualitativ hochwertige Bilder zu erstellen, sind für die Behandlung von Patienten in Notaufnahmen von entscheidender Bedeutung.

Laboranten und **Labortechniker** spielen eine entscheidende Rolle bei der Durchführung von schnellen und genauen biologischen Tests. Die Ergebnisse dieser Tests sind entscheidend für die Diagnose von Zuständen wie Infektionen, Elektrolytungleichgewichten und Stoffwechselstörungen. Ihre Arbeit hinter den Kulissen ist lebenswichtig, um Ärzten die Informationen zu liefern, die sie benötigen, um fundierte Entscheidungen treffen zu können.

Psychologen und **Sozialarbeiter** leisten vor allem in Krisensituationen unverzichtbare Unterstützung für Patienten und ihre Familien. Sie helfen bei der Bewältigung von Stress, Ängsten und emotionalen Traumata, die mit medizinischen Notfällen einhergehen. Ihr Einsatz kann Beratung, Entspannungstechniken und Nachsorgepläne für die Zeit nach dem Krankenhausaufenthalt umfassen, wodurch ein ganzheitlicher Ansatz bei der Versorgung gewährleistet wird.

Das Reinigungs- und Wartungspersonal sorgt für eine sichere und hygienische Umgebung. Ihre unauffällige, aber lebenswichtige Arbeit stellt sicher, dass die Pflegebereiche sauber sind, die Geräte funktionieren und die Desinfektionsprotokolle eingehalten werden. Ihre Rolle ist entscheidend für die Vermeidung von nosokomialen Infektionen und die Aufrechterhaltung eines optimalen Pflegeumfelds.

- **Typischer Tag in der Notaufnahme**
    - Die verschiedenen Schichten (Früh-, Nachmittags-, Nachtschicht)

Notfalldienste arbeiten ununterbrochen 24 Stunden am Tag, 7 Tage die Woche. Dies erfordert eine straffe Organisation und die Anwesenheit verschiedener Teams den ganzen Tag und die ganze Nacht über. Diese Rotation der Teams ist entscheidend, um die Kontinuität der Versorgung zu gewährleisten und jedem Mitarbeiter die Möglichkeit zu geben, sich auszuruhen und neue Kräfte zu sammeln. Jedes Team, ob Morgen-, Nachmittags- oder Nachtschicht, spielt eine spezifische und entscheidende Rolle im Gesamtbetrieb der Station.

Die Frühschicht beginnt ihren Tag in der Regel früh, oft noch vor Sonnenaufgang. Dieses Team hat die Aufgabe, die Nachtschicht zu übernehmen, beginnend mit einer Übergabebesprechung, bei der die Nachtschwestern und -ärzte Informationen über die Patienten weitergeben, die gerade behandelt werden. Diese Übergangszeit ist entscheidend, um eine nahtlose Pflege zu gewährleisten und die kritischsten Fälle zu besprechen.

Sobald die Übergabe erfolgt ist, kümmert sich das Frühteam um den morgendlichen Patientenansturm. In der Notaufnahme kommt es zu Beginn des Tages häufig zu einem Anstieg der Patientenzahlen, insbesondere bei Patienten, die von Hausärzten überwiesen werden oder nach einer Nacht mit beunruhigenden Symptomen eintreffen. Dieses Team muss darauf vorbereitet sein, ein hohes Volumen an Konsultationen und vielfältiger Pflege zu bewältigen. Zu den Aufgaben gehören die Ersteinschätzung, das Messen der Vitalwerte, die Durchführung erster Diagnosen und der Beginn geeigneter Behandlungen. Die Frühschicht ist auch für die Koordination mit den verschiedenen Abteilungen des Krankenhauses wie Laboratorien und Radiologieabteilungen zuständig, um die notwendigen Tests durchzuführen.

Das Nachmittagsteam übernimmt am frühen Nachmittag, oft nach einer zweiten Übergabebesprechung. Dieses Team muss die Kontinuität der Versorgung von Patienten, die sich bereits in der Notaufnahme befinden, regeln und sich gleichzeitig um neu ankommende Patienten kümmern. Der Nachmittag ist häufig von einer Mischung aus dringenden Fällen und weniger kritischen Konsultationen geprägt. Das Team muss flexibel und anpassungsfähig sein, um den unterschiedlichen Bedürfnissen der Patienten gerecht zu werden.

In dieser Zeit kann die Notaufnahme auch Patienten aufnehmen, die aus anderen Abteilungen oder Krankenhäusern überwiesen wurden und eine spezialisierte Versorgung oder ein Krisenmanagement benötigen. Das Nachmittagsteam ist häufig an komplexeren diagnostischen und therapeutischen Verfahren beteiligt, die eine enge Zusammenarbeit mit den Fachärzten des Krankenhauses erfordern. Die Steuerung der Patientenströme und die Koordinierung der Versorgung sind von entscheidender Bedeutung, um Engpässe zu vermeiden und eine reibungslose und effiziente Versorgung zu gewährleisten.

Die Nachtschicht tritt am frühen Abend ihren Dienst an und arbeitet bis zum Morgen. Die Nacht in der Notaufnahme bringt einzigartige Herausforderungen mit sich. Die Nachtschicht muss besonders selbstständig und darauf vorbereitet sein, unvorhergesehene Situationen mit einer oftmals geringen Personalstärke zu bewältigen. Die nächtlichen Fälle können unterschiedlich sein und reichen von Verkehrsunfällen bis hin zu akuten medizinischen Krisen wie Herzinfarkten, Schlaganfällen oder Vergiftungen.

Die scheinbare Ruhe der Nacht kann trügerisch sein, da die Notaufnahme plötzlich von einem Ansturm von Patienten überschwemmt werden kann, die sofortige Aufmerksamkeit benötigen. Die Nachtschicht muss daher stets wachsam und bereit sein, schnell zu reagieren. Nachtarbeit erfordert auch ein effektives Müdigkeits- und Stressmanagement, da die Beschäftigten im Gesundheitswesen trotz der ungewöhnlichen Arbeitszeiten ein hohes Leistungsniveau aufrechterhalten müssen.

Jedes Team, egal ob Morgen-, Nachmittags- oder Nachtschicht, profitiert von der interprofessionellen Zusammenarbeit und der kontinuierlichen Kommunikation. Die Übergabesitzungen spielen eine Schlüsselrolle, um sicherzustellen, dass alle relevanten Informationen weitergegeben werden und die Patientenversorgung ohne Unterbrechung fortgesetzt wird. Durch diese Koordination wird sichergestellt, dass jedes Team über die Entwicklung der laufenden Fälle, neue Diagnosen und durchgeführte Eingriffe informiert ist.

- Verwaltung von Patientenströmen

Die Steuerung des Patientenflusses ist ein grundlegender Aspekt des Betriebs von Notfallstationen. Ein gut gesteuerter Patientenfluss stellt sicher, dass jeder Einzelne so schnell wie möglich die richtige Versorgung erhält, wodurch das Risiko von Komplikationen verringert und die Patientenzufriedenheit gesteigert wird. Dieser Prozess beinhaltet eine sorgfältige Koordination, effektive Kommunikation und den Einsatz verschiedener Strategien, um die Effizienz und Qualität der Versorgung zu optimieren.

Sobald die Patienten in der Notaufnahme eintreffen, ist der Triageprozess der entscheidende erste Schritt. Bei der **Triage** geht es darum, den Zustand jedes Patienten schnell zu beurteilen, um die Behandlungspriorität je nach Schwere des Zustands zu bestimmen. Die hoch qualifizierten und erfahrenen Triage-Schwestern verwenden spezielle Protokolle, um die Patienten in verschiedene Kategorien einzuteilen: lebensbedrohliche Notfälle, relative Notfälle und weniger dringliche Behandlungen. Aufgrund dieser Ersteinschätzung werden die kritischsten Fälle sofort in die Intensivpflegebereiche geleitet, während die anderen Patienten in die Wartezimmer oder andere geeignete Bereiche geleitet werden.

Sobald die Triage abgeschlossen ist, spielt das **Management der** Patientenaufnahme und -überweisung eine Schlüsselrolle. Patienten, die als lebensbedrohliche Notfälle eingestuft werden, werden sofort von den Teams der kritischen Pflege versorgt, häufig in Schockräumen, die mit spezieller Ausrüstung für die Behandlung von Herzstillstand, Atemnot und schweren Traumata ausgestattet sind. Patienten, die dringend, aber nicht lebensrettend versorgt werden müssen, werden an Behandlungsräume verwiesen, wo sie ohne übermäßige Verzögerung eine angemessene Diagnose und Versorgung erhalten können.

Für Patienten, die auf eine Behandlung warten, ist eine gute **Verwaltung des Wartezimmers von** entscheidender Bedeutung. Mithilfe von Warteschlangenmanagementsystemen und IT-Tools können Sie die Wartezeit überwachen und die Patienten über ihren Status auf dem Laufenden halten. Auch das Empfangspersonal spielt eine wichtige Rolle, indem es regelmäßig Aktualisierungen bereitstellt und Fragen beantwortet, was dazu beiträgt, die Angst der Patienten und ihrer Familien zu verringern.

Die **Koordination mit anderen Krankenhausabteilungen** ist ein weiteres entscheidendes Element bei der Steuerung des Patientenflusses. Radiologie, Labor und Spezialsprechstunden müssen nahtlos ineinander übergehen, um einen schnellen Zugang zu weiteren Diagnosen und Behandlungen zu ermöglichen.

Vernetzte IT-Systeme erleichtern den sofortigen Austausch von Testergebnissen und medizinischen Bildern, wodurch die Entscheidungsfindung beschleunigt und die Wartezeiten für Patienten verkürzt werden.

Das **Bettenmanagement** ist ebenfalls von entscheidender Bedeutung, um eine effiziente Versorgung von Patienten, die eine stationäre Behandlung benötigen, zu gewährleisten. Die Notaufnahmen müssen eng mit den Krankenhausabteilungen zusammenarbeiten, um die Verfügbarkeit von Betten zu gewährleisten und eine schnelle Verlegung der Patienten zu erleichtern, sobald sich ihr Zustand stabilisiert hat. Mithilfe von Echtzeit-Tools für das Bettenmanagement kann die Bettenbelegung verfolgt und die Nutzung der verfügbaren Ressourcen optimiert werden.

Die **Anpassung an Veränderungen des Patientenstroms** ist eine ständige Herausforderung. In Notaufnahmen kann es zu unvorhergesehenen Spitzenbelastungen kommen, wie z. B. bei schweren Unfällen, Naturkatastrophen oder Epidemien. Um diese Situationen zu bewältigen, werden Notfallpläne und Protokolle für den Belastungsanstieg erstellt. Diese Pläne sehen zusätzliche Ressourcen, die Heranziehung von zusätzlichem Personal und die Umgestaltung von Räumen vor, um eine große Anzahl von Patienten in kurzer Zeit unterzubringen.

Die **interne Kommunikation** ist für eine effektive Steuerung der Patientenströme von entscheidender Bedeutung. Durch Übergabebesprechungen zwischen Teams verschiedener Zeiträume (morgens, nachmittags, nachts) können kritische Informationen über den Zustand der Patienten und laufende Maßnahmen weitergegeben werden. Interne Kommunikationssysteme wie Pager, Mobiltelefone und sichere E-Mail-Software erleichtern die schnelle Koordination zwischen den verschiedenen Teammitgliedern und Abteilungen.

Schließlich sind **ständige Weiterbildung und Prozessverbesserungen von** entscheidender Bedeutung für die

Aufrechterhaltung eines optimalen Patientenflusses. Das Personal der Notaufnahme nimmt regelmäßig an Simulationen und Schulungen teil, um seine Fähigkeiten in den Bereichen Triage, Reanimation und Krisenmanagement zu verbessern. Regelmäßige Audits und Leistungsanalysen helfen dabei, Schwachstellen zu identifizieren und kontinuierliche Verbesserungen umzusetzen.

Kapitel 2
Rolle und Aufgaben des Pflegehelfers in der Notaufnahme

- **Beschreibung der Rolle der Pflegekraft**
  ◦ Allgemeine Aufgaben

Die allgemeinen Aufgaben von Krankenpflegehelfern in der Notaufnahme sind vielfältig und von entscheidender Bedeutung, da sie eine grundlegende Rolle in der Gesamtversorgung der Patienten spielen. Krankenpflegehelfer sind unverzichtbare Stützen des medizinischen Teams und tragen zu jeder Phase des Behandlungsverlaufs bei, von der Aufnahme der Patienten bis zu ihrer Entlassung oder Verlegung. Ihre Aufgabe ist es nicht nur, Krankenschwestern und Ärzten zu assistieren, sondern auch direkte Patientenpflege zu leisten, logistische Aspekte zu regeln und für eine sichere und komfortable Umgebung zu sorgen.

Eine der ersten Aufgaben von Pflegehelfern in der Notaufnahme ist **der Empfang und die Orientierung der Patienten**. Wenn ein Patient in die Notaufnahme kommt, oft in einem Zustand der Hilflosigkeit oder Angst, ist der Pflegehelfer eine der ersten Personen, auf die er trifft. Mit Einfühlungsvermögen und Professionalität sammelt der Pflegehelfer erste Informationen, beruhigt den Patienten und leitet ihn je nach Dringlichkeit seines Zustands in den Triagebereich oder direkt in einen Behandlungsraum weiter. Diese erste Interaktion ist entscheidend, um Vertrauen aufzubauen und eine schnelle Behandlung zu gewährleisten.

Eine weitere Schlüsselaufgabe ist **das Messen der Vitalwerte**. Krankenpflegehelfer sind dafür verantwortlich, die Temperatur, den Blutdruck, den Puls und die Sauerstoffsättigung der Patienten zu messen. Diese Vitaldaten sind entscheidend, um den Gesundheitszustand des Patienten zu beurteilen und medizinische Entscheidungen zu lenken. Die Pflegehelfer müssen diese Messungen genau und schnell durchführen und Abweichungen sofort den Krankenschwestern oder Ärzten melden.

Die Unterstützung bei der Grundpflege und bei medizinischen Verfahren ist ein wichtiger Teil der Arbeit von Krankenpflegehelfern. Sie helfen Patienten bei alltäglichen Aufgaben wie Waschen, Anziehen und Essen, vor allem jenen, die unbeweglich oder schwach sind. Darüber hinaus unterstützen sie Krankenschwestern und Ärzte bei medizinischen Verfahren wie Blutentnahmen, dem Anlegen von Infusionen, Verbänden und Nähten. Ihre Hilfe spart Zeit und sorgt dafür, dass die Verfahren reibungslos ablaufen.

Eine weitere wichtige Aufgabe ist **das Hygienemanagement und die Infektionsprävention**. Pflegehilfskräfte sind dafür verantwortlich, eine saubere und keimfreie Umgebung zu erhalten, um nosokomiale Infektionen zu verhindern. Dazu gehört die Desinfektion von Oberflächen, medizinischen Geräten und Behandlungsräumen sowie die strikte Anwendung von Hygieneprotokollen. Sie sorgen auch dafür, dass sich die Patienten an die Hygienevorschriften halten und tragen so zur Sicherheit aller bei.

Pflegehilfskräfte spielen auch eine entscheidende Rolle bei **der Mobilisierung und dem Komfort der Patienten**. Sie helfen bei der Repositionierung von Patienten, um Druckgeschwüre zu vermeiden, erleichtern den Gang zur Toilette oder zum Untersuchungsraum und sorgen dafür, dass die Patienten bequem sitzen. Diese Aufgabe ist besonders wichtig für immobilisierte oder schmerzgeplagte Patienten, da sie deren physischen und psychischen Komfort verbessert.

Neben diesen klinischen Aufgaben haben Krankenpflegehelfer/innen auch **administrative und logistische Aufgaben**. Sie tragen zur Verwaltung der Bestände an medizinischen Hilfsmitteln bei, sorgen dafür, dass die benötigten Materialien verfügbar und einsatzbereit sind, und helfen bei der Dokumentation der Pflege in den Krankenakten. Diese logistische Organisation ist entscheidend für den reibungslosen Ablauf der Notaufnahme und um eine Unterbrechung der Versorgung zu vermeiden.

Pflegekräfte haben auch die Aufgabe, **emotionale und psychologische Unterstützung** zu **leisten**. Notaufnahmen sind für Patienten und ihre Familien oft Orte großer Not. Pflegehelfer leisten moralische Unterstützung, indem sie zuhören, beruhigen und Fragen beantworten. Sie spielen eine Schlüsselrolle bei der Verringerung von Angst und Furcht und bieten eine tröstende Präsenz in oft traumatischen Momenten.

Schließlich müssen Pflegehilfskräfte **eng mit dem übrigen medizinischen Team zusammenarbeiten.** Kommunikation und Koordination sind für eine integrierte und effektive Pflege von entscheidender Bedeutung. Pflegehilfskräfte nehmen an den Übergabebesprechungen teil, wo sie Informationen über den Zustand der Patienten und die laufenden Maßnahmen austauschen. Diese interprofessionelle Zusammenarbeit gewährleistet eine einheitliche und optimale Versorgung.

○ Unterschiede zu anderen Krankenhausabteilungen
Die Arbeit in der Notaufnahme unterscheidet sich aufgrund ihres hektischen Tempos, der Vielfalt der Fälle und der besonderen Anforderungen an Kompetenz und Reaktionsfähigkeit deutlich von der Arbeit in anderen Krankenhausabteilungen. Diese Unterschiede prägen nicht nur den Alltag der Pflegehelfer, sondern auch die gesamte Arbeits- und Betreuungsdynamik der Patienten.

Einer der Hauptunterschiede ist der **Arbeitsrhythmus**. In der Notaufnahme ist die Arbeit pausenlos und unvorhersehbar. Die Patienten kommen ohne Termin, oft in kritischen Zuständen, die eine sofortige Beurteilung und Intervention erfordern. Im Gegensatz zu geplanten Abteilungen wie Chirurgie oder Innere Medizin, in die Patienten planmäßig eingeliefert werden, muss die Notaufnahme jederzeit auf eine Vielzahl von Situationen vorbereitet sein. Diese Unvorhersehbarkeit stellt hohe Anforderungen an die Wachsamkeit und Reaktionsfähigkeit des Personals, das in der Lage sein muss, schnell von einer Aufgabe zur nächsten zu wechseln, oft unter großem Druck.

Auch die **Vielfalt der Fälle, die** in Notaufnahmen behandelt werden, ist einzigartig. Pflegehilfskräfte und andere Mitglieder des Pflegeteams können mit unzähligen medizinischen

Situationen konfrontiert werden, die von schweren körperlichen Verletzungen wie Verkehrsunfällen und Stürzen bis hin zu medizinischen Notfällen wie Herzinfarkten, Schlaganfällen, Vergiftungen und akuten Atemproblemen reichen. Diese Vielfalt erfordert Vielseitigkeit und eine breite Wissensbasis, um sich auf jede spezifische Situation einstellen zu können, im Gegensatz zu Spezialabteilungen, in denen sich das Personal mit bestimmten, sich wiederholenden Krankheitsbildern befasst.

Ein weiterer bemerkenswerter Unterschied ist **die emotionale Intensität**. In Notaufnahmen kommt es häufig zu Krisenzeiten, akutem Leid und lebensbedrohlichen Situationen. Die Pflegekräfte müssen nicht nur technische Pflege leisten, sondern auch mit der Angst und Verzweiflung der Patienten und ihrer Familien umgehen. Diese emotionale Dimension ist in Stationen, in denen die Patienten chronische oder weniger unmittelbare Zustände haben, weniger prägnant. Psychologische Unterstützung und die Fähigkeit, in Momenten großer Not ruhig und einfühlsam zu bleiben, sind daher wesentliche Fähigkeiten in der Notaufnahme.

Ein weiteres Unterscheidungsmerkmal ist die **Schnelligkeit der Behandlung**. In der Notaufnahme zählt jede Sekunde. Die Abläufe sind so gestaltet, dass die Zeit zwischen der Ankunft des Patienten und dem Beginn der Behandlung so gering wie möglich gehalten wird. Dazu gehören schnelle Triage-Systeme, eine effiziente Kommunikation zwischen den Teammitgliedern und standardisierte Behandlungsprotokolle für die häufigsten Zustände. Diese Schnelligkeit steht im Gegensatz zu anderen Abteilungen, in denen Entscheidungen möglicherweise überlegter getroffen werden und die Pflege über einen längeren Zeitraum geplant wird.

Auch die **Protokolle und Verfahren** unterscheiden sich. Notaufnahmen folgen strengen Protokollen, um Krisensituationen wie Herzstillstand, multiple Traumata und Vergiftungen zu bewältigen. Diese Protokolle werden oft in enger Zusammenarbeit mit Radiologie, Labor und Fachärzten umgesetzt und erfordern eine schnelle und effiziente Koordination. In Abteilungen für Innere Medizin oder Langzeitpflege können die Protokolle dagegen stärker auf die kontinuierliche Überwachung und das langfristige Management chronischer Krankheiten ausgerichtet sein.

Auch die **Ausbildung und die Fähigkeiten, die** für die Arbeit in der Notaufnahme **erforderlich** sind, sind spezifisch. Pflegehilfskräfte in dieser Abteilung müssen über eine fundierte Ausbildung in Wiederbelebung, im Umgang mit traumatischen und medizinischen Notfällen verfügen und mit der Bedienung fortschrittlicher Überwachungs- und Diagnosegeräte vertraut sein. Diese Spezialausbildung ist oft intensiver als die für andere Krankenhausabteilungen erforderliche, wo die technischen Fähigkeiten möglicherweise stärker auf die spezifischen Bedürfnisse der Abteilung beschränkt sind.

Die **Teamdynamik** ist ein weiteres besonderes Merkmal von Notfällen. Die Teamarbeit ist hier besonders entscheidend, da schnelle und koordinierte Reaktionen erforderlich sind. Pfleger, Krankenschwestern, Ärzte und andere Gesundheitsfachkräfte müssen effektiv kommunizieren und synchron arbeiten, um die bestmögliche Versorgung zu gewährleisten. Diese Interdependenz ist oft ausgeprägter als in anderen Diensten, wo die Pflege individueller und weniger dringlich sein kann.

- **Technische und zwischenmenschliche Fähigkeiten**
  ○ Spezifische technische Gesten in der Notaufnahme

Die spezifischen technischen Handgriffe in der Notaufnahme sind vielfältig und erfordern eine höhere Kompetenz und Präzision von den Pflegekräften. In einer Umgebung, in der jede Sekunde zählt und Patienten in kritischem Zustand eintreffen können, sind diese technischen Handgriffe entscheidend, um Patienten zu stabilisieren, Komplikationen zu verhindern und wirksame medizinische Maßnahmen zu erleichtern.

Eine der grundlegendsten und häufigsten Handlungen ist das **Messen der Vitalwerte**. Die Pflegekräfte müssen die Körpertemperatur, den Blutdruck, den Puls und die Sauerstoffsättigung schnell messen und interpretieren. Diese entscheidenden Daten helfen dabei, Anzeichen von Not oder Dekompensation zu erkennen und Krankenschwestern und Ärzte sofort zu informieren, damit schnell eingegriffen werden kann.

Die Herz-Lungen-Wiederbelebung (HLW) ist eine weitere lebensrettende Maßnahme in der Notaufnahme. Die Helfer werden darin geschult, sie bei einem Herzstillstand effektiv durchzuführen, indem sie Herzdruckmassage und Beatmung anwenden, um den Blutkreislauf und die Sauerstoffversorgung der lebenswichtigen Organe aufrechtzuerhalten, bis die fortgeschrittenen Rettungskräfte eintreffen. Die Beherrschung des Einsatzes automatischer externer Defibrillatoren (AEDs) ist ebenfalls von entscheidender Bedeutung, da diese Geräte durch die Abgabe eines kontrollierten Elektroschocks einen normalen Herzrhythmus wiederherstellen können.

Rettungsassistenten in der Notaufnahme müssen auch im **Umgang mit den Atemwegen** kompetent sein. Dazu gehören Techniken wie das Absaugen von Sekreten, das Einführen von Nasopharyngeal- oder Oropharyngealkanülen, um die Atemwege offen zu halten, und die Verabreichung von Sauerstoff über verschiedene Geräte wie Sauerstoffmasken oder Nasenbrillen. Diese Maßnahmen sind häufig bei Patienten mit Atemnot oder Bewusstlosigkeit erforderlich.

Die Immobilisierung von Frakturen und Traumata ist eine weitere Schlüsselkompetenz. Pflegehelfer/innen verwenden Schienen, Halskrausen und Rückenbretter, um Frakturen und Verletzungen der Wirbelsäule zu stabilisieren und so das Risiko weiterer Schäden zu minimieren. Sie müssen mit Techniken zur Ruhigstellung und sanften Handhabung vertraut sein, um eine Verschlimmerung der Verletzungen zu vermeiden.

Auch **das Wundmanagement** ist ein wichtiger Teil der Versorgung in der Notaufnahme. Pflegehilfskräfte werden darin geschult, Wunden zu reinigen, zu desinfizieren und zu verbinden, wobei sie sterile Techniken anwenden, um Infektionen zu verhindern. Sie können Krankenschwestern und Ärzten auch beim Nähen assistieren, indem sie die erforderlichen Materialien vorbereiten und dafür sorgen, dass der Patient während des Eingriffs ruhig liegt.

Das Einführen und Verwalten von Harnkathetern gehört zu den besonderen technischen Fertigkeiten in der Notaufnahme. Pflegehelfer/innen müssen in der Lage sein, Katheter aseptisch zu legen, den Harnabgang zu überwachen und die katheterbezogene Pflege zu managen, um Infektionen und Komplikationen zu verhindern.

Blutentnahmen und Schnelltests sind weitere entscheidende technische Handgriffe. Krankenpflegehelfer/innen müssen wissen, wie man Blutproben für dringende Tests präzise entnimmt. Sie können auch Schnelltestgeräte für bestimmte Zustände wie Hyperglykämie, Vergiftungen oder Infektionen verwenden, die sofortige Ergebnisse liefern, an denen sich Behandlungsentscheidungen orientieren können.

Die **Mobilisierung und der Transfer von Patienten** sind ebenfalls wesentliche technische Handlungen. Pflegehilfskräfte wenden sichere Hebe- und Transfertechniken an, um Patienten so zu bewegen, dass Verletzungen vermieden werden und der Komfort erhalten bleibt. Dazu gehört die Verwendung von Tragen, Rollstühlen und anderen Transfervorrichtungen sowie die Anwendung ergonomischer Techniken, um sowohl den Patienten als auch die Pflegekraft zu schützen.

Schließlich sind die **Kommunikation und die Dokumentation der Pflege** entscheidende technische Aspekte der Arbeit in der Notaufnahme. Pflegehelfer müssen die geleistete Pflege, die klinischen Beobachtungen und die durchgeführten Maßnahmen genau dokumentieren. Diese Dokumentation ist entscheidend, um die Kontinuität der Pflege zu gewährleisten und anderen Mitgliedern des medizinischen Teams wertvolle Informationen zu liefern.

○ Kommunikation mit Patienten und ihren Familien

Die Kommunikation mit den Patienten und ihren Familien ist ein grundlegender Bestandteil der Arbeit in der Notaufnahme. In diesem Umfeld, in dem oft Stress, Ungewissheit und Dringlichkeit herrschen, ist eine klare, einfühlsame und effektive Kommunikation von entscheidender Bedeutung, um eine optimale und menschliche Behandlung zu gewährleisten. Pflegekräfte spielen bei dieser Kommunikation eine entscheidende Rolle und fungieren als Bindeglied zwischen den Patienten, ihren Angehörigen und dem medizinischen Team.

Sobald ein Patient in der Notaufnahme eintrifft, ist die erste Interaktion mit dem Pfleger entscheidend. **Den Patienten mit Wärme und Einfühlungsvermögen zu begrüßen**, kann helfen, die anfängliche Angst zu lindern. Der Helfer sollte klare und relevante Fragen stellen, um die notwendigen Informationen zu sammeln, und dabei aktiv zuhören. Diese Fähigkeit, zuzuhören und die Sorgen des Patienten zu verstehen, ist entscheidend für den Aufbau einer vertrauensvollen Beziehung. Pflegende sollten die Patienten beruhigen, ihnen den Triageprozess erklären und sie über die nächsten Schritte informieren, was dazu beiträgt, die Angst vor dem Unbekannten zu verringern.

Die **Weitergabe von medizinischen Informationen** an Patienten sollte klar und einfach erfolgen. Pflegekräfte sollten medizinischen Jargon vermeiden und sicherstellen, dass die Patienten ihren Gesundheitszustand, die Verfahren, denen sie sich unterziehen werden, und die Gründe für die Notwendigkeit dieser Eingriffe verstehen. Durch diese Transparenz fühlen sich die Patienten stärker in ihre eigene Versorgung einbezogen und weniger passiv.

Wenn **Eingriffe oder Verfahren** durchgeführt werden müssen, ist es von entscheidender Bedeutung, dem Patienten jeden Schritt zu erklären. Bevor z. B. Vitalwerte gemessen werden, kann der Pfleger erklären, warum diese Messungen wichtig sind und wie sie durchgeführt werden. Dies hilft, Ängste abzubauen und die Kooperation des Patienten zu erreichen. Auch beim Anlegen einer Infusion oder bei der Blutentnahme kann eine vorherige Erklärung des Verfahrens und möglicher Empfindungen die Erfahrung weniger stressig machen.

Die Betreuung der Angehörigen ist ein weiterer wesentlicher Aspekt der Kommunikation in der Notaufnahme. Die Angehörigen der Patienten sind oft sehr besorgt und können angesichts der Situation Hilflosigkeit empfinden. Die Helfer sollten emotionale Unterstützung bieten, Fragen beantworten und regelmäßige Updates über den Zustand des Patienten geben. Es ist wichtig, ehrlich zu sein und gleichzeitig beruhigend zu wirken, auch wenn die Nachrichten nicht optimistisch sind. Die Familien sollten sich angehört und unterstützt fühlen, wozu auch gehören kann, medizinische Verfahren, Wartezeiten und die nächsten geplanten Schritte zu erklären.

Die Handhabung von Wartezeiten ist ebenfalls ein wichtiger Teil der Kommunikation. Notaufnahmen sind Umgebungen, in denen die Wartezeiten je nach Schwere der behandelten Fälle variieren können. Pfleger sollten Patienten und ihre Familien über mögliche Verzögerungen informieren und erklären, warum bestimmte Prioritäten notwendig sind. Diese Transparenz hilft, Frustration und Ungeduld zu verhindern.

Die **Kommunikation in Krisensituationen** erfordert besondere Aufmerksamkeit. Wenn Patienten oder ihre Familien unter Schock stehen oder sich in emotionaler Not befinden, müssen Pflegekräfte Ruhe und Mitgefühl zeigen. Einen beruhigenden Tonfall zu verwenden, Blickkontakt herzustellen und Einfühlungsvermögen zu zeigen sind Techniken, die helfen können, Spannungen abzubauen. Es ist entscheidend, die

Emotionen der Patienten und ihrer Angehörigen zu validieren und ihnen so zu zeigen, dass sie verstanden und unterstützt werden.

Bei **schlechten Nachrichten** müssen Pflegekräfte darauf vorbereitet sein, sofortige und angemessene Unterstützung zu leisten. Dazu gehört, dass sie die Grundlagen des Überbringens schlechter Nachrichten kennen: direkt, aber einfühlsam sein, Raum für emotionale Reaktionen bieten und Informationen über die nächsten Schritte und die verfügbaren Unterstützungsressourcen bereitstellen.

Die Zusammenarbeit mit dem medizinischen Team ist ebenfalls ein Schlüsselaspekt. Pflegehilfskräfte müssen für eine reibungslose Kommunikation zwischen Patienten, Familien und anderen Mitgliedern des Pflegeteams sorgen. Dazu gehört auch die genaue Weitergabe der von den Patienten und ihren Angehörigen gesammelten Informationen sowie die Rückmeldung von medizinischen Informationen vom Team an die Familien.

- Zusammenarbeit mit dem medizinischen Team

Die Zusammenarbeit mit dem medizinischen Team ist das Herzstück einer funktionierenden Notfallstation. In einer Umgebung, in der jede Sekunde zählt und die Komplexität der Fälle einen multidisziplinären Ansatz erfordert, sind eine reibungslose Kommunikation und eine enge Zusammenarbeit zwischen allen Teammitgliedern von entscheidender Bedeutung. Krankenpflegehelfer spielen in dieser Dynamik eine zentrale Rolle und arbeiten zusammen mit Ärzten, Krankenschwestern, Technikern und anderen Gesundheitsfachkräften, um eine schnelle, effiziente und koordinierte Versorgung zu gewährleisten.

Sobald ein Patient in der Notaufnahme eintrifft, **beginnt** die **Zusammenarbeit sofort**. Der Pflegehelfer sammelt die ersten Informationen und führt eine erste Einschätzung durch, oft im Tandem mit einer Triage-Schwester. Diese erste Einschätzung ist entscheidend, um die Priorität der Pflege zu bestimmen. Durch die schnelle und genaue Übermittlung relevanter Informationen wie Vitalzeichen, beobachtete Symptome und den allgemeinen Zustand des Patienten ermöglicht der Pflegehelfer Krankenschwestern und Ärzten, fundierte Entscheidungen zu treffen.

Die Aufgabenverteilung ist eine Schlüsselkomponente der Zusammenarbeit. Jedes Teammitglied hat spezifische Verantwortlichkeiten, aber diese Rollen sind oft miteinander verbunden. Beispielsweise leiten Ärzte in einer Reanimationssituation die medizinischen Maßnahmen, Krankenschwestern verabreichen Medikamente und überwachen die Vitalfunktionen, während Pflegehelfer die Thoraxkompression durchführen und die erforderliche Ausrüstung verwalten. Diese Koordination erfordert ein klares Verständnis der Kompetenzen jedes Einzelnen und die Fähigkeit, unter Druck zusammenzuarbeiten.

Um diese effektive Zusammenarbeit aufrechtzuerhalten, ist **eine kontinuierliche Kommunikation** unerlässlich. Durch Übergabesitzungen zwischen Teams verschiedener Zeiträume (morgens, nachmittags, nachts) werden kritische Informationen über Patienten, die gerade behandelt werden, ausgetauscht. Während dieser Besprechungen bringen die Pflegehelfer Aktualisierungen zur geleisteten Pflege, zu Veränderungen im Zustand der Patienten und zu festgestellten besonderen Bedürfnissen ein. Diese Kommunikation gewährleistet die Kontinuität der Pflege und einen reibungslosen Übergang zwischen den Teams.

Gegenseitige Hilfe und Unterstützung sind ebenfalls grundlegende Aspekte der Zusammenarbeit. In Zeiten hohen Arbeitsaufkommens oder in besonders stressigen Situationen ist die gegenseitige Hilfe unter Kollegen von entscheidender Bedeutung. Pflegehilfskräfte müssen bereit sein, Krankenschwestern und Ärzten kurzfristig zur Seite zu stehen, sei es bei einfachen Aufgaben oder bei komplexeren Eingriffen.

Diese Verfügbarkeit und Flexibilität steigert die Gesamteffizienz des Dienstes und hilft dabei, Spitzenbelastungen zu bewältigen.

Standardisierte Protokolle und Verfahren spielen eine wichtige Rolle bei der Erleichterung der Zusammenarbeit. Indem sie sich an festgelegte Protokolle halten, können alle Teammitglieder die Handlungen der anderen antizipieren und einheitlich handeln. Beispielsweise leitet das Protokoll der Herz-Lungen-Wiederbelebung im Krisenfall die Maßnahmen jedes Einzelnen an, wodurch das Fehlerrisiko verringert und die Erfolgsaussichten erhöht werden. Indem sie diese Protokolle kennen und befolgen, tragen Pflegehilfskräfte zu einer harmonisierten und effizienten Versorgung bei.

Schulungen und Simulationen sind wertvolle Instrumente, um die Zusammenarbeit zu stärken. Vor allem Simulationsübungen ermöglichen es dem Team, den Umgang mit Notsituationen in einer kontrollierten Umgebung zu trainieren. Diese Simulationen fördern die Kommunikation, die schnelle Entscheidungsfindung und die Koordination der Bemühungen. Die Pflegehelfer nehmen aktiv an diesen Schulungen teil und verbessern so ihre technischen Fähigkeiten und ihre Fähigkeit, effektiv mit dem Rest des Teams zusammenzuarbeiten.

Der Respekt und die Anerkennung der Kompetenzen jedes Einzelnen sind für eine harmonische Zusammenarbeit unerlässlich. Jedes Teammitglied bringt ein einzigartiges und sich ergänzendes Fachwissen ein. Pflegehilfskräfte müssen die Bedeutung ihrer Rolle anerkennen und gleichzeitig die Beiträge der anderen Gesundheitsfachkräfte wertschätzen. Diese gegenseitige Anerkennung schafft ein positives und produktives Arbeitsumfeld, in dem sich jeder wertgeschätzt fühlt und motiviert ist, sein Bestes zu geben.

Schließlich verbessert **der Einsatz** moderner **Kommunikationstechnologien** die Zusammenarbeit in Echtzeit. Sichere Nachrichtensysteme, Pager und Sprachkommunikationsgeräte ermöglichen es Pflegekräften und anderen Teammitgliedern, auch in den chaotischsten Situationen in ständigem Kontakt zu bleiben. Diese Hilfsmittel erleichtern die Koordination der Pflege, die schnelle Übermittlung von Informationen und die effiziente Verwaltung von Ressourcen.

- **Umgang mit Stress und Emotionen**
  - Techniken zur Stressbewältigung

Die Arbeit in der Notaufnahme ist eine intensive Erfahrung, die Pflegehilfskräfte oft unter enormen Druck setzt. Stressbewältigung ist daher entscheidend, um nicht nur ihr persönliches Wohlbefinden, sondern auch die Qualität der von ihnen geleisteten Pflege aufrechtzuerhalten. Eine Vielzahl von Techniken und Strategien kann Krankenpflegehelfern helfen, Stress effektiv zu bewältigen, so dass sie in einer oft chaotischen und unvorhersehbaren Umgebung leistungsfähig und ausgeglichen bleiben.

Mentale und physische Vorbereitung ist entscheidend, um die täglichen Herausforderungen in der Notaufnahme zu bewältigen. Krankenpflegehelfer müssen in guter körperlicher Verfassung sein, um die langen Arbeitszeiten und die körperlichen Anforderungen der Arbeit zu bewältigen. Regelmäßige Bewegung, eine ausgewogene Ernährung und ausreichend Schlaf sind die Grundlagen für eine gute körperliche Vorbereitung. Auf der mentalen Ebene können Techniken wie positive Visualisierung und Affirmationen helfen, sich auf schwierige Tage vorzubereiten, indem sie das Selbstvertrauen und die Resilienz stärken.

Die Beherrschung von Atemtechniken ist eine wirksame Methode, um Stress in Echtzeit abzubauen. Tiefe, kontrollierte Atemübungen können helfen, das Nervensystem zu beruhigen, Ängste abzubauen und die Konzentration zu steigern. Die Technik der Zwerchfellatmung beispielsweise, bei der man langsam durch die Nase einatmet, das Zwerchfell mit Luft füllt und langsam durch den Mund ausatmet, kann jederzeit unauffällig geübt werden, selbst wenn man mitten in der Arbeit steckt.

Regelmäßige Pausen und zeitweiliges Abschalten sind entscheidend, um die Ansammlung von Stress zu verhindern. Pflegehilfskräfte sollten Pausen nutzen, um sich aus der intensiven Umgebung der Notaufnahme zu entfernen, auch wenn es nur für ein paar Minuten ist. Ein Spaziergang im Freien, ein tiefer Atemzug an der frischen Luft oder einfach nur das Sitzen an einem ruhigen Ort kann einen Moment der Erholung bieten. Diese Momente des Abschaltens laden die Batterien wieder auf und ermöglichen es, mit einer erneuerten Perspektive an die Arbeit zurückzukehren.

Offene Kommunikation und soziale Unterstützung spielen eine Schlüsselrolle bei der Stressbewältigung. Sorgen und Erfahrungen mit vertrauenswürdigen Kollegen zu teilen, kann wertvolle emotionale Unterstützung bieten. Gruppendiskussionen, Debriefings nach besonders schwierigen Situationen und informeller Austausch können helfen, Druck abzubauen und die Teambindung zu stärken. Zu wissen, dass man in schwierigen Zeiten nicht allein ist, kann das Stressempfinden stark reduzieren.

Weiterbildung und Vorbereitung steigern das Vertrauen in die eigenen Fähigkeiten und verringern den Stress, der mit Ungewissheit verbunden ist. Durch die Teilnahme an regelmäßigen Schulungen, Simulationen und Workshops zur Kompetenzentwicklung fühlen sich Pflegehilfskräfte besser auf den Umgang mit Notfallsituationen vorbereitet. Eine bessere Vorbereitung reduziert die Angst und verbessert die Fähigkeit, unter Druck effektiv zu reagieren.

Entspannungs- und Achtsamkeitstechniken bieten mächtige Werkzeuge, um den täglichen Stress zu bewältigen. Die Achtsamkeitsmeditation beispielsweise hilft dabei, im gegenwärtigen Moment verankert zu bleiben, wodurch ängstliche Gedanken und Stressreaktionen reduziert werden. Regelmäßige Sitzungen der progressiven Muskelentspannung, bei der verschiedene Muskelgruppen nacheinander angespannt und wieder entspannt werden, können ebenfalls dazu beitragen, den Körper zu entspannen und den Geist zu beruhigen.

Das Setzen von persönlichen und beruflichen Grenzen ist entscheidend, um Burnout zu vermeiden. Nein sagen zu können, Aufgaben zu delegieren, wenn es möglich ist, und die eigenen Grenzen zu erkennen, sind wichtige Fähigkeiten. Es ist entscheidend, den Stress der Arbeit nicht mit nach Hause zu nehmen und sich die Zeit zu nehmen, vollständig vom beruflichen Umfeld abzuschalten. Eine klare Grenze zwischen Arbeit und Privatleben zu ziehen, hilft, das Gleichgewicht zu wahren und eine gute psychische Gesundheit zu erhalten.

Die Inanspruchnahme von Fachleuten für psychische Gesundheit sollte nicht vernachlässigt werden. Das Gespräch mit einem Psychologen oder Berater kann maßgeschneiderte Strategien zur Stressbewältigung liefern. Pflegehilfskräfte können von Einzel- oder Gruppentherapiesitzungen profitieren, um spezifische Probleme im Zusammenhang mit Stress und der Bewältigung von Emotionen anzugehen. Professionelle Unterstützung kann neue Perspektiven und fortgeschrittene Techniken bieten, um die Herausforderungen der Arbeit in Notaufnahmen besser zu bewältigen.

◦ Bedeutung der psychologischen Unterstützung
Psychologische Unterstützung ist ein wesentlicher Bestandteil der Arbeit von Pflegehelfern in Notaufnahmen, sowohl für die Patienten, ihre Familien als auch für die Pfleger selbst. In einer Umgebung, in der Stress, Schmerzen und Leiden allgegenwärtig sind, spielt die psychologische Unterstützung eine entscheidende Rolle bei der Aufrechterhaltung des emotionalen Gleichgewichts, der Verbesserung der Pflegequalität und der Vermeidung von Burnout.

Für die Patienten beginnt die psychologische Unterstützung bereits bei ihrer Ankunft in der Notaufnahme. Die Helfer sind oft die ersten, die mit ihnen interagieren, und ihre Fähigkeit, sofort Trost zu spenden, kann die Erfahrung des Patienten stark beeinflussen. Angesichts von Schmerzen, Ungewissheit oder Angst können einfache Gesten wie aufmerksames Zuhören, beruhigende Worte und ein wohlwollender menschlicher Kontakt Ängste lindern und Stress abbauen. Pflegehilfskräfte sollten darin geschult werden, die Anzeichen emotionaler Not zu erkennen und zu wissen, wie sie angemessen darauf reagieren können.

Für die Familien der Patienten ist die psychologische Unterstützung ebenso lebenswichtig. Notaufnahmen bedeuten für die Angehörigen oft Wartezeiten und Ungewissheit, da sie der Situation ihres geliebten Menschen hilflos gegenüberstehen. Pflegekräfte spielen eine Schlüsselrolle, indem sie klare und verständliche Informationen bereitstellen, Fragen beantworten und emotionale Unterstützung bieten. Sie helfen dabei, ein Umfeld zu schaffen, in dem sich die Familien informiert und einbezogen fühlen, was ihre Ängste lindern und ihnen helfen kann, mit der Situation besser umzugehen.

Für die Pflegekräfte selbst ist psychologische Unterstützung von entscheidender Bedeutung, um die emotionalen Herausforderungen und den Druck der Arbeit in Notaufnahmen bewältigen zu können. Die tägliche Arbeit mit hilfsbedürftigen Patienten, die manchmal mit lebensbedrohlichen Situationen konfrontiert sind, kann kumulative Auswirkungen auf die psychische Gesundheit der Pflegekräfte haben. Ohne angemessene Unterstützung sind sie einem erhöhten Risiko von Stress, Burnout und Depressionen ausgesetzt. Gesundheitseinrichtungen sollten Strukturen für psychologische Unterstützung schaffen, wie z. B. Debriefings nach traumatischen Ereignissen, Peer-Support-Gruppen und Zugang zu psychosozialen Fachkräften.

Nachbesprechungen sind nach kritischen Zwischenfällen oder Todesfällen besonders wichtig. Sie geben den Pflegekräften die Möglichkeit, ihre Erfahrungen auszutauschen, ihre Emotionen auszudrücken und kollektive Unterstützung zu erhalten. Diese Sitzungen helfen, das Festhalten negativer Emotionen zu verhindern und eine Kultur der Transparenz und Solidarität innerhalb des Teams zu fördern. Sie helfen auch dabei, mögliche

Verbesserungen im Umgang mit Krisensituationen zu identifizieren.

Peer-Support-Gruppen bieten einen Raum, in dem Pflegehilfskräfte ihre täglichen Herausforderungen besprechen und Tipps zum Umgang mit Stress und Emotionen austauschen können. Diese Gruppen stärken die Teambindung, schaffen ein Gefühl der Zugehörigkeit und Kameradschaft und bieten ein Netzwerk zur gegenseitigen Unterstützung. Zu wissen, dass man sich im Bedarfsfall auf seine Kollegen verlassen kann, ist ein wichtiger Faktor für die Resilienz.

Der Zugang zu psychosozialen Fachkräften, wie Psychologen oder Beratern, ist ebenfalls **von** entscheidender Bedeutung. Pflegehilfskräfte sollten die Möglichkeit haben, diese Fachleute zu konsultieren, um ihre emotionalen Schwierigkeiten zu besprechen und eine persönliche Beratung zu erhalten. Diese Beratungen können dazu beitragen, Strategien zur Stressbewältigung zu entwickeln, Bewältigungsmechanismen zu stärken und Burnout vorzubeugen.

Wichtig ist auch **die Weiterbildung** in psychologischer Unterstützung und im Umgang mit Emotionen. Pflegehilfskräfte sollten in Techniken der einfühlsamen Kommunikation, im Erkennen von Anzeichen psychischer Not bei sich selbst und anderen sowie in Methoden der Stressbewältigung geschult werden. Diese Ausbildung stärkt ihre Fähigkeit, wirksame psychologische Unterstützung zu leisten und sich um ihr eigenes psychisches Wohlbefinden zu kümmern.

Kapitel 3
Die Grundversorgung in der Notaufnahme

- **Begrüßung und Einrichten des Patienten**
  ○ Erste Kontakte und Ersteinschätzung

Der Erstkontakt und die Ersteinschätzung in der Notaufnahme sind entscheidende Schritte, die über die Qualität und Wirksamkeit der Behandlung eines Patienten entscheiden. Bei der Ankunft in der Notaufnahme spielen die Pflegekräfte eine grundlegende Rolle, indem sie einen beruhigenden Erstkontakt herstellen und eine schnelle, aber umfassende Einschätzung des Zustands des Patienten vornehmen. Diese erste Interaktion ist für die weitere Versorgung entscheidend und kann die Erfahrung und das Wohlbefinden des Patienten stark beeinflussen.

Die Begrüßung des Patienten beginnt oft schon beim Betreten der Notaufnahme. Pflegehelfer sollten einladend und einfühlsam sein, da sie oft die ersten sind, die mit Menschen in Notlagen interagieren. Ein Lächeln, ein ruhiger Tonfall und beruhigende Worte können helfen, anfängliche Ängste zu lindern. Dieser erste Eindruck ist entscheidend für den Aufbau eines Vertrauensverhältnisses, was in einer so stressigen Umgebung wie der Notaufnahme besonders wichtig ist.

Die Ersteinschätzung beginnt in der Regel mit einer Reihe von Fragen, die dazu dienen, die Symptome des Patienten, die Art des Notfalls und die relevante Krankengeschichte zu verstehen. Die Pflegekräfte sollten klare und prägnante Fragen stellen, um lebenswichtige Informationen zu sammeln, ohne die Pflege zu verzögern. Sie können z. B. nach dem Grund des Besuchs, den empfundenen Symptomen, ihrer Dauer und relevanten Vorerkrankungen wie Allergien, aktuellen Medikamenten und chronischen Krankheiten fragen.

Das Messen der Vitalfunktionen ist ein wesentlicher Schritt bei der Ersteinschätzung. Die Pflegekräfte messen die Temperatur, den Blutdruck, den Puls und die Sauerstoffsättigung des Patienten. Diese Daten sind entscheidend für die Beurteilung des allgemeinen Gesundheitszustands und die schnelle Erkennung von Anzeichen für eine lebensbedrohliche Situation. Eine effektive und genaue Erfassung der Vitalwerte ermöglicht es, kritische Situationen zu erkennen und die notwendigen medizinischen Maßnahmen zu priorisieren.

Die klinische Beobachtung ist ebenfalls Teil der Ersteinschätzung. Die Pflegekräfte sollten auf sichtbare Zeichen der Notlage achten, wie z. B. Blässe, Schweiß, schweres Atmen oder die Körperhaltung des Patienten. Sie beurteilen auch das Bewusstseinsniveau und die Reaktionsfähigkeit des Patienten. Diese Beobachtung ermöglicht es, Symptome, die sofortige Aufmerksamkeit erfordern, schnell zu erkennen und diese Informationen an Krankenschwestern und Ärzte weiterzuleiten.

Die Weitergabe der gesammelten **Informationen** ist ein entscheidender Aspekt dieser Phase. Die Pflegekräfte müssen Vitaldaten und klinische Beobachtungen klar und prägnant an das medizinische Team weitergeben. Diese Kommunikation ist entscheidend für eine schnelle und koordinierte Behandlung. Die Verwendung von standardisierten Bewertungssystemen und elektronischen Kommunikationsmitteln kann die Effizienz dieses Prozesses verbessern.

Die Schmerzbeurteilung ist ebenfalls ein wichtiger Bestandteil. Die Pflegekräfte sollten den Patienten bitten, seine Schmerzen, deren Intensität, Lokalisation und Charakter zu beschreiben. Die Verwendung von visuellen oder numerischen Schmerzskalen kann helfen, den Schmerz objektiv zu quantifizieren. Diese Information ist entscheidend, um den Bedarf an Schmerzmitteln und anderen schmerzlindernden Maßnahmen zu ermitteln.

Die Organisation und Orientierung des Patienten nach der Ersteinschätzung gehört ebenfalls zu den Aufgaben der Pflegeassistenten. Je nach Schwere der Situation kann der Patient in einen geeigneten Behandlungsraum geleitet werden, sei es die Intensivstation für kritische Fälle, der Behandlungsbereich für dringende Behandlungen oder der Warteraum für weniger schwere Fälle. Diese schnelle und genaue Orientierung ist entscheidend, um sicherzustellen, dass jeder Patient ohne Verzögerung die richtige Versorgung erhält.

Die emotionale Unterstützung, die Pflegekräfte bei den ersten Kontakten leisten, sollte nicht unterschätzt werden. Die Patienten und ihre Familien können unter Schock stehen, ängstlich oder verwirrt sein. Die Pflegekräfte sollten emotionale Unterstützung bieten, indem sie einfühlsam zuhören, Fragen beantworten und die bevorstehenden Verfahren erklären. Diese Unterstützung hilft, die Angst zu verringern und eine beruhigendere Umgebung für die Patienten zu schaffen.

◦ Installation im Behandlungszimmer

Die Unterbringung eines Patienten im Behandlungsraum ist ein entscheidender Schritt im Behandlungsprozess in der Notaufnahme. Dieser Schritt, der hauptsächlich von Pflegekräften durchgeführt wird, ist entscheidend für den Komfort des Patienten, die Wirksamkeit der medizinischen Maßnahmen und den reibungslosen Ablauf der Behandlung. Ein gut ausgeführtes Setup bereitet den Patienten auf die bevorstehende Behandlung vor und sorgt gleichzeitig für eine sichere und beruhigende Umgebung.

Die Begrüßung im Behandlungszimmer beginnt, sobald der Patient aus dem Triagebereich oder dem Warteraum verlegt wird. Die Pflegehelfer begrüßen den Patienten mit Einfühlungsvermögen und Professionalität und erklären kurz, was als Nächstes passieren wird. Diese anfängliche Kommunikation ist entscheidend, um den Patienten zu beruhigen und seine Ängste zu verringern. Der verwendete Tonfall sollte ruhig und beruhigend sein, und es ist wichtig, dass alle Fragen, die der Patient oder seine Familie haben könnten, beantwortet werden.

Der Transfer in den Behandlungsraum sollte vorsichtig und effizient durchgeführt werden. Die Pflegekräfte stellen sicher, dass der Patient bequem auf der Trage oder im Rollstuhl sitzt, und berücksichtigen dabei seine besonderen Bedürfnisse, wie z. B. Verletzungen, die eine Ruhigstellung erfordern. Sie achten darauf, dass sie sichere Hebetechniken anwenden, um Verletzungen sowohl des Pflegebedürftigen als auch ihrer selbst zu vermeiden.

Der Transport sollte schnell, aber sanft erfolgen, wobei abrupte Bewegungen, die Unbehagen verursachen oder Verletzungen verschlimmern könnten, auf ein Minimum reduziert werden.

Der eigentliche Einzug in den Behandlungsraum beginnt mit der Einrichtung des Raumes. Die Pflegehilfskräfte bereiten das Bett oder die Trage vor, passen die Kissen und Laken an, um einen möglichst hohen Komfort zu gewährleisten. Sie stellen sicher, dass alle notwendigen Geräte wie Vitalzeichenmonitore, Infusionen, Sauerstofftherapiesysteme und Kommunikationsgeräte griffbereit und funktionstüchtig sind. Die Überprüfung der Funktionsfähigkeit dieser Geräte ist entscheidend, um eine unterbrechungsfreie Versorgung zu gewährleisten.

Die Positionierung des Patienten auf dem Bett ist ein entscheidender Schritt. Die Pflegekräfte müssen sicherstellen, dass der Patient richtig liegt, und dabei seinen medizinischen Zustand berücksichtigen. Ein Patient mit Atemnot wird beispielsweise in eine halbsitzende Position gebracht, um das Atmen zu erleichtern, während ein Patient mit einem Beckenbruch in eine Rückenlage mit angemessener Unterstützung gebracht wird, um Bewegungen zu vermeiden. Die Bequemlichkeit des Patienten ist entscheidend, und es müssen Anpassungen vorgenommen werden, bis der Patient sich wohlfühlt.

Unmittelbar nach der Installation folgt **das Anlegen der medizinischen Geräte**. Die Pflegehelfer schließen die Monitore für die Vitalzeichen an, stellen die Infusionen ein und installieren ggf. die Geräte für die Sauerstofftherapie. Sie müssen sicherstellen, dass alle Anschlüsse sicher sind und die Geräte ordnungsgemäß funktionieren. Eine sorgfältige Überprüfung jedes Geräts verhindert Fehlfunktionen während der Pflege.

Die Unterstützung bei medizinischen Erstmaßnahmen ist oft schon beim Einzug in den Behandlungsraum erforderlich. Pflegehilfskräfte unterstützen Krankenschwestern und Ärzte, indem sie die erforderlichen medizinischen Instrumente und Materialien bereitstellen, beim Legen von Kathetern und der Vorbereitung von Injektionen helfen und sich bei Bedarf an Wiederbelebungsmaßnahmen beteiligen. Ihre Rolle ist entscheidend, um sicherzustellen, dass alle Verfahren reibungslos und schnell ablaufen.

Emotionale Unterstützung ist auch während der Eingewöhnung weiterhin eine Priorität. Die Pflegekräfte sollten auf Anzeichen emotionaler Not achten und beruhigende Worte und einen besänftigenden Kontakt anbieten. Wenn Sie dem Patienten jeden Schritt erklären und ihm Informationen über die bevorstehende Pflege geben, kann dies dazu beitragen, die Angst zu verringern. Wenn es angemessen ist, kann auch die Anwesenheit einer dem Patienten nahestehenden Person erlaubt werden, um zusätzliche Unterstützung zu bieten.

Dokumentation und Kommunikation sind wichtige Aspekte dieser Phase. Pflegende Angehörige sollten die anfänglichen Beobachtungen, die durchgeführten Interventionen und den allgemeinen Zustand des Patienten in der Krankenakte dokumentieren. Diese Dokumentation sollte genau und vollständig sein, damit sich andere Mitglieder des medizinischen Teams einen klaren Überblick über die Situation des Patienten verschaffen können. Darüber hinaus müssen die Pflegekräfte alle relevanten Informationen an die Krankenschwestern und Ärzte weitergeben und so für Kontinuität und Konsistenz in der Behandlung sorgen.

- **Messung der Vitalwerte**
    - Methodik und Bedeutung der einzelnen Konstanten

Die Messung der Vitalfunktionen ist ein grundlegender Schritt bei der Ersteinschätzung in der Notaufnahme. Dadurch werden wichtige Daten über den Gesundheitszustand des Patienten gesammelt und Anomalien, die ein sofortiges Eingreifen erfordern, frühzeitig erkannt. Zu den Vitalwerten gehören

Körpertemperatur, Blutdruck, Puls, Atemfrequenz und Sauerstoffsättigung. Jede Messung folgt einer bestimmten Methodik und hat eine entscheidende Bedeutung für die Gesamtbeurteilung des Patienten.

Die Körpertemperatur ist oft eine der ersten Konstanten, die gemessen werden. Sie kann oral, rektal, im Ohr oder frontal mit elektronischen Thermometern gemessen werden. Die Methode sollte je nach Alter des Patienten und seinem klinischen Zustand gewählt werden. Eine hohe Temperatur (Fieber) kann auf eine Infektion, Entzündung oder eine andere zugrunde liegende Erkrankung hinweisen, während eine niedrige Temperatur ein Zeichen von Unterkühlung oder Schock sein kann. Die Genauigkeit dieser Messung ist entscheidend, da sie oft die Entscheidungen über diagnostische Tests und die einzuleitenden Behandlungen lenkt.

Der Blutdruck wird mithilfe eines manuellen oder elektronischen Blutdruckmessgeräts gemessen. Der systolische und diastolische Blutdruck liefert Informationen über die Kraft und den Rhythmus des Herzens sowie über den Zustand der Blutgefäße. Ein hoher Blutdruck (Hypertonie) kann auf Herz-Kreislauf-Risiken oder Nierenerkrankungen hinweisen, während ein niedriger Blutdruck (Hypotonie) auf einen Schock, Dehydrierung oder Blutungen hinweisen kann. Zur Methodik gehört, dass Sie die Manschette des Blutdruckmessgeräts richtig anlegen und die Messungen aufmerksam anhören oder ablesen, um eine maximale Genauigkeit zu gewährleisten.

Der Puls oder **die** Herzfrequenz wird am Handgelenk (Radialarterie), am Hals (Halsschlagader) oder an anderen Tastpunkten gemessen. Er wird über einen Zeitraum von 60 Sekunden gezählt, um eine genaue Messung zu erhalten. Der Puls gibt Auskunft über die Herzfrequenz und die Stärke des Blutflusses. Eine hohe Herzfrequenz (Tachykardie) kann durch Schmerzen, Infektionen, Stress oder Dehydrierung verursacht werden, während eine niedrige Herzfrequenz (Bradykardie) auf einen zugrunde liegenden Herzzustand oder die Wirkung von

Medikamenten hinweisen kann. Die Regelmäßigkeit des Pulses (regelmäßiger oder unregelmäßiger Rhythmus) ist ebenfalls ein wichtiger Indikator für die Herzgesundheit.

Die Atemfrequenz ist die Anzahl der Atemzüge pro Minute. Sie wird gemessen, indem man die Brust- oder Bauchbewegungen des Patienten beobachtet oder ertastet. Eine hohe Atemfrequenz (Tachypnoe) kann ein Zeichen von Atemstress, Lungeninfektionen, metabolischer Azidose oder anderen ernsthaften Erkrankungen sein, während eine niedrige Atemfrequenz (Bradypnoe) auf eine Atemdepression aufgrund von Medikamenten oder neurologischen Störungen hinweisen kann. Eine gleichmäßige und bequeme Atmung ist ein Zeichen für eine angemessene Lungenfunktion, während Abweichungen in der Atemfrequenz oder -tiefe auf Atemprobleme hinweisen können, die sofortige Aufmerksamkeit erfordern.

Die Sauerstoffsättigung, die mithilfe eines Pulsoximeters gemessen wird, gibt den Prozentsatz des mit Sauerstoff gesättigten Hämoglobins im Blut an. Diese Messung wird normalerweise an der Fingerspitze oder am Ohrläppchen vorgenommen. Eine normale Sättigung liegt zwischen 95 % und 100 %. Niedrigere Werte können auf eine Hypoxämie hindeuten, einen kritischen Zustand, bei dem das Gewebe nicht genügend Sauerstoff erhält, was durch Lungenerkrankungen, Herzprobleme oder Vergiftungen verursacht werden kann. Eine kontinuierliche Überwachung der Sauerstoffsättigung ist für Patienten mit Atemnot oder einer Sauerstofftherapie unerlässlich.

Die strenge Methodik zur Erfassung der Vitalwerte setzt eine angemessene Schulung der Pflegekräfte, die korrekte Verwendung der Geräte und die Beachtung der Details voraus. Jede Messung muss systematisch durchgeführt und in regelmäßigen Abständen wiederholt werden, um Trends zu überwachen und Veränderungen im Zustand des Patienten zu erkennen. Die genaue Dokumentation dieser Messungen in der Krankenakte ermöglicht eine effektive Kommunikation mit dem Pflegeteam und eine fundierte Entscheidungsfindung.

Die Bedeutung der einzelnen Konstanten darf nicht unterschätzt werden. Sie liefern wesentliche Indikatoren für die physiologische Funktion des Patienten und ermöglichen eine schnelle Diagnose akuter Zustände. Vitalwerte helfen, den Schweregrad einer Krankheit zu beurteilen, die Wirksamkeit von Behandlungen zu überwachen und potenziellen Komplikationen vorzubeugen. Sie sind von grundlegender Bedeutung für die Erstellung eines geeigneten Pflegeplans und die Priorisierung medizinischer Maßnahmen.

- Interpretation der Ergebnisse und weitere Maßnahmen

Die Interpretation der Ergebnisse der Vitalparameter ist ein entscheidender Schritt bei der Behandlung von Patienten in der Notaufnahme. Die Pflegehelfer müssen in Zusammenarbeit mit Krankenschwestern und Ärzten nicht nur diese Vitalwerte messen, sondern die Ergebnisse auch schnell interpretieren, um die erforderlichen Maßnahmen zu bestimmen. Diese Interpretation ermöglicht es, den Gesundheitszustand des Patienten zu beurteilen, potenziell schwerwiegende Anomalien zu erkennen und die erforderlichen medizinischen Maßnahmen zu steuern.

Die Körpertemperatur ist ein Schlüsselindikator für den physiologischen Zustand des Patienten. Fieber (hohe Temperatur) kann auf eine Infektion, eine Entzündung oder eine Reaktion auf Medikamente hinweisen. Wenn ein Patient eine hohe Temperatur hat, sollten die Pflegekräfte auf andere Anzeichen einer Infektion achten, wie z. B. Schüttelfrost, übermäßiges Schwitzen oder Verwirrtheit. Die Verabreichung von fiebersenkenden Mitteln wie Paracetamol kann erforderlich sein, um das Fieber zu senken. Im Falle einer Hypothermie (niedrige Temperatur) ist es entscheidend, den Patienten allmählich mit warmen Decken aufzuwärmen und eine temperierte Umgebung aufrechtzuerhalten, um weitere Komplikationen zu vermeiden.

Der Blutdruck liefert Informationen über die Herz-Kreislauf-Funktion. Eine Hypertonie (hoher Blutdruck) kann auf Stress, akute Schmerzen, Nierenerkrankungen oder Herz-Kreislauf-Erkrankungen hinweisen. Die Pflegekräfte sollten auf Begleitsymptome wie Kopfschmerzen, Schwindel oder Brustschmerzen achten und sofort den Arzt zur weiteren Abklärung alarmieren. Möglicherweise sind Interventionen wie die Verabreichung blutdrucksenkender Medikamente erforderlich. Umgekehrt kann eine Hypotonie (niedriger Blutdruck) auf einen Schock, Dehydrierung oder eine Blutung hinweisen. Die Pflegekräfte sollten auf Anzeichen einer unzureichenden Gewebeperfusion achten, wie Blässe, kalter Schweiß oder verändertes Bewusstsein, und Maßnahmen wie die Verabreichung intravenöser Flüssigkeiten vorbereiten.

Der Puls oder die Herzfrequenz ist ein wesentlicher Indikator für die Herzfunktion. Eine Tachykardie (hohe Herzfrequenz) kann durch Schmerzen, Angst, eine Infektion, Dehydrierung oder eine Herzkrankheit verursacht werden. Die Betreuer sollten die Regelmäßigkeit der Herzfrequenz beurteilen und auf Anzeichen von Herzinsuffizienz oder Angina pectoris achten. Möglicherweise sind Maßnahmen wie die Verabreichung antiarrhythmischer Medikamente oder eine Rehydratation erforderlich. Bradykardie (niedrige Herzfrequenz) kann auf Hypothermie, Hypotonie oder Störungen der Reizleitung im Herzen hinweisen. Die Betreuer sollten auf Anzeichen einer unzureichenden Infusion und einer Verschlechterung des Bewusstseinszustands achten und geeignete Maßnahmen vorbereiten, wie z. B. die Verabreichung von Atropin.

Die Atemfrequenz ist ein Indikator für die Lungen- und Stoffwechselfunktion. Eine Tachypnoe (hohe Atemfrequenz) kann auf Atemstress, metabolische Azidose, eine Lungeninfektion oder eine Lungenembolie hinweisen. Die Pflegekräfte sollten die Tiefe und den Rhythmus der Atemzüge beurteilen und auf Anzeichen von Zyanose, Einsatz der Hilfsmuskeln oder Unruhe achten. Maßnahmen wie die Verabreichung von Sauerstoff, die Lagerung in Fowler (halb sitzend) oder die Vorbereitung auf eine Intubation können erforderlich sein. Bradypnoe (niedrige Atemfrequenz) kann auf eine Atemdepression aufgrund von Medikamenten, Hypothermie oder neurologischen Störungen hinweisen. Die Pflegekräfte sollten auf Anzeichen von Hypoventilation und Schläfrigkeit achten und Maßnahmen wie eine künstliche Beatmung vorbereiten.

Die Sauerstoffsättigung misst die Sauerstoffversorgung des Blutes und ist entscheidend für die Beurteilung der Atmungseffizienz. Eine Sauerstoffsättigung von weniger als 95 % kann auf eine Hypoxämie hinweisen, die ein sofortiges Eingreifen erfordert. Die Pflegekräfte sollten die korrekte Position des Pulsoximeters überprüfen und klinische Anzeichen von Atemnot wie Zyanose, Verwirrung oder Atemnot beurteilen. Die Verabreichung von Sauerstoff über eine Maske oder Nasenkanüle ist oft die erste Maßnahme, gefolgt von einer gründlicheren Beurteilung, um die zugrunde liegende Ursache zu erkennen und zu behandeln.

Die Mitteilung und Dokumentation der Ergebnisse ist nach der Interpretation von entscheidender Bedeutung. Die Pflegekräfte sollten die Vitalwerte und ihre Veränderungen in der Krankenakte des Patienten festhalten und das Pflegepersonal und die Ärzte sofort über jede Abweichung informieren. Durch diese Kommunikation wird sichergestellt, dass das Pflegeteam fundierte Entscheidungen treffen und die erforderlichen Maßnahmen koordinieren kann.

Die Maßnahmen, die nach der Auswertung der Ergebnisse **ergriffen werden müssen**, hängen von der Schwere und der Art der festgestellten Anomalien ab. Sie können Sofortmaßnahmen wie die Verabreichung von Medikamenten, intravenöse Rehydratation, das Anlegen von Sauerstofftherapiegeräten oder Vorbereitungen für komplexere Notfallverfahren umfassen. Wenn sich der Zustand des Patienten rapide verschlechtert, müssen Pflegekräfte bereit sein, Wiederbelebungsmaßnahmen einzuleiten und Verstärkung anzufordern.

- **Hygiene und Infektionsprävention**
  - Techniken des Händewaschens

Händewaschen ist eine grundlegende Technik zur Infektionsprävention in allen Gesundheitseinrichtungen und besonders wichtig in Notaufnahmen, wo das Risiko einer Keimübertragung hoch ist. Das Pflegepersonal sowie alle Mitglieder des medizinischen Teams müssen strenge Verfahren befolgen, um eine optimale Hygiene zu gewährleisten. Die Beherrschung der Handwaschtechniken ist für den Schutz der Patienten und des Personals vor nosokomialen Infektionen von entscheidender Bedeutung.

Die Bedeutung des Händewaschens liegt in seiner Fähigkeit, Keime und Krankheitserreger zu beseitigen, die durch direkten oder indirekten Kontakt übertragen werden können. Die Hände kommen häufig mit verschiedenen Oberflächen, Patienten und Geräten in Berührung, wodurch die Übertragung von Infektionen leicht möglich ist, wenn strenge Hygienemaßnahmen nicht eingehalten werden. Durch richtiges Händewaschen wird das Risiko einer Kreuzkontamination deutlich verringert, wodurch gefährdete Patienten und das Pflegepersonal geschützt werden.

Die Technik des Händewaschens mit Wasser und Seife wird empfohlen, wenn die Hände sichtbar schmutzig oder mit biologischen Flüssigkeiten verunreinigt sind. Hier sind die detaillierten Schritte:

1. **Befeuchten Sie Ihre Hände und Handgelenke** mit sauberem, fließendem Wasser. Die Wassertemperatur sollte angenehm sein, nicht zu heiß und nicht zu kalt, damit die Haut nicht geschädigt wird.
2. **Tragen Sie eine ausreichende Menge Seife auf**, um alle Oberflächen der Hände und Handgelenke zu bedecken.
3. **Reiben Sie die Handflächen aneinander**, um einen Schaum zu erzeugen. Diese mechanische Wirkung ist wichtig, um Schmutzpartikel und Mikroben zu lösen.
4. **Reiben Sie den Rücken jeder Hand** mit der Handfläche der anderen Hand und verschränken Sie dabei die Finger

ineinander. Diese Technik stellt sicher, dass alle Oberflächen gründlich gereinigt werden.
5. **Reinigen Sie zwischen den Fingern**, indem Sie die Hände mit verschränkten Fingern aneinander reiben.
6. **Reiben** Sie **die Fingerrücken** an den gegenüberliegenden Handflächen und achten Sie darauf, die Knöchel und oft vernachlässigte Bereiche zu reinigen.
7. **Reinigen Sie die Daumen**, indem Sie sie in der gegenüberliegenden Handfläche rotierend reiben und dabei einen festen Griff verwenden, um eine gründliche Reinigung zu gewährleisten.
8. **Reiben Sie die Fingerspitzen und Nägel** an der gegenüberliegenden Handfläche. Dieser Schritt ist entscheidend, da die Nägel hartnäckige Keime beherbergen können.
9. **Spülen Sie Ihre Hände gründlich** unter fließendem Wasser ab, um alle Seifenreste und Verunreinigungen zu entfernen.
10. **Trocknen** Sie **die Hände mit einem sauberen Handtuch oder einem Einweghandtuch**. In medizinischen Umgebungen werden oft Papierhandtücher bevorzugt, um eine Kreuzkontamination zu vermeiden.
11. **Benutzen Sie das Handtuch, um den Wasserhahn zu schließen**, um zu vermeiden, dass Sie Ihre sauberen Hände erneut kontaminieren, wenn Sie eine potenziell kontaminierte Oberfläche berühren.

Die Verwendung von hydroalkoholischen Lösungen (HAW) ist ebenfalls eine wirksame Methode der Handhygiene, insbesondere wenn die Hände nicht sichtbar verschmutzt sind. Hier sind die Schritte für eine effektive Desinfektion :

1. **Tragen Sie eine ausreichende Menge der hydroalkoholischen Lösung** auf die Handfläche einer Hand auf. Die Menge sollte ausreichen, um alle Oberflächen der Hände zu bedecken.
2. **Reibe die Handflächen aneinander**, um die Lösung zu verteilen.

3. **Reiben Sie den Rücken jeder Hand** mit der Handfläche der anderen Hand und verschränken Sie dabei die Finger ineinander.
4. **Reinigen Sie zwischen den Fingern**, indem Sie die Hände mit verschränkten Fingern aneinander reiben.
5. **Reiben Sie die Fingerrücken** an den gegenüberliegenden Handflächen.
6. **Reibe die Daumen**, indem du sie mit der gegenüberliegenden Handfläche greifst und sie in Rotation reibst.
7. **Reinigen Sie die Fingerspitzen und Fingernägel** gegen die gegenüberliegende Handfläche.
8. **Reiben** Sie **weiter, bis die Hände trocken sind**, was normalerweise nur 20 bis 30 Sekunden dauert. Spülen oder trocknen Sie die Hände nicht ab, bis die Lösung vollständig verdunstet ist.

Die Regelmäßigkeit des Händewaschens ist ebenso wichtig wie die Technik. Pflegehilfskräfte sollten sich in mehreren Schlüsselsituationen die Hände waschen: vor und nach dem Kontakt mit jedem Patienten, nach dem Berühren kontaminierter Oberflächen oder Gegenstände, vor der Durchführung aseptischer Verfahren, nach dem Ausziehen von Handschuhen und nach dem Gang zur Toilette. Diese kritischen Momente sorgen für eine konstante Barriere gegen die Übertragung von Infektionen.

Fortlaufende Schulungen und Aufklärung sind für die Aufrechterhaltung hoher Standards bei der Handhygiene unerlässlich. Gesundheitseinrichtungen sollten regelmäßige Schulungen zu Handwaschtechniken anbieten und dabei praktische Demonstrationen und Bewertungen einsetzen, um die Kompetenz des Personals zu gewährleisten. Poster und visuelle Erinnerungen in Pflegebereichen können die Bedeutung dieser Praxis ebenfalls verstärken.

- Verwendung von persönlicher Schutzausrüstung (PSA)

Die Verwendung von persönlicher Schutzausrüstung (PSA) ist eine grundlegende Praxis, um die Sicherheit von Pflegekräften, Patienten und dem gesamten medizinischen Personal in Notaufnahmen zu gewährleisten. Die PSA spielt eine entscheidende Rolle bei der Vermeidung von Infektionen und der Verringerung der Übertragung von Krankheitserregern, insbesondere in einer so dynamischen und unvorhersehbaren Umgebung wie der Notaufnahme. Die korrekte und systematische Verwendung von PSA ist entscheidend für die Aufrechterhaltung eines hohen Schutzniveaus und die Gewährleistung einer sicheren Versorgung.

Zu den häufig in Notaufnahmen **verwendeten Arten von PSA** gehören Handschuhe, Masken, Schutzbrillen oder Visiere, Kittel, Schürzen und manchmal auch Ganzkörperanzüge. Jede Art von Ausrüstung hat eine spezifische Funktion und muss gemäß den Protokollen verwendet werden, die je nach Risikoniveau und Art des durchgeführten Verfahrens erstellt wurden.

Handschuhe sind eine der am häufigsten verwendeten PSA. Sie schützen die Hände von Pflegekräften vor biologischen und chemischen Verunreinigungen. Handschuhe müssen beim Kontakt mit Blut, Körperflüssigkeiten, Schleimhäuten oder nicht intakter Haut sowie beim Umgang mit potenziell kontaminierten Gegenständen oder Oberflächen getragen werden. Es ist wichtig, Handschuhe in der richtigen Größe zu wählen, um einen optimalen Schutz und Tragekomfort zu gewährleisten. Die Handschuhe sollten zwischen jedem Patienten gewechselt und unmittelbar nach Gebrauch in geeigneten Behältern für medizinische Abfälle entsorgt werden.

Masken sind unerlässlich, um die Atemwege vor Schwebeteilchen, Aerosolen und Tröpfchen zu schützen. Chirurgische Masken werden in der Regel für Standardverfahren und routinemäßige Patientenkontakte verwendet. Masken des Typs N95 oder FFP2 bieten einen höheren Schutz und werden in Situationen empfohlen, in denen ein hohes Risiko der Übertragung von luftübertragenen Krankheitserregern besteht, wie bei der Pflege von Patienten mit infektiösen Atemwegserkrankungen. Es ist entscheidend, dass Sie die Maske korrekt tragen, indem Sie Nase und Mund bedecken, und sie regelmäßig oder sobald sie feucht oder verschmutzt wird, austauschen.

Schutzbrillen und Visiere bieten Schutz vor Spritzern von biologischen Flüssigkeiten und Spritzern, die in die Augen gelangen können. Sie sind besonders wichtig bei Eingriffen, bei denen Aerosole entstehen, wie beim Absaugen von Sekreten oder bei der nichtinvasiven Beatmung. Brillen sollten so eingestellt sein, dass sie an Ort und Stelle bleiben und eine vollständige Abdeckung bieten, während Visiere so getragen werden sollten, dass sie das Gesicht vollständig bedecken, ohne die Sicht zu beeinträchtigen.

Kittel und Schürzen schützen die Kleidung und die Haut von Pflegekräften vor Kontamination. Kittel werden bei engem Patientenkontakt und bei Verfahren verwendet, bei denen biologische Flüssigkeiten verspritzt werden können. Sie sollten lang sein, die Arme bis zu den Handgelenken bedecken und häufig wasserdicht sein. Einwegschürzen können über den Kitteln getragen werden, um bei besonders risikoreichen Verfahren zusätzlichen Schutz zu bieten. Kittel und Schürzen sollten nach jedem Gebrauch entfernt und ordnungsgemäß entsorgt werden, wobei darauf zu achten ist, dass beim Entfernen kein Kontakt mit der Haut oder der Kleidung entsteht.

Vollschutzanzüge werden in Hochrisikosituationen eingesetzt, z. B. bei der Pflege von Patienten mit hochansteckenden Krankheiten oder bei Einsätzen in kontaminierten Umgebungen. Sie bieten eine vollständige Bedeckung des Körpers, einschließlich der Hände und Füße, und werden häufig in Kombination mit anderen PSA wie Masken und Schutzbrillen verwendet. Das An- und Ausziehen dieser Schutzanzüge erfordert besondere Aufmerksamkeit, um eine Kreuzkontamination zu vermeiden.

Das Verfahren zum An- und Ablegen der PSA ist ebenso wichtig wie ihre Verwendung. Pflegehilfskräfte sollten beim An- und Ablegen der PSA eine strikte Reihenfolge einhalten, um das Risiko einer Kontamination zu minimieren. Vor dem Anlegen der PSA ist es wichtig, sich die Hände zu waschen oder eine hydroalkoholische Lösung zu verwenden. Die Handschuhe sollten zuerst angezogen werden, dann der Kittel, die Maske und schließlich die Brille oder das Visier. Beim Ausziehen sollten zuerst die Handschuhe, dann der Kittel, die Brille oder das Visier und schließlich die Maske ausgezogen werden, wobei die Außenflächen der einzelnen Ausrüstungsteile nicht berührt werden dürfen. Nach dem Ablegen der PSA sollten die Hände sofort gewaschen oder desinfiziert werden.

Die Schulung und Sensibilisierung für die korrekte Verwendung von PSA ist für einen wirksamen Schutz von entscheidender Bedeutung. Pflegekräfte sollten regelmäßig in den Protokollen zur Verwendung von PSA geschult werden, einschließlich praktischer Demonstrationen und Simulationsübungen. Visuelle Erinnerungen und Poster in Pflegebereichen können dazu beitragen, die Bedeutung dieser Praktiken zu verstärken und ihre kontinuierliche Einhaltung zu gewährleisten.

- **Mobilisierung und Komfort des Patienten**
  - Sichere Mobilisierungstechniken

Sichere Mobilisierungstechniken sind von entscheidender Bedeutung, um die Sicherheit und den Komfort der Patienten zu gewährleisten und gleichzeitig die Pflegekräfte vor Verletzungen zu schützen. Die Mobilisierung von Patienten in der Notaufnahme erfordert eine behutsame und präzise Vorgehensweise, da viele Patienten möglicherweise Knochenbrüche, Traumata oder medizinische Erkrankungen haben, die Bewegungen erschweren und schmerzhaft machen. Pflegekräfte müssen in den entsprechenden Techniken geschult werden, um einen sanften und sicheren Transfer zu gewährleisten.

Die vorherige Einschätzung ist der erste entscheidende Schritt vor jeder Mobilisierung. Die Pflegekräfte müssen den Zustand des Patienten einschätzen und dabei seine körperlichen Fähigkeiten, sein Schmerzniveau und mögliche Bewegungseinschränkungen berücksichtigen. Anhand dieser Einschätzung kann die Mobilisierung so geplant werden, dass das Verletzungsrisiko minimiert wird und die Techniken an die spezifischen Bedürfnisse des Patienten angepasst werden können.

Die ergonomische Positionierung der Pflegekraft ist entscheidend für die Vermeidung von Verletzungen. Vor Beginn jeder Mobilisierung sollte die Pflegekraft sicherstellen, dass sie eine stabile und ausgeglichene Körperhaltung einnimmt. Die Füße sollten schulterbreit auseinander stehen, die Knie leicht gebeugt sein und der Rücken gerade sein. Es ist wichtig, die Beinmuskeln beim Heben einzusetzen und die Last so nah wie möglich am Körper zu halten. Diese Technik verringert den Druck auf den Rücken und beugt Rückenschmerzen vor.

Der Einsatz von Hilfsmitteln kann die sichere Mobilisierung von Patienten erheblich erleichtern. Hilfsmittel wie Gleitlaken, Transferbretter, Patientenlifter und Transfergurte sind so konzipiert, dass sie die erforderliche körperliche Anstrengung verringern und die Sicherheit erhöhen. Mit Gleitlaken kann ein Patient beispielsweise mit weniger Reibung von einem Bett in ein anderes gebracht werden, während Patientenlifter einen unbeweglichen Patienten sicher anheben können. Es ist entscheidend, die richtige Ausrüstung auszuwählen und zu wissen, wie man sie richtig benutzt.

Die Mobilisierung im Bett ist eine Technik, **die** häufig in Notaufnahmen angewendet wird. Um einen bettlägerigen Patienten neu zu positionieren, müssen die Pflegekräfte zunächst sicherstellen, dass das Bett eine angemessene Höhe hat, damit sie sich nicht übermäßig bücken müssen. Anschließend können sie ein Gleitlaken verwenden, um dabei zu helfen, den Patienten auf die Seite zu drehen. Der Patient wird aufgefordert, die Knie zu beugen und die Füße als Hebel zu benutzen, während die

Pflegekräfte auf beiden Seiten des Bettes stehen und das Laken sanft zurückziehen, um den Patienten zu drehen. Diese Methode minimiert abrupte Bewegungen und verteilt das Gewicht des Patienten gleichmäßig, wodurch das Risiko von Schmerzen oder Verletzungen verringert wird.

Auch **der Transfer von einem Bett in einen Rollstuhl** erfordert eine genaue Technik. Nachdem der Pflegende die Fähigkeit des Patienten, beim Transfer zu helfen, beurteilt hat, sollte er den Rollstuhl in einem Winkel von 45 Grad zum Bett positionieren und die Bremsen arretieren, um eine Bewegung zu verhindern. Der Patient wird dann aufgefordert, sich langsam aufzurichten und sich an den Bettrand zu setzen, wobei die Füße auf dem Boden stehen sollten. Unter Verwendung eines Transfergurts, falls erforderlich, stellt sich der Helfer vor den Pflegebedürftigen, wobei er den Rücken gerade und die Knie gebeugt hält. Mithilfe seiner Beine hilft der Helfer dem Patienten sanft aufzustehen, dreht sich langsam und senkt den Patienten dann in den Rollstuhl ab. Diese Technik gewährleistet einen sanften und sicheren Transfer.

Die Begleitung beim Gehen ist eine weitere wichtige Technik. Pflegekräfte sollten immer die Stabilität des Patienten beurteilen, bevor sie ihn mobilisieren. Um einem Patienten beim Aufstehen und Gehen zu helfen, können sie einen Transfergurt verwenden, um zusätzliche Unterstützung zu bieten. Der Patient wird beim Aufstehen unterstützt, indem er die Armlehnen benutzt oder sich mit den Händen auf dem Bett abstößt. Sobald sie stehen, sollte die Pflegekraft in der Nähe bleiben, oft in einer leicht zurückgezogenen Position, um den Patienten zu stützen, falls er aus dem Gleichgewicht gerät. Langsames Gehen und darauf zu achten, dass der Patient bei Bedarf Pausen einlegt, ist entscheidend, um Stürze zu vermeiden.

Die Mobilisierung von Patienten mit bestimmten Frakturen oder Verletzungen erfordert zusätzliche Vorsichtsmaßnahmen. Bei einem Patienten mit einer Hüftfraktur ist es beispielsweise von entscheidender Bedeutung, jegliche Bewegung des verletzten

Bereichs zu minimieren. Die Pflegekraft sollte Stabilisierungshilfen verwenden und eng mit dem medizinischen Team zusammenarbeiten, um die entsprechenden Protokolle zu befolgen. Techniken wie die Verwendung von Stützkissen und die Mobilisierung im Team können erforderlich sein, um die Sicherheit des Patienten zu gewährleisten.

Kommunikation und Ermutigung spielen eine wichtige Rolle bei der sicheren Mobilisierung. Pflegende sollten dem Patienten jeden Schritt des Prozesses klar und deutlich erklären und dabei eine einfache, beruhigende Sprache verwenden. Wenn Sie den Patienten ermutigen, so viel wie möglich an seiner eigenen Mobilisierung mitzuwirken, kann dies sein Selbstvertrauen und sein Wohlbefinden steigern. Geduld und Sanftheit sind wichtig, um die Angst des Patienten zu verringern und eine positive Erfahrung zu gewährleisten.

○ Schmerzmanagement und Komfort

Die Behandlung von Schmerzen und Patientenkomfort ist eine wesentliche Priorität in der Notaufnahme, wo Patienten häufig mit akuten Schmerzen und verschiedenen Beschwerden vorstellig werden. Pflegekräfte spielen eine entscheidende Rolle bei der Bewertung, Linderung und Überwachung von Schmerzen und sorgen dafür, dass die Patienten während ihres Aufenthalts so komfortabel wie möglich sind. Ein empathischer und methodischer Ansatz ist erforderlich, um diesen Bedürfnissen effektiv gerecht zu werden.

Die anfängliche Schmerzeinschätzung ist der erste Schritt. Sobald ein Patient eintrifft, sollten die Pflegekräfte das Schmerzniveau schnell mithilfe standardisierter Instrumente wie der numerischen Skala (von 0 bis 10), der visuellen Analogskala (VAS) oder Verhaltensskalen für Patienten, die nicht in der Lage sind, verbal zu kommunizieren, einschätzen. Diese Instrumente ermöglichen es, den Schmerz zu quantifizieren und die Interventionen entsprechend anzupassen. Die Pflegekräfte sollten präzise Fragen zu Ort, Intensität, Dauer und Art des Schmerzes (akut, dumpf, stechend) sowie zu den Faktoren stellen, die den Schmerz verschlimmern oder lindern.

Einfühlsame Kommunikation ist entscheidend, um die Schmerzerfahrung des Patienten vollständig zu verstehen. Pflegende sollten aktiv zuhören und Einfühlungsvermögen zeigen, indem sie die Gefühle des Patienten anerkennen und bestätigen. Dieser Ansatz trägt zum Aufbau eines Vertrauensverhältnisses bei, das für eine wirksame Schmerzbehandlung entscheidend ist. Verfahren und Behandlungen auf klare und beruhigende Weise zu erklären, hilft auch, Angst zu reduzieren, die das Schmerzempfinden verschärfen kann.

Nicht-pharmakologische Interventionen werden häufig an erster Stelle eingesetzt, um Schmerzen zu lindern und den Komfort zu erhöhen. Zu diesen Interventionen gehören die Anwendung von Eis oder Wärme, Entspannungstechniken, Ablenkung durch beruhigende Gespräche oder Aktivitäten und die Anpassung der Position des Patienten, um den Druck auf die schmerzenden Stellen zu verringern. Die Helfer können auch leichte Massagen oder Atemtechniken anwenden, um dem Patienten zu helfen, sich zu entspannen und die Schmerzen zu lindern.

Pharmakologische Interventionen sind von entscheidender Bedeutung, wenn nicht-pharmakologische Maßnahmen nicht ausreichen. Pflegehilfskräfte verabreichen in Zusammenarbeit mit Krankenschwestern und Ärzten Schmerzmittel nach Vorschrift. Dazu können frei verkäufliche Medikamente wie Paracetamol, nichtsteroidale Antirheumatika (NSAR) oder bei stärkeren Schmerzen Opioide gehören. Die sorgfältige Überwachung der Nebenwirkungen und der Wirksamkeit der Medikamente ist entscheidend, um die Dosis und die Art der Medikamente an die Bedürfnisse des Patienten anzupassen.

Die Anpassung der Umgebung trägt ebenfalls dazu bei, dass sich der Patient wohlfühlt. Die Pflegekräfte sollten darauf achten, dass das Bett sauber und ordentlich gemacht ist, die Laken aufgezogen und angepasst sind und die Kissen so platziert sind, dass sie den Patienten angemessen stützen. Die Raumtemperatur sollte kontrolliert werden, um zu verhindern, dass es zu heiß oder zu kalt wird. Die Reduzierung von Lärm und unnötigen Unterbrechungen, die Bereitstellung zusätzlicher Decken oder technischer Hilfsmittel wie Antidekubitusmatratzen sind Maßnahmen, die den allgemeinen Komfort des Patienten erhöhen.

Die regelmäßige Neupositionierung bettlägeriger Patienten ist entscheidend, um immobilitätsbedingten Schmerzen und Druckgeschwüren vorzubeugen. Pflegekräfte sollten den Patienten dabei helfen, alle zwei Stunden die Position zu wechseln, und dabei geeignete Techniken anwenden, um Schmerzen und das Risiko von Verletzungen zu minimieren. Dazu gehört das Anheben und Neupositionieren des Patienten mithilfe von Gleitlaken oder Stützkissen, um den Druck gleichmäßig zu verteilen.

Die Behandlung chronischer Schmerzen bei Patienten, die mit Vorerkrankungen in die Notaufnahme kommen, erfordert einen spezialisierten Ansatz. Die Pflegekräfte müssen eine umfassende Anamnese der chronischen Schmerzen, einschließlich früherer und aktueller Behandlungen, erheben und eng mit dem medizinischen Team zusammenarbeiten, um den Schmerzbehandlungsplan anzupassen. Ziel ist es, Exazerbationen chronischer Schmerzen zu verhindern und gleichzeitig die akuten Probleme zu behandeln, die zum Besuch der Notaufnahme geführt haben.

Aufklärung und Empowerment der Patienten sind wichtige Aspekte der Schmerztherapie und des Komforts. Pflegende sollten die Patienten über Techniken zur Schmerzbewältigung aufklären, die sie selbstständig anwenden können, wie z. B. Atemübungen, Komfortpositionen und den richtigen Einsatz von Medikamenten. Die Patienten zu ermutigen, ihre Bedürfnisse und Vorlieben zu äußern, hilft dabei, die Pflege individuell zu gestalten und die Gesamterfahrung zu verbessern.

Die regelmäßige Überwachung und Neubewertung von Schmerzen und Befinden ist entscheidend, um sicherzustellen, dass die Interventionen wirksam sind, und um die Behandlungen entsprechend anzupassen. Die Pflegekräfte sollten die Schmerzen weiterhin in regelmäßigen Abständen überwachen und die Reaktionen auf die Behandlungen dokumentieren. Eine ständige Kommunikation mit Krankenschwestern und Ärzten ermöglicht es, den Pflegeplan an die sich verändernde Situation des Patienten anzupassen.

Kapitel 4
Die Spezifische Notfallsituationen

- **Kardiovaskuläre Notfälle**
  - Behandlung des Myokardinfarkts

Die Behandlung eines Myokardinfarkts (MI), allgemein bekannt als Herzinfarkt, ist ein kritisches und dringendes Verfahren, das eine schnelle und effiziente Koordination zwischen den Mitgliedern des medizinischen Teams erfordert. Ziel ist es, den Blutfluss zum Herzen so schnell wie möglich wiederherzustellen, um den Schaden am Herzmuskel zu minimieren und die Überlebenschancen des Patienten zu verbessern. Pflegekräfte spielen bei dieser Behandlung eine entscheidende Rolle, indem sie sofortige Pflege leisten und die medizinischen Maßnahmen erleichtern.

Die Ersteinschätzung beginnt, sobald der Patient in der Notaufnahme eintrifft. Das Pflegepersonal sollte eine schnelle und genaue Bewertung der Symptome des Patienten vornehmen. Zu den klassischen Anzeichen eines Herzinfarkts gehören starke Schmerzen in der Brust, die oft als Druck- oder Engegefühl beschrieben werden und manchmal in den linken Arm, den Hals, den Kiefer oder den Rücken ausstrahlen. Weitere Symptome können kalter Schweiß, Übelkeit, Kurzatmigkeit und ein starkes Angstgefühl sein. Das schnelle Messen der Vitalwerte - Blutdruck, Herzfrequenz, Sauerstoffsättigung - ist entscheidend, um den Zustand des Patienten zu beurteilen und dringende Maßnahmen einzuleiten.

Die Verabreichung von Sauerstoff ist oft eine der ersten Maßnahmen, die ergriffen werden müssen. Die Pflegekräfte müssen dafür sorgen, dass der Patient Sauerstoff erhält, um die Sauerstoffversorgung des Blutes zu verbessern und die Arbeitsbelastung des Herzens zu verringern. Der Sauerstoff wird in der Regel über eine Gesichtsmaske oder eine Nasenbrille verabreicht, je nach dem Grad der Atemnot des Patienten.

Die kontinuierliche Überwachung ist entscheidend, um eine Verschlechterung des Zustands des Patienten frühzeitig zu erkennen. Die Pflegekräfte müssen die Vitalzeichen genau beobachten und bereit sein, bei signifikanten Veränderungen einzugreifen. Die Installation eines Herzmonitors ermöglicht eine Echtzeitüberwachung der elektrischen Aktivität des Herzens, die für die Erkennung potenziell lebensbedrohlicher Arrhythmien wie Kammerflimmern entscheidend ist.

Die Verabreichung von Medikamenten spielt eine Schlüsselrolle bei der Erstbehandlung von MI. Die Pflegekräfte müssen unter der Aufsicht von Krankenschwestern und Ärzten die verschriebenen Medikamente vorbereiten und verabreichen. Dazu können Schmerzmittel zur Schmerzlinderung wie Morphin, Nitrate zur Erweiterung der Blutgefäße und zur Verbesserung des Blutflusses zum Herzen, Betablocker zur Verringerung des Sauerstoffbedarfs des Herzens und Antikoagulantien zur Verhinderung von Blutgerinnseln gehören. Aspirin wird häufig wegen seiner thrombozytenhemmenden Wirkung verabreicht und hilft dabei, die Aggregation von Blutplättchen und die Bildung neuer Blutgerinnsel zu verhindern.

Die Koronarangioplastie ist ein häufig angewendetes Notfallverfahren zur Behandlung von MI. Das Pflegepersonal muss den Patienten auf diesen Eingriff vorbereiten, indem es sicherstellt, dass er nüchtern ist, die erforderlichen Prämedikationen verabreicht und den Patienten schnell in das Katheterlabor bringt. Während der Angioplastie wird ein Katheter in eine verstopfte Koronararterie eingeführt, um den Blutfluss wiederherzustellen, oft mit dem Einsetzen eines Stents, um die Arterie offen zu halten. Das Pflegepersonal muss den Patienten vor, während und nach dem Verfahren auf Komplikationen wie Blutungen an der Einstichstelle oder allergische Reaktionen auf die verwendeten Kontrastmittel überwachen.

Die Kommunikation mit dem Patienten und seiner Familie ist ebenfalls ein entscheidender Aspekt bei der Behandlung von MI. Die Pflegekräfte sollten klare und beruhigende Informationen über die laufenden Verfahren geben, Fragen beantworten und emotionale Unterstützung bieten. Ein Herzinfarkt ist eine äußerst belastende Erfahrung, und psychologische Unterstützung kann dazu beitragen, die Angst des Patienten und seiner Angehörigen zu verringern.

Die kardiale Rehabilitation beginnt häufig, sobald der Patient stabilisiert ist. Pflegekräfte sind an der Erstellung eines Pflegeplans beteiligt, der Empfehlungen für Änderungen des Lebensstils, den Umgang mit Medikamenten und die kontinuierliche Überwachung der Vitalzeichen enthält. Sie können auch bei der Koordinierung von Nachsorgeterminen helfen und Bildungsressourcen zur Vorbeugung künftiger Herzinfarkte bereitstellen.

Dokumentation und Nachsorge sind für eine kontinuierliche und kohärente Pflege von entscheidender Bedeutung. Pflegehilfskräfte sollten alle Maßnahmen und Beobachtungen in der Krankenakte des Patienten dokumentieren. So können sich andere Mitglieder des Gesundheitsteams einen vollständigen und aktuellen Überblick über den Zustand des Patienten und die geleistete Pflege verschaffen.

- Umgang mit Herzstillstand

Die Behandlung von Herzstillstand ist ein kritisches und hochdringliches Verfahren in der Notaufnahme, wo jede Sekunde zählt, um Leben zu retten. Pflegehelfer spielen in Zusammenarbeit mit dem gesamten medizinischen Team eine lebenswichtige Rolle bei der schnellen Identifizierung, der sofortigen Behandlung und der Nachsorge von Patienten mit Herzstillstand. Eine schnelle und koordinierte Reaktion ist entscheidend, um die Überlebenschancen zu maximieren und die Hirnschäden zu minimieren.

Das Erkennen eines Herzstillstands ist der erste entscheidende Schritt. Pflegekräfte müssen in der Lage sein, die Anzeichen eines Herzstillstands wie plötzliche Bewusstlosigkeit, kein tastbarer Puls, Atemstillstand oder Schnappatmung schnell zu erkennen. Durch ständige Überwachung und erhöhte Wachsamkeit können diese Anzeichen frühzeitig erkannt werden und eine sofortige Reaktion auslösen.

Der Hilferuf und die Aktivierung des Notfallcodes sind Sofortmaßnahmen. Sobald der Verdacht auf einen Herzstillstand besteht, müssen die Helfer mithilfe der krankenhauseigenen Notrufsysteme, wie der Ruftaste oder dem dedizierten Telefon, Hilfe herbeirufen. Die Aktivierung des Notfallcodes, der oft als "Code Blau" bezeichnet wird, mobilisiert schnell ein spezialisiertes Wiederbelebungsteam, das für den Umgang mit Herzstillstand ausgerüstet ist.

Die Herz-Lungen-Wiederbelebung (HLW) wird sofort eingeleitet. In HLW geschulte Helfer sollten so schnell wie möglich mit der Herzdruckmassage beginnen. Die Kompressionen sollten mit einer Tiefe von etwa 5 bis 6 cm und einer Frequenz von 100 bis 120 Kompressionen pro Minute durchgeführt werden. Die Beatmung, sofern sie durchgeführt wird, sollte nach jeder Serie von 30 Kompressionen mit zwei Atemzügen erfolgen. Die Qualität der Thoraxkompressionen ist entscheidend, um einen minimalen Blutfluss zum Gehirn und zu den lebenswichtigen Organen aufrechtzuerhalten.

Die Anwendung des automatischen externen Defibrillators (AED) ist ein entscheidender Schritt. Der AED sollte so schnell wie möglich angewendet werden, um den Herzrhythmus des Patienten zu analysieren und einen Elektroschock abzugeben, wenn Kammerflimmern oder eine pulslose ventrikuläre Tachykardie festgestellt wird. Die Helfer sollten den Sprachanweisungen des AED folgen, dafür sorgen, dass niemand den Patienten während der Analyse und der Schockabgabe berührt, und nach dem Schock sofort wieder mit der Herzdruckmassage beginnen.

Das Management der Atemwege ist ebenfalls eine Priorität. Falls verfügbar, kann ein manuelles Beatmungsgerät wie ein selbstfüllender Ballon mit Maske verwendet werden, um Sauerstoffinsufflationen zu liefern. In Fällen, in denen eine endotracheale Intubation erforderlich ist, unterstützen Pflegehilfskräfte die Ärzte oder Anästhesiepfleger, indem sie die Ausrüstung vorbereiten und den Patienten während des Verfahrens unterstützen.

Die Verabreichung von Medikamenten bei der fortgeschrittenen Reanimation erfolgt gemäß den festgelegten Protokollen. Die Betreuungsassistenten können in Zusammenarbeit mit dem Reanimationsteam Medikamente wie Adrenalin (zur Verbesserung der Herzkontraktilität), Amiodaron oder Lidocain (zur Behandlung von Arrhythmien) und Natriumbikarbonat (zur Korrektur der metabolischen Azidose) vorbereiten und verabreichen. Die genaue und schnelle Verabreichung dieser Medikamente ist für den Erfolg der Wiederbelebung entscheidend.

Die Nachsorge und Überwachung nach der Reanimation ist von entscheidender Bedeutung, sobald sich der Patient stabilisiert hat. Die Helfer müssen weiterhin die Vitalzeichen, den Herzrhythmus und die Sauerstoffsättigung genau überwachen. Sie müssen auch bereit sein, bei einem erneuten Herzstillstand oder anderen Komplikationen einzugreifen. Zur Betreuung nach der Reanimation gehört auch die Steuerung einer therapeutischen Hypothermie, falls angezeigt, um das Gehirn nach der Rückkehr des Spontankreislaufs (RCS) vor Schäden zu schützen.

Dokumentation und Kommunikation sind kritische Aspekte bei der Bewältigung von Herzstillständen. Die Helfer müssen alle Aspekte der Maßnahme sorgfältig dokumentieren, einschließlich der Zeiten für Beginn und Ende der Thoraxkompressionen, der verabreichten Medikamentendosen, der abgegebenen Schocks und der Reaktionen des Patienten. Eine klare und prägnante Kommunikation mit den anderen Mitgliedern des medizinischen Teams ist für eine einheitliche und wirksame Behandlung unerlässlich.

Die emotionale Unterstützung der Familien ist ebenfalls ein wichtiger Teil der Bewältigung eines Herzstillstands. Pflegekräfte sollten den Angehörigen des Patienten einfühlsame Unterstützung und Informationen anbieten und sie über die Situation und die Bemühungen, das Leben des Patienten zu retten, auf dem Laufenden halten. Unter bestimmten Umständen kann auch die Anwesenheit eines Familienmitglieds erlaubt sein, damit sie in diesen kritischen Momenten in der Nähe ihres geliebten Menschen bleiben können.

Fortlaufende Schulungen und Simulationen sind entscheidend, um ein hohes Maß an Kompetenz im Umgang mit Herzstillstand aufrechtzuerhalten. Pflegehelfer sollten regelmäßig an Fortbildungsveranstaltungen und Reanimationssimulationen teilnehmen, um ihre Kompetenzen und ihre Fähigkeit, in Notfallsituationen effektiv zu reagieren, zu stärken.

- **Notfälle der Atemwege**
    - Atemunterstützung und Sauerstofftherapie

Atemunterstützung und Sauerstofftherapie sind lebensrettende Maßnahmen in Notfällen, die darauf abzielen, eine angemessene Sauerstoffversorgung des Gewebes zu gewährleisten und die Atmung von Patienten mit Atemnot zu unterstützen. Pflegekräfte spielen eine entscheidende Rolle bei der Verwaltung und Steuerung dieser Maßnahmen und stellen sicher, dass die Patienten die Unterstützung erhalten, die sie zur Stabilisierung ihres Zustands benötigen.

Die erste Einschätzung der Atemnot ist der erste Schritt bei der Einleitung der Atemunterstützung. Pflegekräfte sollten in der Lage sein, die Anzeichen von Atemnot zu erkennen, wie Kurzatmigkeit, Zyanose (bläuliche Verfärbung von Haut und Schleimhäuten), Tachypnoe (schnelle Atmung), Einsatz der Hilfsmuskeln zum Atmen und Unruhe. Eine schnelle Beurteilung der Vitalzeichen, einschließlich der Atemfrequenz, der Sauerstoffsättigung und der arteriellen Blutgase, falls vorhanden, hilft, das Ausmaß der erforderlichen Unterstützung zu bestimmen.

Die Verabreichung von Sauerstoff ist oft die erste Behandlungslinie für Patienten mit Atemnot. Sauerstoff kann über verschiedene Geräte verabreicht werden, je nach den Bedürfnissen des Patienten :

1. **Nasenbrillen** werden bei Patienten verwendet, **die** eine niedrige Sauerstoffkonzentration benötigen (1 bis 6 Liter pro Minute). Sie sind bequem und ermöglichen es dem Patienten, zu sprechen und zu essen, sind aber nicht für Patienten mit höherem Sauerstoffbedarf geeignet.

2. **Die einfache Maske** bietet eine höhere Sauerstoffkonzentration (5 bis 10 Liter pro Minute) und wird für Patienten verwendet, **die** eine mäßige Unterstützung benötigen. Sie bedeckt die Nase und den Mund und liefert einen konstanteren Sauerstofffluss.

3. **Die Reservoirmaske (nicht rückatmende Maske)** ermöglicht die Abgabe von Sauerstoff in sehr hohen Konzentrationen (10 bis 15 Liter pro Minute). Sie ist mit einem Reservoirbeutel ausgestattet, der das Einatmen der Umgebungsluft verhindert und so sicherstellt, dass der Patient die maximale Sauerstoffkonzentration erhält.

Die kontinuierliche Überwachung von Patienten, die eine Sauerstofftherapie erhalten, ist von entscheidender Bedeutung, um die Wirksamkeit der Behandlung zu beurteilen und die Sauerstoffflussraten bedarfsgerecht anzupassen. Pflegende sollten die Sauerstoffsättigung mit einem Pulsoximeter überwachen und auf Anzeichen einer anhaltenden Hypoxämie oder Hyperoxie achten. Die regelmäßige Dokumentation der Sättigungswerte und der vorgenommenen Anpassungen ist entscheidend für eine einheitliche Pflege.

Die nicht-invasive Atemunterstützung (NIBA) ist eine fortschrittliche Methode zur Unterstützung der Atmung ohne Intubation. Sie umfasst die Verwendung von Geräten wie der kontinuierlichen positiven Druckbeatmung (CPAP) und der nicht-invasiven positiven Druckbeatmung (NIPPV). Diese Geräte helfen dabei, die Atemwege offen zu halten und die

Sauerstoffversorgung und Beatmung zu verbessern, indem sie einen konstanten oder intermittierenden Luftdruck liefern.

- **CPAP** wird häufig bei Patienten mit kongestiver Herzinsuffizienz oder obstruktiver Schlafapnoe angewendet. Sie hilft dabei, die Lungenbläschen offen zu halten und so den Gasaustausch zu verbessern.

- **NIPPV**, wie die zweistufige Überdruckbeatmung (BiPAP), wird bei Patienten mit akuter Ateminsuffizienz eingesetzt, z. B. bei exazerbierter COPD oder akutem Atemnotsyndrom (ARDS). Sie liefert während der Inspiration einen positiven Druck und während der Exspiration einen geringeren Druck, wodurch die Atmung erleichtert und die Atemarbeit verringert wird.

Eine endotracheale Intubation und mechanische Beatmung ist bei Patienten mit schwerer Ateminsuffizienz erforderlich, die nicht mit nichtinvasiven Methoden stabilisiert werden können. Bei der Intubation wird ein Schlauch in die Luftröhre eingeführt, um die Atemwege offen zu halten und eine kontrollierte mechanische Beatmung zu ermöglichen. Pflegehilfskräfte unterstützen Ärzte und Anästhesisten, indem sie die erforderlichen Materialien vorbereiten, die Präoxygenierung des Patienten sicherstellen und die Vitalzeichen während des Eingriffs überwachen.

Der Umgang mit Sekreten ist ein wichtiger Aspekt der Atemunterstützung. Patienten, die mechanisch oder nicht-invasiv beatmet werden, müssen unter Umständen regelmäßig abgesaugt werden, um die Atemwege frei zu halten. Pflegekräfte sollten in der Anwendung von Absaugtechniken geschult werden. Dabei ist darauf zu achten, dass die Verfahren aseptisch durchgeführt werden, um nosokomialen Infektionen vorzubeugen.

Die emotionale Unterstützung und Aufklärung der Patienten und ihrer Familien ist ebenfalls von entscheidender Bedeutung. Die Pflegekräfte sollten die Verfahren und die verwendeten

Geräte erklären, die Patienten über ihren Zustand beruhigen und ihre Fragen beantworten. Psychologische Unterstützung kann dazu beitragen, Ängste zu reduzieren und die Kooperation der Patienten bei der Behandlung zu verbessern.

Die Koordination mit dem medizinischen Team ist für eine optimale Pflege von entscheidender Bedeutung. Pflegehilfskräfte müssen regelmäßig mit Ärzten und Krankenschwestern kommunizieren, Veränderungen im Zustand des Patienten melden und an Entscheidungen über die Anpassung von Behandlungen beteiligt sein. Eine enge Zusammenarbeit gewährleistet, dass die Interventionen kohärent und auf die spezifischen Bedürfnisse jedes einzelnen Patienten zugeschnitten sind.

- Behandlung von schwerem akutem Asthma und dekompensierter COPD

Die Behandlung von schwerem akutem Asthma und dekompensierter COPD (chronisch obstruktive Lungenerkrankung) in der Notaufnahme ist eine komplexe und dringende Aufgabe. Diese beiden Atemwegserkrankungen erfordern ein schnelles und koordiniertes Eingreifen, um den Patienten zu stabilisieren, die Atemnot zu lindern und schwere Komplikationen zu verhindern. Pflegekräfte spielen bei dieser Behandlung eine entscheidende Rolle, indem sie für eine schnelle Beurteilung, eine angemessene Verabreichung der Behandlung und eine sorgfältige Überwachung der Entwicklung des Patienten sorgen.

Die **Ersteinschätzung** ist der erste kritische Schritt bei Patienten mit Atemnot aufgrund von schwerem akutem Asthma oder dekompensierter COPD. Die Pflegekräfte sollten die Vitalzeichen schnell beurteilen, einschließlich Atemfrequenz, Sauerstoffsättigung, Herzfrequenz und Blutdruck. Sie sollten auch auf klinische Zeichen achten, wie Zyanose, Einsatz der Nebenmuskeln, Sibilanzen (Atemgeräusche) und die Fähigkeit des Patienten zu sprechen. Diese schnelle Beurteilung ermöglicht es, den Schweregrad der Situation zu bestimmen und die Sofortmaßnahmen zu lenken.

Die **Verabreichung von Sauerstoff** ist häufig die erste Behandlungslinie für Patienten mit Atemnot. Bei Asthmapatienten wird Sauerstoff verabreicht, um eine Sauerstoffsättigung von über 92 % aufrechtzuerhalten. Bei Patienten mit COPD wird Sauerstoff vorsichtig verabreicht, um eine Hyperoxie zu vermeiden, wobei die Sauerstoffsättigung in der Regel zwischen 88% und 92% gehalten wird. Die Pflegekräfte sollten die Sauerstoffsättigung kontinuierlich überwachen und den Fluss entsprechend anpassen, indem sie geeignete Vorrichtungen wie Nasenbrillen, Gesichtsmasken oder Reservoirmasken verwenden.

Bronchodilatierende Medikamente sind entscheidend für die Linderung der Bronchokonstriktion bei Asthmaanfällen und COPD-Exazerbationen. Pflegehelfer sollten kurzwirksame inhalative Beta-Agonisten (wie Salbutamol) per Vernebelung oder Dosierinhalator verabreichen, oft in Kombination mit Anticholinergika (wie Ipratropium). Die Vernebelung kann in häufigen Abständen, in der ersten Stunde alle 20 Minuten, unter sorgfältiger Überwachung zur Beurteilung der Wirksamkeit und möglicher Nebenwirkungen verabreicht werden.

Systemische Kortikosteroide werden verabreicht, um die Entzündung der Atemwege zu reduzieren. Bei schweren Asthmaanfällen müssen die Pflegekräfte intravenöse oder orale Kortikosteroide (wie Prednison oder Methylprednisolon) gemäß den festgelegten Protokollen vorbereiten und verabreichen. Patienten mit dekompensierter COPD können auch von systemischen Kortikosteroiden profitieren, um die bronchiale Entzündung zu kontrollieren und das Ansprechen auf Bronchodilatatoren zu verbessern.

Nicht-invasive Atemunterstützung (NIBA) kann bei Patienten erforderlich sein, deren Zustand sich durch Sauerstofftherapie und Bronchodilatatoren nicht verbessert. Die Pflegekräfte sollten Geräte zur kontinuierlichen Überdruckbeatmung (CPAP) oder zur nichtinvasiven zweistufigen Überdruckbeatmung (BiPAP) vorbereiten und anwenden, um die Atemwege offen zu halten und die Sauerstoffversorgung und Beatmung zu verbessern. Die sorgfältige Überwachung der Wirksamkeit der NISA und der Anzeichen von Atemmüdigkeit ist von entscheidender Bedeutung.

Die **Hydratation und das Elektrolytgleichgewicht** müssen aufrechterhalten werden, um eine Dehydratation zu vermeiden, die die respiratorischen Symptome verschlimmern kann. Die Pflegekräfte sollten die Flüssigkeitszufuhr des Patienten überwachen und bei Bedarf intravenöse Flüssigkeiten verabreichen. Dabei sollten sie auch die Elektrolytwerte überwachen, um Ungleichgewichte zu vermeiden, die die Atemfunktion beeinträchtigen könnten.

Eine **Antibiotikatherapie** kann bei Patienten mit dekompensierter COPD angezeigt sein, wenn der Verdacht auf eine bakterielle Infektion besteht, die häufig durch vermehrten eitrigen Auswurf angezeigt wird. Die Betreuer sollten die Antibiotika wie vorgeschrieben zubereiten und verabreichen und dabei auf Anzeichen für ein Ansprechen auf die Behandlung und mögliche Nebenwirkungen achten.

Nachsorge und kontinuierliche Überwachung sind während des gesamten Pflegeprozesses von entscheidender Bedeutung. Die Pflegekräfte müssen die Vitalzeichen, den Atemzustand und die Wirksamkeit der Behandlung kontinuierlich überwachen. Sie sollten auch auf Anzeichen einer Verschlechterung achten, wie z. B. zunehmende Atemnot, eine Abnahme der Sauerstoffsättigung trotz Sauerstofftherapie oder eine erhöhte Atemmüdigkeit, und das Pflegepersonal und die Ärzte sofort über jede Veränderung informieren.

Patientenaufklärung und emotionale Unterstützung sind ebenfalls wichtig. Pflegekräfte sollten dem Patienten die Behandlungen und Verfahren auf klare und beruhigende Weise erklären, Fragen beantworten und emotionale Unterstützung bieten, um die mit der Atemnot verbundenen Ängste verringern zu helfen. Die Bereitstellung von Informationen über die langfristige Behandlung von Asthma oder COPD, einschließlich der richtigen Anwendung von Inhalatoren und Medikamenten, kann ebenfalls von Vorteil sein, um künftigen Exazerbationen vorzubeugen.

- **Neurologische Notfälle**
  - Umgang mit Schlaganfällen

Die Behandlung von Schlaganfällen in der Notaufnahme ist eine komplexe und hochdringliche Aufgabe. Jede Minute zählt, denn die schnelle Behandlung eines Schlaganfalls kann die Hirnschäden verringern und die Erholungschancen des Patienten erheblich verbessern. Pflegekräfte spielen bei dieser Behandlung eine entscheidende Rolle. Sie sorgen für eine schnelle Beurteilung, koordinieren die medizinischen Maßnahmen und bieten während des gesamten Prozesses kontinuierliche Unterstützung.

Identifizierung und schnelle Erkennung der Symptome sind von entscheidender Bedeutung. Pflegekräfte müssen in der Lage sein, die klassischen Anzeichen eines Schlaganfalls zu erkennen, z. B. das Einsinken einer Gesichtshälfte, plötzliche Schwäche in einem Arm oder Bein, Sprachstörungen, Sehverlust, Schwindel oder plötzliche Verwirrtheit. Die Verwendung des Akronyms FAST (Face, Arm, Speech, Time) kann dabei helfen, sich diese Symptome einzuprägen :

- **Face** (Gesicht): Ist eine Seite des Gesichts eingesunken?
- **Arm** (Arm): Kann der Patient beide Arme heben?
- **Speech** (Sprache): Hat der Patient Schwierigkeiten zu sprechen oder zu verstehen?
- **Time** (Zeit): Zeit ist entscheidend; sofort Hilfe rufen.

Die **sofortige Aktivierung des Notrufcodes** ist erforderlich, sobald Anzeichen für einen Schlaganfall vermutet werden. Die Pflegekräfte sollten sofort das medizinische Notfallteam alarmieren und dabei die verfügbaren Notrufsysteme nutzen. Die Schnelligkeit dieser Maßnahme ist entscheidend, um sicherzustellen, dass der Patient eine schnelle Beurteilung und Behandlung erhält.

Ersteinschätzung und Betreuung beinhalten die Messung der Vitalzeichen, die Beurteilung des neurologischen Zustands und die Dokumentation der Symptome. Die Pflegekräfte sollten den Blutdruck, den Puls, die Atemfrequenz und die Sauerstoffsättigung überprüfen. Außerdem sollten sie neurologische Bewertungsskalen wie die Cincinnati-Skala oder die Los-Angeles-Skala verwenden, um das Ausmaß der neurologischen Defizite zu beurteilen.

Der **schnelle Zugang zu bildgebenden** Verfahren **im Gehirn** ist entscheidend für die Unterscheidung der Schlaganfallarten. Die Pflegekräfte müssen dafür sorgen, dass der Patient schnell in die Bildgebungsabteilung gebracht wird, um einen Computertomographen (CT) oder eine Magnetresonanztomographie (MRT) durchführen zu lassen. Mit diesen Untersuchungen kann festgestellt werden, ob der Schlaganfall ischämisch (durch ein Blutgerinnsel verursacht) oder hämorrhagisch (durch ein geplatztes Blutgefäß verursacht) ist, was die Behandlungsmöglichkeiten leitet.

Die **Verabreichung spezifischer Behandlungen** hängt von der Art des Schlaganfalls ab. Bei ischämischen Schlaganfällen ist die schnelle Verabreichung von Thrombolytika (Medikamente, die Blutgerinnsel auflösen) von entscheidender Bedeutung. Die Pflegekräfte müssen diese Medikamente unter der Aufsicht der Ärzte vorbereiten und verabreichen und sich dabei an strenge Protokolle halten, um das Risiko von Komplikationen zu minimieren. Bei hämorrhagischen Schlaganfällen umfasst das Management die Kontrolle des Blutdrucks, die Verringerung des Hirnödems und die mögliche Vorbereitung auf einen chirurgischen Eingriff.

Nach der Erstbehandlung sind **intensive Überwachung und Nachsorge** erforderlich. Die Pflegekräfte sollten die Vitalzeichen, den neurologischen Zustand und die Reaktionen auf die

Behandlung kontinuierlich überwachen. Jede Verschlechterung des Zustands des Patienten muss dem medizinischen Team sofort mitgeteilt werden. Die Intensivpflege kann das Management der Atemwege, die Aufrechterhaltung der intravenösen Infusion und die Überwachung auf Anzeichen eines erhöhten Hirndrucks umfassen.

Die **Vermeidung von Komplikationen** ist ein wichtiger Teil der Pflege nach einem Schlaganfall. Pflegende sollten bei der regelmäßigen Neupositionierung des Patienten helfen, um Druckgeschwüren vorzubeugen, auf Anzeichen von Infektionen, insbesondere der Lunge und der Harnwege, achten und Übungen zur frühen Mobilisierung fördern, um das Risiko venöser Thromboembolien zu verringern. Auch die Flüssigkeitszufuhr und die Ernährung sollten sorgfältig überwacht werden.

Emotionale Unterstützung und Information sind für den Patienten und seine Familie von entscheidender Bedeutung. Pflegende sollten klare Informationen über den Zustand des Patienten, die verabreichten Behandlungen und die nächsten Schritte geben. Emotionale Unterstützung anzubieten, sich Sorgen anzuhören und Fragen zu beantworten, kann helfen, Ängste abzubauen und die Kooperation des Patienten und seiner Angehörigen zu stärken.

Die Koordination der Rehabilitation beginnt, sobald der Patient stabilisiert ist. Die Pflegekräfte sollten mit Physio- und Ergotherapeuten sowie Logopäden zusammenarbeiten, um einen individuellen Rehabilitationsplan zu erstellen. Die Ermutigung des Patienten, sich aktiv an der Rehabilitation zu beteiligen und die vorgeschriebenen Übungen zu befolgen, ist entscheidend für die Verbesserung der langfristigen Ergebnisse.

Dokumentation und Kommunikation sind Schlüsselaspekte bei der Behandlung von Schlaganfällen. Pflegende sollten alle Interventionen, klinischen Beobachtungen und Reaktionen auf Behandlungen in der Krankenakte des Patienten genau dokumentieren. Eine kontinuierliche Kommunikation mit dem medizinischen Team gewährleistet eine kohärente und koordinierte Behandlung und verbessert so die Ergebnisse für den Patienten.

◦ Behandlung von Krampfanfällen

Die Behandlung von Krampfanfällen in der Notaufnahme ist ein heikles und dringendes Verfahren. Krampfanfälle, ob aufgrund von Epilepsie oder anderen Ursachen, erfordern ein schnelles und koordiniertes Eingreifen, um die Sicherheit des Patienten zu gewährleisten und das Risiko von Komplikationen zu minimieren. Pflegekräfte spielen bei der Bewältigung von Krampfanfällen eine entscheidende Rolle, indem sie Soforthilfe leisten, eine kontinuierliche Überwachung gewährleisten und bei der Durchführung geeigneter Behandlungsmaßnahmen helfen.

Das **schnelle Erkennen der Anzeichen eines Krampfanfalls** ist der erste kritische Schritt. Pflegekräfte müssen in der Lage sein, die Anzeichen eines Krampfanfalls zu erkennen. Dazu gehören unkontrollierte Muskelbewegungen, rhythmische Zuckungen der Gliedmaßen, Bewusstlosigkeit, übermäßiger Speichelfluss, Zungenbeißen und Atembeschwerden. Durch sorgfältige Beobachtung und schnelle Beurteilung kann das Vorliegen eines Krampfanfalls bestätigt und die notwendigen Sicherheitsmaßnahmen eingeleitet werden.

Die Gewährleistung der Sicherheit des Patienten während des Anfalls ist von größter Bedeutung. Die Pflegekräfte sollten den Patienten vor möglichen Verletzungen schützen, indem sie die unmittelbare Umgebung von gefährlichen Gegenständen befreien und Kissen oder Decken unter den Kopf des Patienten legen. Es ist wichtig, die Bewegungen des Patienten nicht einzuschränken oder zu versuchen, einen Gegenstand in seinen Mund einzuführen, da dies zu weiteren Verletzungen führen könnte. Die Helfer sollten ruhig bleiben und die Dauer und die Merkmale des Anfalls genau beobachten.

Das **Offenhalten der Atemwege** ist von entscheidender Bedeutung. Die Pflegekräfte sollten dafür sorgen, dass der Patient frei atmen kann, indem sie ihn möglichst in die sichere Seitenlage bringen. Diese Position hilft, eine Verstopfung der Atemwege durch Speichel oder Sekrete zu verhindern, und verringert das Risiko einer Aspiration. Wenn der Patient Anzeichen von Atemnot wie Zyanose oder Atembeschwerden aufweist, ist ein sofortiges Eingreifen erforderlich, um die Sauerstoffzufuhr aufrechtzuerhalten.

Die **kontinuierliche Überwachung während und nach einem Anfall** ist entscheidend, um den Zustand des Patienten zu beurteilen und Komplikationen zu erkennen. Die Helfer sollten die Vitalzeichen überwachen, u. a. die Atemfrequenz, die Sauerstoffsättigung, den Puls und den Blutdruck. Sie sollten auch auf die Dauer des Anfalls achten, denn lang anhaltende Krämpfe (länger als fünf Minuten) oder wiederholte Anfälle, zwischen denen das Bewusstsein nicht wiedererlangt wird, können auf einen Status epilepticus hindeuten, der eine dringende medizinische Intervention erfordert.

Die **Verabreichung von antikonvulsiven Medikamenten** ist oft notwendig, um lang anhaltende Anfälle zu stoppen. Die Betreuungsassistenten müssen die verschriebenen Medikamente wie Diazepam, Lorazepam oder Midazolam nach festgelegten Protokollen vorbereiten und verabreichen. Diese Medikamente können je nach klinischer Situation und verfügbarem Zugang intravenös, intramuskulär oder rektal verabreicht werden. Eine sorgfältige Überwachung der potenziellen Nebenwirkungen und der Reaktion des Patienten ist unerlässlich.

Die Beurteilung der zugrunde liegenden Ursachen des Krampfanfalls ist ein entscheidender Schritt nach der anfänglichen Stabilisierung. Die Pflegekräfte sollten dabei helfen, Informationen über die Krankengeschichte des Patienten zu sammeln, einschließlich etwaiger früherer Epilepsiediagnosen, aktueller Medikamente und möglicher präzipitierender Ereignisse wie Fieber, Infektionen, Schädel-Hirn-Traumata oder

Substanzmissbrauch. Diese Einschätzung hilft, weitere Untersuchungen und spezifische Behandlungen auszurichten.

Die Koordination der kontinuierlichen Pflege nach dem Anfall ist entscheidend, um eine umfassende Betreuung des Patienten zu gewährleisten. Die Pflegekräfte müssen den Patienten auf weitere Untersuchungen vorbereiten, wie Bluttests, bildgebende Verfahren des Gehirns (CT-Scan oder MRT) und Elektroenzephalogramm (EEG), die dabei helfen können, die zugrunde liegenden Ursachen der Anfälle zu erkennen. Außerdem sollten sie für eine effektive Kommunikation mit Ärzten und Krankenschwestern sorgen, um die Maßnahmen und die Nachsorge zu koordinieren.

Emotionale Unterstützung und Informationen für den Patienten und seine Familie sind wichtige Aspekte bei der Behandlung von Krampfanfällen. Pflegekräfte sollten Verfahren und Behandlungen in klaren und beruhigenden Worten erklären, Fragen beantworten und emotionale Unterstützung bieten, um zu helfen, Ängste abzubauen. Den Patienten und seine Familie über den Umgang mit Anfällen und Präventionsmaßnahmen zu informieren, kann ebenfalls von Vorteil sein, um künftige Vorfälle zu verhindern.

Genaue Dokumentation und Kommunikation sind für eine kohärente und kontinuierliche Pflege von entscheidender Bedeutung. Die Pflegekräfte sollten alle Beobachtungen, Interventionen und Antworten des Patienten in der Krankenakte dokumentieren. Eine klare und prägnante Kommunikation mit dem medizinischen Team stellt sicher, dass alle relevanten Informationen weitergegeben werden, was eine koordinierte und effektive Pflege ermöglicht.

- **Traumata**
  - Umgang mit Polytrauma

Die Behandlung von Polytraumata in der Notaufnahme ist eine komplexe und anspruchsvolle Aufgabe, die eine schnelle, koordinierte und effektive Reaktion erfordert. Polytraumata beinhalten schwere Verletzungen, die mehrere Körpersysteme betreffen, und sind häufig die Folge von Gewalteinwirkungen wie Verkehrsunfällen, Stürzen aus großer Höhe oder tätlichen Angriffen. Pflegekräfte spielen bei der Erstversorgung dieser Patienten eine entscheidende Rolle, indem sie für eine schnelle Beurteilung sorgen, die Vitalfunktionen stabilisieren und die notwendigen medizinischen Maßnahmen erleichtern.

Die Ersteinschätzung und Triage sind die ersten kritischen Schritte. Bei der Ankunft des Patienten müssen die Pflegekräfte eine schnelle Bewertung vornehmen, um den Schweregrad der Verletzungen zu bestimmen und die Maßnahmen zu priorisieren. Die Verwendung des ABCDE-Systems (Airway, Breathing, Circulation, Disability, Exposure) hilft, die Beurteilung zu strukturieren:

1. **Airway (Atemwege)** : Überprüfen, ob die Atemwege frei sind, und sicherstellen, dass sie frei bleiben. Pflegende sollten die Atemwege beurteilen und sichern, indem sie Techniken wie die Methode des nach vorne gezogenen Kiefers (jaw thrust) anwenden oder Hilfsgeräte wie Oropharynxkanülen einführen.

2. **Breathing (Atmung)** : Die Qualität der Atmung beurteilen und Sauerstoff verabreichen. Die Pflegekräfte sollten die Brustkorbbewegungen beobachten, auf Atemgeräusche hören und die Sauerstoffsättigung überprüfen. Bei Atemnot können Maßnahmen wie künstliche Beatmung oder Intubation erforderlich sein.

3. **Kreislauf**: Kontrollieren Sie die Vitalzeichen, beurteilen Sie die Infusion und erkennen Sie Blutungen. Die Pflegekräfte sollten die Herzfrequenz und den Blutdruck überwachen und auf Anzeichen eines Schocks achten (Blässe, Schweißausbrüche, Verwirrtheit). Äußere Blutungen sollten mit Druckverbänden und ggf. Tourniquets kontrolliert werden, und es sollten

intravenöse Flüssigkeiten zur Aufrechterhaltung der Infusion verabreicht werden.

4. **Disability (Neurologisches Defizit)** : Beurteilen Sie den neurologischen Zustand, indem Sie das Bewusstsein mithilfe der Glasgow-Skala (GCS) messen. Die Pflegekräfte sollten die Pupillenreaktion überprüfen und nach Anzeichen einer neurologischen Verletzung wie Gesichtsasymmetrie oder Gefühlsverlust Ausschau halten. Ein niedriger GCS-Wert kann auf ein schweres Schädel-Hirn-Trauma hinweisen, das dringend behandelt werden muss.

5. **Exposure (Exposition)**: Exponieren Sie den Patienten zur vollständigen Beurteilung der Verletzungen und verhindern Sie gleichzeitig eine Unterkühlung. Die Helfer sollten die Kleidung des Patienten entfernen, um nach versteckten Verletzungen zu suchen, und dabei Heizdecken verwenden, um die Körpertemperatur aufrechtzuerhalten.

Die Stabilisierung der Vitalfunktionen ist eine unmittelbare Priorität. Pflegehilfskräfte müssen eng mit Ärzten und Krankenschwestern zusammenarbeiten, um den Patienten zu stabilisieren. Dazu gehört die Verabreichung intravenöser Flüssigkeiten zur Behandlung eines hypovolämischen Schocks, die Einleitung einer mechanischen Beatmung, falls erforderlich, und die Vorbereitung auf dringende chirurgische Eingriffe bei lebensbedrohlichen Verletzungen wie inneren Blutungen.

Schnelle diagnostische Bildgebung ist häufig erforderlich, um das Ausmaß der inneren Verletzungen zu beurteilen. Die Pflegekräfte müssen den Patienten für Röntgenaufnahmen, Computertomographien (CT-Scans) oder FAST-Ultraschall (Focused Assessment with Sonography for Trauma) vorbereiten, um Frakturen, innere Blutungen und Organverletzungen zu erkennen. Eine effektive Koordination mit der

Radiologieabteilung ist für schnelle und genaue Ergebnisse von entscheidender Bedeutung.

Der **Umgang mit Frakturen und orthopädischen Verletzungen** ist eine weitere Schlüsselkomponente. Die Pflegekräfte müssen Frakturen mithilfe von Schienen oder Zugvorrichtungen ruhigstellen und Verbände für offene Wunden anlegen. Das Reduzieren von Luxationen und das Ausrichten von Frakturen kann eine Sedierung und sofortige medizinische Intervention erfordern.

Die **Kontrolle von Schmerzen und Sedierung** ist entscheidend für das Wohlbefinden des Patienten und die Erleichterung medizinischer Maßnahmen. Pflegehilfskräfte müssen Schmerzmittel gemäß den Protokollen verabreichen, auf Nebenwirkungen achten und die Dosis an die Bedürfnisse des Patienten anpassen. Eine Sedierung kann bei invasiven Eingriffen oder bei unruhigen Patienten erforderlich sein, um abrupte Bewegungen zu verhindern, die Verletzungen verschlimmern könnten.

Die **Vermeidung von Komplikationen** ist während der gesamten Pflege von entscheidender Bedeutung. Pflegende sollten auf Anzeichen einer Infektion achten, vor allem bei offenen Wunden und freiliegenden Frakturen, und prophylaktisch Antibiotika verabreichen, wenn dies vorgeschrieben ist. Wichtig sind auch die Vermeidung von Druckgeschwüren durch regelmäßige Neupositionierung des Patienten, das Management der Harnwege zur Vermeidung von Infektionen und die Überwachung von Anzeichen einer tiefen Venenthrombose (DVT).

Emotionale Unterstützung und Kommunikation mit dem Patienten und seiner Familie sind kritische Aspekte bei der Behandlung von Polytrauma. Pflegekräfte sollten klare und beruhigende Informationen vermitteln, Fragen beantworten und psychologische Unterstützung anbieten, um zur Verringerung von Angstzuständen beizutragen. Die Familie über den Zustand des

Patienten und die nächsten Schritte zu informieren, ist entscheidend, um Transparenz und Vertrauen zu erhalten.

Die **Koordination der interdisziplinären Pflege** ist notwendig, um eine umfassende und kontinuierliche Betreuung zu gewährleisten. Pflegehilfskräfte müssen eng mit Chirurgen, Anästhesisten, Intensivmedizinern und Rehabilitationskräften zusammenarbeiten, um einen Pflegeplan zu entwickeln und umzusetzen, der auf die spezifischen Bedürfnisse des Patienten zugeschnitten ist. Eine reibungslose Kommunikation zwischen allen Teammitgliedern ist für eine einheitliche und wirksame Behandlung von Polytraumata von entscheidender Bedeutung.

○ Versorgung von Knochenbrüchen und Wunden

Die Versorgung von Knochenbrüchen und Wunden in der Notaufnahme ist ein wesentlicher Bestandteil der Versorgung von Traumapatienten. Pflegekräfte spielen eine entscheidende Rolle bei der Erstbeurteilung, Behandlung und Nachsorge von Frakturen und Wunden und stellen so sicher, dass die Patienten die richtige Pflege erhalten, um eine schnelle Heilung zu fördern und Komplikationen zu verhindern.

Die Ersteinschätzung ist der erste kritische Schritt. Pflegende sollten das Ausmaß der Verletzungen schnell einschätzen, indem sie auf Anzeichen von Deformierung, Schwellung, Schmerzen und Blutungen achten. Besondere Aufmerksamkeit sollte dem neurovaskulären Zustand der betroffenen Gliedmaßen gewidmet werden, indem Sensibilität, Motorik und die distale Blutversorgung überprüft werden. Es ist entscheidend, diese Beobachtungen zu dokumentieren, um das medizinische Team zu informieren und weitere Maßnahmen zu steuern.

Die Ruhigstellung von Knochenbrüchen ist eine unmittelbare Priorität, um weitere Schäden an Weichgewebe, Nerven und Blutgefäßen zu verhindern. Die Pflegekräfte sollten Schienen, Schlingen oder Zugvorrichtungen verwenden, um die Frakturen zu stabilisieren. Sie sollten dafür sorgen, dass die Ruhigstellung bequem und wirksam ist und die anatomische Ausrichtung so weit wie möglich beibehalten wird. Bei offenen Frakturen sollten sie die Wunde mit sterilen Verbänden abdecken, bevor sie eine Ruhigstellung anwenden, um das Infektionsrisiko zu verringern.

Die **Schmerzbehandlung** ist für das Wohlbefinden des Patienten von entscheidender Bedeutung. Pflegende sollten Schmerzmittel nach festgelegten Protokollen verabreichen und dabei auf Nebenwirkungen und die Wirksamkeit der Behandlung achten. Die Schmerzen können je nach Schmerzintensität und Allgemeinzustand des Patienten mit oral, intravenös oder intramuskulär verabreichten Medikamenten gelindert werden. Auch die Anwendung von Eis kann helfen, die anfängliche Schwellung und die Schmerzen zu verringern.

Die **Versorgung von Wunden** beinhaltet eine gründliche Desinfektion und die Vermeidung von Infektionen. Die Pflegekräfte sollten die Wunden mit einer sterilen Kochsalzlösung oder einem Antiseptikum reinigen und dabei vorsichtig alle sichtbaren Rückstände entfernen. Die Wunden sollten auf tiefe Verunreinigungen oder Fremdkörper untersucht werden, die manchmal einen chirurgischen Eingriff zum Debridement erfordern. Nach der Reinigung sollten die Wunden mit geeigneten sterilen Verbänden abgedeckt werden, um vor Infektionen zu schützen und die Wundheilung zu fördern.

Bei größeren Wunden sind oft **Nähte und Verbände** erforderlich. Pflegehilfskräfte müssen das Nahtmaterial vorbereiten und den Arzt oder die Krankenschwester beim Schließen der Wunden unterstützen. Dies kann die Vorbereitung steriler Tücher, die Handhabung von Instrumenten und das Anlegen von Verbänden nach dem Nähen umfassen. Bei kleineren Wunden können sie darin geschult werden, einfache Nähte oder Klebestreifen anzubringen, um die Wundränder zusammenzuziehen.

Kontinuierliche Überwachung ist wichtig, um Anzeichen von Komplikationen zu erkennen. Die Pflegekräfte sollten auf Anzeichen einer Infektion achten, wie Rötung, Hitze, Schwellung und eitrigen Ausfluss, sowie auf Anzeichen einer schlechten Blutversorgung oder Nervenkompression, wie Blässe, Taubheit oder verstärkte Schmerzen. Jede Anomalie sollte sofort dem medizinischen Team gemeldet werden, damit es eine weitere Beurteilung vornehmen und schnell eingreifen kann.

Neubewertung und Nachsorge von Knochenbrüchen und Wunden sind notwendig, um sicherzustellen, dass die Heilung wie geplant voranschreitet. Pflegehilfskräfte sollten Nachsorgetermine planen und ermöglichen, bei denen Röntgenaufnahmen gemacht werden können, um die Ausrichtung der Knochen und die Bildung von Knochenschwielen zu überprüfen. Sie sollten die Patienten auch darüber aufklären, auf welche Anzeichen von Komplikationen sie achten sollten und wie wichtig es ist, die Anweisungen für die Rehabilitation und die häusliche Pflege zu befolgen.

Die **Patientenaufklärung** ist eine Schlüsselkomponente der Pflege. Pflegekräfte sollten klare Anweisungen zur Pflege von Wunden und Brüchen zu Hause geben, u. a. wie man Verbände wechselt, auf welche Infektionsanzeichen man achten sollte und wie wichtig es ist, den betroffenen Bereich sauber und geschützt zu halten. Sie sollten die Patienten auch über Rehabilitationsübungen und Bewegungseinschränkungen informieren, um eine optimale Heilung zu fördern.

Bei komplexen Frakturen und schweren Wunden ist häufig **eine Koordination der multidisziplinären Pflege** erforderlich. Pflegehilfskräfte müssen mit orthopädischen Chirurgen, Wundversorgungsspezialisten, Physio- und Ergotherapeuten zusammenarbeiten, um einen umfassenden und individuellen Pflegeplan zu erstellen. Eine reibungslose Kommunikation zwischen allen Mitgliedern des Pflegeteams gewährleistet eine einheitliche und optimierte Pflege.

Kapitel 5

Kommunikation in der Notaufnahme

- **Kommunikation mit dem Patienten**
  ◦ Aktives Zuhören und Einfühlungsvermögen

Aktives Zuhören und Einfühlungsvermögen sind grundlegende Fähigkeiten für Pflegehilfskräfte, insbesondere in der Notaufnahme, wo sich die Patienten oft in hilflosen und verletzlichen Situationen befinden. Diese Fähigkeiten ermöglichen es, eine vertrauensvolle Beziehung zu den Patienten aufzubauen, ihre Bedürfnisse und Anliegen vollständig zu verstehen und eine angemessenere und menschlichere Pflege zu leisten.

Beim aktiven Zuhören geht es darum, den Äußerungen des Patienten volle Aufmerksamkeit zu schenken, aufrichtiges Interesse zu zeigen und angemessen zu reagieren. Dies beinhaltet mehrere Schlüsselelemente:

1. **Aufmerksame Präsenz**: Die Pflegekraft sollte vollständig präsent sein, ihre eigenen Sorgen beiseite schieben und sich auf den Patienten konzentrieren. Das bedeutet, Blickkontakt zu halten, sich leicht zum Patienten hin zu beugen und verbale und nonverbale Hinweise zu verwenden, um zu zeigen, dass er aufmerksam zuhört.

2. **Reflexion und Klärung**: Der Pflegehelfer sollte die Worte des Patienten umformulieren, um sicherzustellen, dass der Patient das Gesagte verstanden hat. Zum Beispiel: "Wenn ich Sie richtig verstehe, haben Sie seit heute Morgen einen stechenden Schmerz im unteren Rücken, ist das richtig?". Dies zeigt dem Patienten, dass ihm zugehört wird, und hilft, etwaige Missverständnisse zu klären.

3. **Offene Fragen** : Die Verwendung offener Fragen ermutigt den Patienten, mehr Informationen zu teilen. Anstatt geschlossene Fragen zu stellen, die kurze Antworten erfordern, kann die Pflegekraft fragen: "Können Sie mir mehr über Ihre Schmerzen erzählen?" oder "Was macht Ihnen im Moment am meisten Sorgen?".

4. **Aufmerksames Schweigen**: Manchmal ist Schweigen ein wichtiger Teil des aktiven Zuhörens. Wenn Sie dem Patienten erlauben, sich Zeit zum Nachdenken zu nehmen und seine Gedanken ohne Unterbrechung zu äußern, kann dies sehr therapeutisch und aufschlussreich sein.

Empathie ist die Fähigkeit, die Gefühle eines anderen Menschen zu verstehen und zu teilen. Es ist eine entscheidende Fähigkeit, die es Pflegekräften ermöglicht, sich in die Lage des Patienten zu versetzen und seine Erlebnisse und Gefühle zu verstehen. Empathie kann folgendermaßen gezeigt werden:

1. **Validierung von Emotionen**: Die Emotionen des Patienten zu erkennen und zu akzeptieren, ohne sie zu bewerten, ist von entscheidender Bedeutung. Sätze zu sagen wie "Ich sehe, dass Sie sehr besorgt sind, das ist in einer solchen Situation verständlich" hilft, die Gefühle des Patienten zu validieren und ihm zu zeigen, dass es normal ist, so zu empfinden wie er sich fühlt.

2. **Zuneigung und Unterstützung**: Verwenden Sie tröstende Worte und Gesten, um emotionale Unterstützung zu bieten. Beispielsweise kann eine leichte Berührung der Schulter oder ein mitfühlender Gesichtsausdruck viel Trost spenden. Zu sagen "Ich bin hier, um Ihnen zu helfen, zögern Sie nicht, mir zu sagen, was Sie brauchen" verstärkt diese Unterstützung.

3. **Vorschnelle Urteile und Ratschläge vermeiden**: Anstatt sofort zu urteilen oder Ratschläge zu erteilen, sollte die Pflegekraft zunächst die Situation des Patienten vollständig verstehen. Zuzuhören und Fragen zu stellen, bevor man antwortet, ermöglicht es, sachdienlichere und angemessenere Ratschläge zu erteilen.

4. **Teilen von persönlichen Momenten**: Manchmal kann das Teilen einer relevanten persönlichen Erfahrung (ohne die Aufmerksamkeit des Patienten abzulenken) helfen, eine

Verbindung herzustellen und zu zeigen, dass der Helfer wirklich versteht, wie sich der Patient fühlt.

Die Auswirkungen des aktiven Zuhörens und des Einfühlungsvermögens auf die Qualität der Pflege sind erheblich. Wenn sich Patienten angehört und verstanden fühlen, sinkt ihre Angst und ihr Vertrauen in ihre Betreuer steigt. Dies kann ihre Kooperation bei der Behandlung und ihre Einhaltung medizinischer Empfehlungen verbessern. Darüber hinaus verringert eine gute Kommunikation Missverständnisse und ermöglicht so eine präzisere und effizientere Behandlung.

Die Ausbildung und das Üben dieser Fähigkeiten sind für Pflegekräfte von entscheidender Bedeutung. Die Teilnahme an Kommunikationsworkshops, Rollenspielen und Sitzungen, in denen Erfahrungen reflektiert werden, kann helfen, diese Fähigkeiten zu entwickeln und zu verfeinern. Regelmäßiges Üben in einem unterstützenden Umfeld mit konstruktivem Feedback von Kollegen und Supervisoren stärkt diese Fähigkeiten und integriert sie in die tägliche Praxis.

- Anpassung an verschiedene Patientenprofile

Die Anpassung an unterschiedliche Patientenprofile ist eine entscheidende Fähigkeit von Pflegekräften, insbesondere in einem dynamischen und vielfältigen Umfeld wie der Notaufnahme. Jeder Patient bringt eine einzigartige Mischung aus Bedürfnissen, Erfahrungen, Kulturen und medizinischen Bedingungen mit. Um eine effektive und einfühlsame Pflege zu leisten, müssen Pflegehelfer in der Lage sein, diese Unterschiede zu erkennen und sich darauf einzustellen, indem sie einen auf jeden Einzelnen zugeschnittenen Ansatz verfolgen.

Das Verstehen der verschiedenen Patientenprofile beginnt mit einer sorgfältigen Beurteilung. Pflegekräfte sollten auf Anzeichen und Informationen achten, die auf besondere Bedürfnisse hinweisen können. Dazu gehören nicht nur medizinische Symptome, sondern auch Aspekte wie Alter, medizinische

Vorgeschichte, Sprachbarrieren, kulturelle Unterschiede und der psychosoziale Hintergrund des Patienten. Beispielsweise wird ein junger Erwachsener mit einer Sportverletzung einen anderen Ansatz benötigen als ein älterer Mensch mit Mobilitätsproblemen und chronischen medizinischen Zuständen.

Kinder und Jugendliche sind eine Patientengruppe, die eine besondere Herangehensweise erfordert. Die Betreuer sollten sanft und geduldig sein, eine altersgerechte Sprache verwenden und die Verfahren auf beruhigende Weise erläutern. Eltern oder Erziehungsberechtigte sollten so weit wie möglich einbezogen werden, um emotionale Unterstützung zu bieten und dabei zu helfen, die Ängste der jungen Patienten zu lindern. Die Verwendung von Ablenkungstechniken wie Spielzeug oder Spiele kann helfen, die Erfahrung für die Kinder weniger stressig zu machen.

Ältere Menschen haben oft einzigartige Herausforderungen, wie z. B. Mobilitätsprobleme, kognitive Beeinträchtigungen und komplexe medizinische Zustände. Pflegekräfte sollten einen respektvollen und aufmerksamen Ansatz verfolgen und sich die Zeit nehmen, klar und deutlich zu kommunizieren, wenn nötig auch wiederholt. Es ist entscheidend, sicherzustellen, dass die Patienten die medizinischen Informationen und Pflegeanweisungen verstehen. Pflegekräfte sollten auch auf Anzeichen von Unterernährung, Dehydrierung und Depressionen achten, die bei älteren Menschen häufig auftreten.

Patienten mit besonderen Bedürfnissen oder Behinderungen benötigen ebenfalls besondere Aufmerksamkeit. Pflegekräfte sollten darin geschult werden, alternative Kommunikationstechniken zu verwenden, z. B. Zeichensprache, Kommunikationstafeln oder Übersetzungsanwendungen für diejenigen, die Schwierigkeiten haben, verbal zu kommunizieren. Es ist wichtig, die Autonomie der Patienten so weit wie möglich zu respektieren, indem man ihre aktive Teilnahme an der Pflege fördert und die Verfahren an ihre Fähigkeiten und Vorlieben anpasst.

Patienten mit psychischen Erkrankungen können besondere Herausforderungen in Bezug auf ihr Verhalten und ihre Kommunikation **mit** sich bringen. Pflegekräfte müssen darin geschult werden, Anzeichen psychischer Not zu erkennen und auf ruhige und beruhigende Weise einzugreifen. Die Schaffung einer sicheren und stabilen Umgebung ist für diese Patienten von entscheidender Bedeutung. Außerdem ist es wichtig, eng mit psychosozialen Fachkräften zusammenzuarbeiten, um Pflegepläne zu entwickeln, die geeignete therapeutische Ansätze beinhalten.

Patienten aus verschiedenen Kulturen und ethnischen Hintergründen bringen eine reiche Vielfalt in die Gesundheitsfürsorge ein, können aber auch spezifische Bedürfnisse haben, die mit ihren kulturellen Überzeugungen und Praktiken zusammenhängen. Pflegekräfte müssen kulturell kompetent sein, indem sie sich bemühen, die kulturellen Praktiken und Überzeugungen der Patienten zu verstehen und zu respektieren. Dazu können Essensvorlieben, religiöse Rituale und spezifische Wahrnehmungen von Krankheit und Behandlung gehören. Die Nutzung von Dolmetscherdiensten und kulturellen Bildungsressourcen kann die Kommunikation verbessern und das Vertrauen des Patienten in das Pflegesystem stärken.

Patienten, die sozioökonomisch gefährdet sind, können beim Zugang zur Gesundheitsversorgung mit zusätzlichen Hindernissen konfrontiert sein. Pflegekräfte müssen sensibel für die Herausforderungen sein, die sich aus instabilen Wohnverhältnissen, unsicherer Ernährung und begrenztem Zugang zu medizinischen Ressourcen ergeben. Die Bereitstellung von Informationen über verfügbare Ressourcen, wie Sozialhilfeprogramme und kostenlose Kliniken, kann dazu beitragen, einige dieser Schwierigkeiten zu mildern. Es ist auch entscheidend, diese Patienten mit Würde und Respekt zu behandeln und Stigmatisierung oder Diskriminierung zu vermeiden.

Patienten am Lebensende erfordern einen von Mitgefühl und Respekt geprägten Umgang **mit** ihnen. Pflegende sollten nicht nur dem Patienten, sondern auch seiner Familie emotionale Unterstützung bieten, indem sie die Kommunikation erleichtern und die Wünsche und Vorlieben am Lebensende respektieren. Die Gewährleistung des Komforts und der Würde des Patienten ist eine Priorität, was auch die Schmerzbehandlung, die Vermeidung unangenehmer Symptome und die psychologische Betreuung umfassen kann.

Flexibilität und Anpassungsfähigkeit sind angesichts der vielfältigen Patientenprofile wesentliche Eigenschaften von Pflegehelferinnen und Pflegehelfern. Sie müssen in der Lage sein, ihre Ansätze und Techniken schnell an die individuellen Bedürfnisse anzupassen und gleichzeitig hohe Standards in Bezug auf Pflege und Professionalität zu wahren. Diese Anpassungsfähigkeit erfordert ständige Weiterbildung, Reflexion der Praxis und Offenheit, um zu lernen und sich ständig weiterzuentwickeln.

- **Kommunikation mit dem medizinischen Team**
  - Übermittlung von Informationen und Beobachtungen

Die Weitergabe von Informationen und Beobachtungen ist ein entscheidender Aspekt der Arbeit von Pflegekräften, insbesondere in einem dynamischen Umfeld wie der Notaufnahme. Eine effektive und präzise Kommunikation stellt sicher, dass jedes Mitglied des Pflegeteams über die Informationen verfügt, die es für eine einheitliche, sichere und qualitativ hochwertige Pflege benötigt. Die Weitergabe von Informationen erfordert sowohl mündliche als auch schriftliche Kommunikationsfähigkeiten sowie eine besondere Aufmerksamkeit für Details und Genauigkeit.

Die Bedeutung von Genauigkeit und Klarheit darf nicht unterschätzt werden. Pflegehilfskräfte müssen sicherstellen, dass alle übermittelten Informationen richtig und vollständig sind. Dazu gehören Vitalzeichen, beobachtete Symptome, durchgeführte Maßnahmen, Reaktionen auf Behandlungen und

Veränderungen im Zustand des Patienten. Eine genaue und umfassende Dokumentation ermöglicht es anderen Gesundheitsfachkräften, fundierte Entscheidungen zu treffen und die Entwicklung des Patienten kontinuierlich zu verfolgen.

Bei Shiftwechseln oder Notfalleinsätzen ist oft **eine effektive mündliche Kommunikation** erforderlich. Pflegekräfte müssen in der Lage sein, kritische Informationen schnell und klar zu vermitteln. Die Verwendung einer standardisierten Struktur wie die SBAR-Methode (Situation, Background, Assessment, Recommendation) kann dabei helfen, die Informationen logisch und kohärent zu organisieren :

- **Situation (Situation)** : Beschreiben Sie kurz die aktuelle Situation des Patienten. Zum Beispiel: "Der Patient hat seit 20 Minuten akute Brustschmerzen".
- **Background (Hintergrund)**: Stellen Sie relevante Kontextinformationen bereit. Zum Beispiel: "Der Patient hat eine Vorgeschichte von koronarer Herzkrankheit und Diabetes".
- **Assessment (Bewertung)** : Teilen Sie Beobachtungen und klinische Daten mit. Beispiel: "Der Blutdruck liegt bei 140/90, der Puls bei 110 und die Sauerstoffsättigung bei 92 %".
- **Recommendation (Empfehlung)** : Schlagen Sie die nächsten notwendigen Schritte oder Interventionen vor. Zum Beispiel: "Es wird empfohlen, ein Elektrokardiogramm zu erstellen und Sauerstoff zu verabreichen".

Ebenso wichtig ist **die schriftliche Kommunikation**, insbesondere über die Dokumentation in den Krankenakten. Pflegehilfskräfte sollten alle relevanten Informationen detailliert und gut lesbar festhalten. Dazu gehören durchgeführte Eingriffe, verabreichte Medikamente, Reaktionen auf Behandlungen und alle anderen bedeutsamen klinischen Beobachtungen. Die Dokumentation sollte in Echtzeit oder so bald wie möglich nach den Eingriffen erfolgen, um sicherzustellen, dass die Informationen frisch und genau sind.

Der Einsatz technologischer Hilfsmittel kann die Informationsübermittlung erheblich verbessern. Elektronische Patientenakten-Systeme (EPA) ermöglichen eine Echtzeit-Aktualisierung der Patienteninformationen, auf die alle Mitglieder des Pflegeteams sofort zugreifen können. Die Pflegekräfte müssen in der Nutzung dieser Systeme geschult werden, um die Daten effizient und sicher einzugeben und dabei die Protokolle zur Vertraulichkeit und Sicherheit der Informationen einzuhalten.

Die Übergabebesprechungen zwischen den Teams sind Schlüsselmomente für die Informationsweitergabe. Während dieser Besprechungen sollten die Pflegekräfte eine klare und prägnante Zusammenfassung des Zustands jedes Patienten, der jüngsten Interventionen und der Punkte, auf die das nächste Team achten sollte, präsentieren. Diese Besprechungen bieten die Möglichkeit, Fragen zu stellen, Informationen zu klären und einen reibungslosen und fließenden Übergang der Pflege zu gewährleisten.

Die Bedeutung des aktiven Zuhörens während der Informationsweitergabe darf nicht vernachlässigt werden. Pflegehilfskräfte sollten nicht nur ihre Beobachtungen mitteilen, sondern auch auf die Fragen und Bedenken der Kollegen eingehen. Aktives Zuhören stellt sicher, dass alle übermittelten Informationen richtig verstanden werden und die Pflege konsequent fortgesetzt werden kann.

Der Umgang mit sensiblen und vertraulichen **Informationen** ist ebenfalls von entscheidender Bedeutung. Pflegekräfte müssen sich strikt an die Vertraulichkeitsregeln halten und sicherstellen, dass sensible Informationen nur mit befugten Personen geteilt werden. Die Verwendung sicherer Mittel zur Übermittlung von Informationen, wie z. B. sichere interne E-Mail-Systeme, ist für den Schutz der Privatsphäre der Patienten von entscheidender Bedeutung.

Bei Patienten mit komplexen Zuständen ist häufig **eine interdisziplinäre Koordination** erforderlich. Pflegehilfskräfte müssen mit verschiedenen Spezialisten wie Ärzten, Krankenschwestern, Physiotherapeuten und Sozialarbeitern zusammenarbeiten, um eine ganzheitliche und koordinierte Pflege zu gewährleisten. Durch eine effiziente Informationsweitergabe zwischen diesen Disziplinen können Doppelarbeit vermieden, das Fehlerrisiko verringert und sichergestellt werden, dass alle Dimensionen der Patientenversorgung berücksichtigt werden.

Die Bewertung und kontinuierliche Verbesserung der Praktiken zur Informationsweitergabe ist wichtig, um hohe Pflegestandards aufrechtzuerhalten. Pflegehilfskräfte sollten an Leistungsbewertungen und Fortbildungen teilnehmen, um ihre Kommunikationsfähigkeiten zu verbessern. Feedback und Qualitätsprüfungen können dabei helfen, verbesserungswürdige Bereiche zu identifizieren und bewährte Praktiken einzuführen.

○ Arbeit in multidisziplinären Teams

Die Arbeit in multidisziplinären Teams ist ein wesentlicher Bestandteil der Notfallversorgung. In diesem dynamischen und oft stressigen Umfeld ist die effektive Zusammenarbeit verschiedener Gesundheitsberufe von entscheidender Bedeutung, um eine umfassende und koordinierte Patientenversorgung zu gewährleisten. Pflegehilfskräfte spielen in diesem Team eine zentrale Rolle, indem sie die Kontinuität der Versorgung sicherstellen, die Kommunikation erleichtern und die ärztlichen und paramedizinischen Maßnahmen unterstützen.

Die Koordination der Pflege ist ein Schlüsselaspekt der Arbeit in multidisziplinären Teams. Pflegehilfskräfte arbeiten eng mit Ärzten, Krankenschwestern, Physiotherapeuten, Sozialarbeitern und anderen Fachkräften zusammen, um Pflegepläne zu entwickeln und umzusetzen, die auf die besonderen Bedürfnisse jedes einzelnen Patienten zugeschnitten sind. Diese Koordination erfordert eine klare und ständige Kommunikation, um sicherzustellen, dass alle Teammitglieder über die laufenden Interventionen, die Reaktionen des Patienten und die notwendigen Anpassungen der Behandlungen informiert sind.

Effektive Kommunikation ist das Herzstück der interdisziplinären Zusammenarbeit. Pflegehelfer/innen müssen in der Lage sein, relevante Informationen schnell und präzise an andere Teammitglieder weiterzugeben. Die Verwendung strukturierter Kommunikationsmittel wie der SBAR-Methode (Situation, Background, Assessment, Recommendation) hilft dabei, die Informationen kurz und verständlich zu organisieren. Die Übergabebesprechungen, bei denen sich die Teams abwechseln, sind entscheidende Momente, um detaillierte Informationen über den Zustand der Patienten und die durchgeführten Maßnahmen auszutauschen.

Die Achtung der Kompetenzen und Rollen jedes Einzelnen ist grundlegend für eine harmonische Teamarbeit. Jedes Teammitglied bringt eine einzigartige und sich ergänzende Expertise mit. Pflegehilfskräfte sollten die besonderen Fähigkeiten ihrer Kollegen anerkennen und wertschätzen, sich aber auch ihrer eigenen Grenzen bewusst sein und bei Bedarf um Hilfe bitten. Diese gegenseitige Anerkennung fördert ein positives und kollaboratives Arbeitsumfeld.

Flexibilität und Anpassungsfähigkeit sind wichtige Eigenschaften in einem multidisziplinären Team. Situationen in Notaufnahmen können sich schnell ändern und erfordern sofortige Anpassungen der Pflegepläne. Pflegehilfskräfte müssen bereit sein, ihre Prioritäten zu ändern und schnell auf neue Informationen oder Veränderungen im Zustand der Patienten zu reagieren. Diese Flexibilität ermöglicht es, sich effektiv an die schwankenden Bedürfnisse der Patienten und die Anforderungen des Pflegeumfelds anzupassen.

Gegenseitige Unterstützung und Hilfe sind wichtige Aspekte der Teamarbeit. In einer Umgebung, in der Stress und Arbeitsbelastung hoch sein können, ist die Unterstützung durch Kollegen entscheidend, um die Motivation und das Wohlbefinden des Personals aufrechtzuerhalten. Pflegehilfskräfte müssen bereit sein, Hilfe anzubieten und im Gegenzug Unterstützung einzufordern, wodurch ein Netzwerk der Solidarität innerhalb des

Teams entsteht. Dies kann die Unterstützung bei klinischen Aufgaben, das Teilen von praktischen Ratschlägen oder einfach das Angebot eines offenen Ohrs in stressigen Momenten umfassen.

Die Integration von Familien und Patienten in das Pflegeteam ist ebenfalls ein wichtiger Aspekt der Arbeit in multidisziplinären Teams. Pflegekräfte spielen eine Schlüsselrolle bei der Erleichterung der Kommunikation zwischen Patienten, ihren Familien und den Gesundheitsfachkräften. Die Familien über Pflegepläne zu informieren, ihre Fragen zu beantworten und sie in Entscheidungen über die Pflege ihrer Angehörigen einzubeziehen, trägt dazu bei, die Qualität der Pflege zu verbessern und das Vertrauen und die Zufriedenheit der Patienten zu stärken.

Weiterbildung und berufliche Entwicklung sind entscheidend, um ein hohes Kompetenzniveau bei der Arbeit in multidisziplinären Teams aufrechtzuerhalten. Pflegehilfskräfte sollten regelmäßig an Schulungen zu neuen Verfahren und Technologien sowie an Workshops zur Entwicklung ihrer Kommunikations- und Kooperationsfähigkeiten teilnehmen. Simulationen und Fallübungen sind besonders hilfreich, um die Teamfähigkeit zu stärken und die Pflegekräfte auf den Umgang mit komplexen und unvorhersehbaren Situationen vorzubereiten.

Die Bewertung und Verbesserung der Teamarbeitspraxis ist entscheidend für eine optimale Pflege. Pflegehilfskräfte sollten an Qualitätsprüfungen und Nachbesprechungen teilnehmen, um komplexe Fälle, Erfolge und Herausforderungen zu besprechen. Diese Diskussionen helfen dabei, verbesserungswürdige Bereiche zu identifizieren und Strategien zur Optimierung der Zusammenarbeit und der Patientenversorgung zu entwickeln.

- **Kommunikation mit den Familien**
  - Ankündigung und Erklärung der Situation

Die Ankündigung und Erklärung der Situation gegenüber Patienten und ihren Familien ist ein wesentlicher Aspekt der

Notfallversorgung. Dieser heikle Prozess erfordert Kommunikationsfähigkeiten, Einfühlungsvermögen und Sensibilität. Pflegehilfskräfte, die bei dieser Interaktion oft an vorderster Front stehen, spielen eine entscheidende Rolle, wenn es darum geht, Informationen klar, beruhigend und verständlich zu vermitteln.

Die Vorbereitung der Ankündigung ist der erste Schritt, um sicherzustellen, dass die Informationen richtig aufgenommen werden. Die Pflegekräfte sollten sicherstellen, dass sie über alle notwendigen Informationen über den Zustand des Patienten verfügen, bevor sie beginnen. Dazu gehört es, die Diagnosen, laufenden Behandlungen, geplanten Interventionen und möglichen Entwicklungen zu verstehen. Auch die mentale Vorbereitung ist wichtig: Erinnern Sie sich daran, ruhig, einfühlsam und geduldig zu sein.

Die Wahl der richtigen Zeit und des richtigen Ortes für die Ankündigung ist von entscheidender Bedeutung. Am besten ist es, einen ruhigen, privaten Ort abseits des Lärms und der Ablenkungen der Notaufnahme zu finden, an dem das Gespräch ohne Unterbrechung stattfinden kann. Wenn Sie dafür sorgen, dass die Angehörigen des Patienten anwesend sind, sofern dies möglich ist, stärkt dies die emotionale Unterstützung und stellt sicher, dass alle die gleichen Informationen erhalten.

Mit einer klaren Einleitung zu beginnen, bereitet den Boden für den weiteren Verlauf des Gesprächs. Die Pflegekraft sollte sich und ihre Rolle vorstellen und dann einen kurzen Überblick über das geben, was besprochen werden soll. Zum Beispiel: "Ich bin [Name], der Pflegehelfer, der für [Name des Patienten] zuständig ist. Ich möchte mit Ihnen über seinen aktuellen Zustand und die nächsten Schritte der Behandlung sprechen".

Die **Verwendung einer einfachen und verständlichen Sprache** ist entscheidend. Medizinische Begriffe und Fachjargon können für Patienten und ihre Familien verwirrend und beängstigend sein. Pflegekräfte sollten sich bemühen, in einfachen Worten zu sprechen und medizinische Konzepte klar und verständlich zu erklären. Anstatt zu sagen "Ihr Elternteil hat Vorhofflimmern", könnte man beispielsweise sagen "Das Herz Ihres Elternteils schlägt unregelmäßig".

Ehrlich und transparent zu sein und dabei empathisch zu bleiben, ist von grundlegender Bedeutung. Es ist wichtig, den Ernst der Situation nicht herunterzuspielen, aber auch keine unnötige Panik zu verursachen. Die Situation sachlich zu erklären und dabei darauf zu achten, zu beruhigen und Fragen zu beantworten, hilft, eine vertrauensvolle Beziehung aufzubauen. Zum Beispiel: "Ihr Elternteil hat einen Herzinfarkt erlitten. Wir haben erste Behandlungen durchgeführt, um seinen Zustand zu stabilisieren, und werden ihn nun genau beobachten, um zu sehen, wie er reagiert".

Fragen zu ermutigen und klare Antworten zu geben, hilft, Ängste und Missverständnisse abzubauen. Pflegende sollten Patienten und ihre Familien dazu auffordern, Fragen zu stellen, und sich die Zeit nehmen, diese umfassend zu beantworten. Zum Beispiel: "Haben Sie noch Fragen zu dem, was ich Ihnen gerade erklärt habe? Gibt es etwas, das Sie von mir geklärt haben möchten?"

Die Verwendung von visuellen Medien kann sehr hilfreich sein. Schemata, Diagramme oder Broschüren können helfen, komplexe Sachverhalte zu veranschaulichen und Informationen leichter zugänglich zu machen. Pflegekräfte können diese Hilfsmittel nutzen, um z. B. zu zeigen, wo eine Wunde liegt oder wie eine Behandlung funktioniert.

Die Bereitstellung emotionaler Unterstützung ist ebenso wichtig wie die Bereitstellung von Sachinformationen. Pflegende sollten auf Anzeichen von emotionaler Not achten und entsprechende Unterstützung anbieten. Dazu kann ein beruhigender Körperkontakt gehören, z. B. eine Hand auf die Schulter legen, oder einfach nur tröstende Worte anbieten. Zum Beispiel: "Ich verstehe, dass dies eine sehr schwierige Situation ist. Wir sind hier, um Ihnen zu helfen und alles in unserer Macht Stehende für das Wohl Ihres Elternteils zu tun".

Die Entwicklungen zu verfolgen und weiterhin regelmäßig zu kommunizieren ist entscheidend, um das Vertrauen und die Zusammenarbeit aufrechtzuerhalten. Die Pflegekräfte sollten regelmäßige Updates über den Zustand des Patienten und die nächsten Behandlungsschritte geben. Durch diese kontinuierliche Kommunikation fühlen sich die Familien einbezogen und informiert, was ihre Ängste verringert.

Die Kommunikation zu dokumentieren ist ein wichtiger Schritt, um sicherzustellen, dass alle Informationen übermittelt und verstanden wurden. Die Pflegekräfte sollten die wichtigsten Punkte des Gesprächs in der Krankenakte des Patienten festhalten, einschließlich der gestellten Fragen und der gegebenen Antworten. Dadurch wird die Kontinuität der Pflege gewährleistet und sichergestellt, dass alle Mitglieder des medizinischen Teams über den Austausch informiert sind.

- Psychologische Unterstützung und Begleitung

Psychologische Unterstützung und Begleitung in der Notaufnahme sind wesentliche Elemente, um das emotionale Wohlbefinden von Patienten und ihren Familien zu gewährleisten. Pflegekräfte spielen in diesem Prozess eine zentrale Rolle, indem sie einfühlsam zuhören, beruhigend ermutigen und angemessene Interventionen anbieten, um dem Einzelnen bei der Bewältigung von Stress- und Krisensituationen zu helfen.

Aktives Zuhören und Einfühlungsvermögen sind die Grundlagen der psychologischen Unterstützung. Pflegende Helfer sollten präsent sein und auf die emotionalen Bedürfnisse der Patienten eingehen, indem sie ihnen die Möglichkeit geben, sich frei über ihre Ängste, Sorgen und Erfahrungen zu äußern. Dieses aufmerksame Zuhören erfordert, offene Fragen zu stellen, die Äußerungen des Patienten umzuformulieren, um zu zeigen, dass man ihn versteht, und seine Emotionen zu bestätigen, ohne sie zu bewerten. Beispielsweise kann die Aussage "Ich verstehe, dass diese Situation für Sie sehr belastend ist" dazu beitragen, den Patienten zu beruhigen und ein Klima des Vertrauens aufzubauen.

Das Erkennen von Anzeichen emotionaler Not ist entscheidend, um angemessen eingreifen zu können. Pflegekräfte sollten darin geschult sein, Anzeichen von Stress, Angst, Depression und Panik zu erkennen. Zu diesen Anzeichen können Weinen, Unruhe, Veränderungen der Schlaf- oder Essgewohnheiten und Rückzugsverhalten gehören. Das Erkennen dieser Anzeichen ermöglicht es den Pflegekräften, schnell zu handeln und die notwendige Unterstützung zu bieten.

Das **Anbieten beruhigender verbaler Unterstützung** ist eine Schlüsseltechnik, um Patienten zu beruhigen. Pflegekräfte sollten beruhigende Worte und Sätze verwenden, damit sich die Patienten sicher und unterstützt fühlen. Sätze wie "Sie sind nicht allein, wir sind hier, um Ihnen zu helfen" oder "Wir tun unser Bestes, um Sie zu pflegen" können eine beruhigende und tröstende Wirkung haben. Es ist wichtig, die Sprache an das Alter und das Verständnis des Patienten anzupassen und einfache, zugängliche Begriffe zu verwenden.

Die Schaffung einer beruhigenden Umgebung trägt ebenfalls dazu bei, den Stress der Patienten zu verringern. Pflegekräfte können dabei helfen, einen ruhigen Raum zu schaffen, indem sie den Lärm einschränken, Decken oder Kissen zur Bequemlichkeit bereitstellen und dafür sorgen, dass die Beleuchtung nicht zu hell ist. Auch einfache Gesten wie das Anpassen der Bettposition, um die Bequemlichkeit des Patienten zu erhöhen, oder das Bereitstellen eines Glases Wasser können einen großen Unterschied machen.

Körperliche Präsenz und eine beruhigende Berührung können bedeutenden Trost spenden. Manchmal kann ein leichter und angemessener Körperkontakt, z. B. eine Hand auf die Schulter des Patienten zu legen, ein Gefühl der Unterstützung und Sicherheit vermitteln. Es ist sehr wichtig, die persönlichen und kulturellen Grenzen jedes Patienten in Bezug auf Körperkontakt zu respektieren, indem man immer um Erlaubnis fragt, bevor man jemanden berührt.

Angehörige in den Unterstützungsprozess einzubeziehen, ist für den Patienten oft von Vorteil. Pflegende sollten die Anwesenheit von Familienmitgliedern fördern und sie in Gespräche über die Pflege einbeziehen. Angehörige können zusätzliche emotionale Unterstützung bieten und dabei helfen, den Patienten zu beruhigen. Wenn es einem Familienmitglied beispielsweise ermöglicht wird, während medizinischer Verfahren bei dem Patienten zu bleiben, kann dies die Angst des Patienten verringern.

Die Bereitstellung klarer und präziser Informationen hilft, die Unsicherheit und Angst von Patienten und ihren Familien zu verringern. Pflegehilfskräfte sollten Verfahren, Diagnosen und Behandlungspläne auf verständliche Weise erklären und alle Fragen ehrlich und direkt beantworten. Eine gute Kommunikation beruhigt die Patienten und gibt ihnen das Gefühl, die Kontrolle über ihre Situation zu haben.

Die Anwendung von Entspannungstechniken kann für Patienten in Not ebenfalls von Vorteil sein. Pflegekräfte können die Patienten durch tiefe Atemübungen, Meditation oder progressive Muskelentspannung führen. Diese Techniken helfen, das Stressniveau zu senken und den Geist zu beruhigen.

Der Zugang zu professionellen Unterstützungsressourcen ist für Patienten, die weitergehende psychologische Hilfe benötigen, von entscheidender Bedeutung. Pflegehelfer sollten in der Lage sein, Patienten an Psychologen, Sozialarbeiter oder Berater zu verweisen, die im Krankenhaus verfügbar sind. Diese Fachleute können spezialisiertere Unterstützung und therapeutische Interventionen anbieten, die auf die spezifischen Bedürfnisse des Patienten zugeschnitten sind.

Die kontinuierliche Betreuung ist ein wesentlicher Teil der psychologischen Unterstützung. Die Betreuer sollten die

Entwicklung des emotionalen Zustands der Patienten überwachen und während des gesamten Aufenthalts in der Notaufnahme kontinuierliche Unterstützung anbieten. Dazu können regelmäßige Überprüfungen gehören, um sicherzustellen, dass sich der Patient wohlfühlt, und um auf neu auftretende Bedenken einzugehen.

Die Ausbildung und berufliche Weiterentwicklung in psychologischer Unterstützung ist für Krankenpflegehelfer/innen von entscheidender Bedeutung. Die Teilnahme an Fortbildungen zu Kommunikationstechniken, Stressbewältigung und Einfühlungsvermögen hilft Krankenpflegehelfern, ihre Fähigkeiten zu erweitern und mit den besten Praktiken in der psychologischen Unterstützung Schritt zu halten.

Kapitel 6
Die Protokolle und Verfahren

- **Die Pflegeprotokolle**
    - Verfolgung der Protokolle für die verschiedenen Arten der Pflege

Die Einhaltung von Protokollen für die verschiedenen Arten der Pflege ist ein wesentlicher Bestandteil der Praxis von Pflegehelfern in der Notaufnahme. Die Protokolle stellen sicher, dass die Pflege auf kohärente, sichere und wirksame Weise erfolgt, die sich auf die besten verfügbaren Verfahren und wissenschaftlichen Erkenntnisse stützt. Sie decken ein breites Spektrum an klinischen Situationen ab, von der Behandlung lebensbedrohlicher Notfälle bis hin zur routinemäßigen Pflege, und sind für die Aufrechterhaltung der Qualität und Sicherheit der Pflege von entscheidender Bedeutung.

Die Bedeutung von Protokollen liegt in ihrer Fähigkeit, die Pflege zu standardisieren und so Variationen und potenzielle Fehler zu minimieren. Pflegehilfskräfte müssen diese Protokolle für jede Art von Pflege, die sie leisten, verstehen und beherrschen. Dies umfasst die Erstausbildung, die regelmäßige Überprüfung der Verfahren und die ständige Aktualisierung des Wissens, um sicherzustellen, dass die Praktiken den neuesten Standards entsprechen.

Die **Behandlung lebensbedrohlicher Notfälle** ist einer der Bereiche, in denen Protokolle am entscheidendsten sind. Bei der Behandlung eines Herzstillstands beispielsweise müssen Pflegehelfer die Protokolle für die Herz-Lungen-Wiederbelebung (HLW) strikt befolgen. Dazu gehören die sofortige Einleitung der Herzdruckmassage, der angemessene Einsatz des automatisierten externen Defibrillators (AED) und die Verabreichung von Medikamenten gemäß den festgelegten Richtlinien. Die Protokolle legen auch die Rollen und Verantwortlichkeiten der einzelnen Teammitglieder fest und sorgen so für eine effektive Koordination und schnelle Reaktion.

Der **Umgang mit Polytrauma** erfordert ebenfalls die strikte Einhaltung von Protokollen. Die Helfer sollten zur Beurteilung und Stabilisierung der Patienten das ABCDE-System (Airway,

Breathing, Circulation, Disability, Exposure) anwenden. Jeder Schritt in diesem Protokoll ist darauf ausgelegt, lebenswichtige Probleme in einer Rangfolge zu erkennen und zu behandeln, wodurch sichergestellt wird, dass die dringendsten Maßnahmen zuerst durchgeführt werden. Beispielsweise soll die Durchgängigkeit der Atemwege sichergestellt werden, bevor mit der Steuerung des Blutkreislaufs begonnen wird.

Die **Versorgung von Knochenbrüchen und Wunden** beinhaltet spezielle Protokolle für jede Art von Verletzung. Bei Frakturen können die Protokolle die sofortige Ruhigstellung mit Schienen oder Schlingen, die Verabreichung von Schmerzmitteln und die Beurteilung möglicher Komplikationen wie Nerven- oder Gefäßverletzungen umfassen. Bei Wunden umfassen die Schritte die antiseptische Reinigung, die Beurteilung der Tiefe und des Ausmaßes der Wunde, ggf. den Verschluss durch eine Naht und das Anlegen steriler Verbände.

Infektionsmanagement ist ein weiterer Bereich, in dem Protokolle von entscheidender Bedeutung sind. Pflegehilfskräfte müssen strenge Verfahren befolgen, um die Übertragung von Infektionen zu verhindern, z. B. Händewaschen, Verwendung von persönlicher Schutzausrüstung (PSA) und ordnungsgemäße Entsorgung von medizinischen Abfällen. Bei Verdacht auf eine Infektion können die Protokolle die Entnahme von Proben zur Analyse, die Verabreichung von Antibiotika gemäß den Empfehlungen und die Überwachung von Anzeichen einer Sepsis umfassen.

Psychologische Unterstützung und Schmerzmanagement erfordern ebenfalls klare Protokolle. Pflegekräfte sollten darin geschult werden, Schmerzbewertungsinstrumente zur Messung der Schmerzintensität von Patienten zu verwenden und Schmerzmittel sicher und wirksam zu verabreichen. Protokolle zur psychologischen Unterstützung können einfühlsame Kommunikationstechniken, Stressbewältigungsstrategien und die Einbeziehung der Familien in den Pflegeprozess umfassen.

Die **Überwachung der postoperativen Pflege** und Rehabilitation ist ein weiterer Schlüsselbereich. Pflegehilfskräfte müssen Protokolle befolgen, um auf Anzeichen für postoperative Komplikationen wie Wundinfektionen oder tiefe Venenthrombosen zu achten und die Patienten bei der Rehabilitation zu unterstützen. Dazu können Übungen zur frühen Mobilisierung, zur postoperativen Schmerzbehandlung und zur Überwachung der Vitalzeichen gehören.

Dokumentation und Kommunikation sind wesentliche Bestandteile aller Pflegeprotokolle. Pflegende Angehörige müssen alle Maßnahmen und Beobachtungen genau und vollständig in der Krankenakte des Patienten festhalten. Eine effektive Kommunikation mit den anderen Mitgliedern des Pflegeteams ist ebenfalls entscheidend, um die Kontinuität und Konsistenz der Pflege zu gewährleisten. Dazu gehören Übermittlungen bei Dienstwechseln und Koordinationssitzungen.

Fortlaufende Schulungen und Praxisbewertungen sind notwendig, um sicherzustellen, dass die Pflegekräfte kompetent und auf dem neuesten Stand der Protokolle bleiben. Die Teilnahme an regelmäßigen Schulungen, Fallsimulationen und Praxisprüfungen hilft dabei, verbesserungswürdige Bereiche zu identifizieren und die Kompetenzen zu stärken. Feedback und Diskussionen über komplexe Fälle helfen, Protokolle zu verfeinern und die Qualität der Pflege zu verbessern.

- Bedeutung von Gründlichkeit und Genauigkeit

Genauigkeit und Präzision sind grundlegende Qualitäten für Pflegehilfskräfte, insbesondere in der anspruchsvollen Umgebung von Notaufnahmen. Diese Qualitäten stellen sicher, dass die Pflege wirksam und sicher ist und den besonderen Bedürfnissen jedes einzelnen Patienten gerecht wird. Strenge und Genauigkeit beschränken sich nicht auf die Anwendung medizinischer Techniken, sondern erstrecken sich auch auf die Kommunikation, Dokumentation und das Management jedes einzelnen Aspekts der Pflege.

Strenge klinische Praktiken sind für die Gewährleistung der Pflegequalität von entscheidender Bedeutung. Pflegehilfskräfte müssen bei jeder Art von Pflege standardisierte Protokolle und Verfahren befolgen, sei es bei der Herz-Lungen-Wiederbelebung, der Behandlung von Knochenbrüchen oder der Verabreichung von Medikamenten. Durch diese Strenge wird das Fehlerrisiko minimiert und sichergestellt, dass jeder Patient eine Behandlung erhält, die der besten medizinischen Praxis entspricht. Bei der Erfassung der Vitalzeichen müssen die Helfer z. B. sorgfältig sein und eine standardisierte Methode anwenden, um genaue und zuverlässige Messungen zu gewährleisten.

Die Genauigkeit bei Eingriffen ist entscheidend, um Fehler und Komplikationen zu vermeiden. Jeder technische Eingriff muss sorgfältig ausgeführt werden, wobei die Besonderheiten des Patienten zu berücksichtigen sind. Bei der Verabreichung eines Medikaments ist die Genauigkeit bei der Dosis, dem Verabreichungsweg und dem Zeitpunkt der Verabreichung entscheidend, um die Wirksamkeit der Behandlung zu gewährleisten und unerwünschte Nebenwirkungen zu verhindern. Beispielsweise kann ein Fehler bei der Dosierung eines potenziell gefährlichen Medikaments schwerwiegende Folgen für den Patienten haben.

Eine genaue und klare Kommunikation zwischen den Mitgliedern des Pflegeteams ist für die Kontinuität der Pflege unerlässlich. Pflegehilfskräfte müssen bei Dienstwechseln, Koordinationssitzungen und Konsultationen mit anderen Gesundheitsfachkräften vollständige und korrekte Informationen weitergeben. Durch die Verwendung strukturierter Kommunikationsinstrumente wie der SBAR-Methode (Situation, Background, Assessment, Recommendation) wird sichergestellt, dass alle relevanten Informationen auf einheitliche und verständliche Weise weitergegeben werden.

Eine **strenge und umfassende Dokumentation** ist ein entscheidender Aspekt der Gesundheitsfürsorge. Jede Intervention, Beobachtung und Reaktion des Patienten muss in der Krankenakte ausführlich dokumentiert werden. Diese Dokumentation ermöglicht es, die Entwicklung des Patienten zu verfolgen, Interventionen zu koordinieren und die Nachvollziehbarkeit der geleisteten Pflege zu gewährleisten. Eine genaue Dokumentation ist auch aus rechtlichen Gründen und zur Gewährleistung der Pflegequalität bei Wirtschaftlichkeitsprüfungen unerlässlich.

Die Bedeutung von Gründlichkeit und Genauigkeit beim Umgang mit medizinischen Geräten darf nicht unterschätzt werden. Pflegekräfte müssen sicherstellen, dass alle verwendeten Geräte ordnungsgemäß kalibriert, sterilisiert und funktionsfähig sind. Eine regelmäßige und gründliche Überprüfung der medizinischen Ausrüstung verringert das Risiko von technischen Fehlern, die die Sicherheit der Patienten gefährden könnten. Beispielsweise kann es in einer lebensbedrohlichen Notfallsituation den Unterschied ausmachen, wenn sichergestellt ist, dass der Defibrillator einwandfrei funktioniert und die Batterien geladen sind.

Weiterbildung und Selbsteinschätzung spielen eine Schlüsselrolle bei der Aufrechterhaltung von Strenge und Genauigkeit. Pflegehilfskräfte sollten regelmäßig an Fortbildungen teilnehmen, um sich über neue Praktiken und technologische Fortschritte auf dem Laufenden zu halten. Durch Selbstbewertung und Reflexion der Praxis können Bereiche identifiziert werden, die verbessert werden müssen, und Strategien entwickelt werden, um hohe Qualitäts- und Sicherheitsstandards aufrechtzuerhalten. Die Teilnahme an Fallsimulationen und praktischen Übungen hilft ebenfalls, diese Fähigkeiten zu stärken.

Auch **die Bedeutung von Gründlichkeit und Genauigkeit in der Interaktion mit den Patienten** ist entscheidend. Pflegehilfskräfte sollten den Anliegen der Patienten aufmerksam zuhören, ihre Fragen klar und präzise beantworten und sie in die Entscheidungen über ihre Pflege einbeziehen. Eine präzise

Kommunikation trägt dazu bei, das Vertrauen der Patienten zu stärken und ihre Kooperation bei der Behandlung zu verbessern.

Strenge und Genauigkeit bei der Bewältigung von Notfällen sind besonders wichtig. In kritischen Situationen zählt jede Sekunde, und der kleinste Fehler kann schwerwiegende Folgen haben. Krankenpflegehelfer müssen in der Lage sein, auch unter Druck ein hohes Maß an Genauigkeit und Strenge aufrechtzuerhalten, indem sie Notfallprotokolle befolgen und sich auf die jeweilige Aufgabe konzentrieren. Bei der Behandlung eines Polytraumas ist es beispielsweise entscheidend, das ABCDE-Protokoll systematisch zu befolgen, um lebenswichtige Probleme in der Reihenfolge ihrer Priorität zu beurteilen und zu behandeln.

Die Auswirkungen von Gründlichkeit und Genauigkeit auf die Qualität der Pflege sind erheblich. Durch die Einhaltung strenger und genauer Praktiken tragen Pflegehilfskräfte dazu bei, medizinische Fehler zu reduzieren, die Ergebnisse für die Patienten zu verbessern und ein hohes Maß an Sicherheit bei der Pflege zu gewährleisten. Diese Qualitäten tragen auch dazu bei, das Vertrauen der Patienten und Familien in das Gesundheitssystem zu erhalten, indem sie ihnen versichern, dass die geleistete Pflege zuverlässig und von hoher Qualität ist.

- **Die Notfallverfahren**
  - Einsetzen von Verfahren in kritischen Situationen

Die Durchführung von Verfahren in kritischen Situationen ist eine unverzichtbare Fähigkeit für Pflegeassistenten, insbesondere in Notfällen, in denen Schnelligkeit, Genauigkeit und Koordination entscheidend sind, um Leben zu retten. Zu kritischen Situationen können Herzstillstand, Polytrauma, schwere Krampfanfälle oder akute allergische Reaktionen gehören. Für jede Art von Situation gibt es spezielle Protokolle, die Krankenpflegehelfer/innen beherrschen und strikt anwenden müssen.

Das schnelle Erkennen einer kritischen Situation ist der erste Schritt. Pflegekräfte müssen wachsam und in der Lage sein, die ersten Anzeichen einer klinischen Verschlechterung zu erkennen. Bei einem Herzstillstand beispielsweise gehören zu den Anzeichen eine plötzliche Bewusstlosigkeit, fehlender Puls und Atemstillstände. Die Fähigkeit, diese Anzeichen schnell zu erkennen, ermöglicht es, sofort die entsprechenden Notfallprotokolle einzuleiten.

Die Aktivierung des Notfallcodes ist ein entscheidender Schritt. Sobald eine kritische Situation erkannt wird, müssen die Pflegekräfte den Notfallcode aktivieren, um das Wiederbelebungsteam zu mobilisieren. Das bedeutet, dass sie die Notrufsysteme des Krankenhauses wie Gegensprechanlagen oder Notruftelefone nutzen und die Art des Notfalls und den genauen Standort klar kommunizieren müssen. Durch diese schnelle Kommunikation wird sichergestellt, dass das medizinische Team so schnell wie möglich am Notfallort eintrifft.

Die Durchführung von Erste-Hilfe-Maßnahmen ist entscheidend, um den Patienten bis zum Eintreffen des Wiederbelebungsteams zu stabilisieren. Helfer sollten bei einem Herzstillstand sofort mit der kardiopulmonalen Reanimation (CPR) beginnen und dabei die festgelegten Protokolle für Herzdruckmassage und Beatmung befolgen. Wenn ein automatisierter externer Defibrillator (AED) verfügbar ist, sollte er unverzüglich eingesetzt werden, um den Herzrhythmus zu analysieren und gegebenenfalls einen Schock zu verabreichen.

Das Management der Atemwege ist in vielen kritischen Situationen eine Priorität. Pflegende sollten die Durchgängigkeit der Atemwege durch Techniken wie die Methode des nach vorne gezogenen Kiefers (jaw thrust) oder des nach hinten gedrehten Kopfes mit angehobenem Kinn sicherstellen. Die Verwendung von Atemwegshilfen wie oropharyngeale oder nasopharyngeale Kanülen kann erforderlich sein. Bei schwerer Atemnot kann eine manuelle Beatmung mit einem selbstfüllenden Ballon unerlässlich sein.

Die Kontrolle von Blutungen ist in Polytrauma-Situationen von entscheidender Bedeutung. Die Helfer sollten Druckverbände, Tourniquets oder Hämostasegeräte anlegen, um äußere Blutungen zu kontrollieren. Außerdem ist es wichtig, auf Anzeichen eines hypovolämischen Schocks wie Tachykardie, Hypotonie und Blässe zu achten und die Verabreichung von intravenösen Flüssigkeiten zur Aufrechterhaltung der Blutversorgung vorzubereiten.

Eine kontinuierliche Beurteilung und Überwachung ist von entscheidender Bedeutung, um die Maßnahmen an den sich verändernden Zustand des Patienten anzupassen. Pflegekräfte müssen die Vitalzeichen kontinuierlich überwachen, insbesondere die Herzfrequenz, den Blutdruck, die Sauerstoffsättigung und die Atemfrequenz. Diese Überwachung ermöglicht es, Verschlechterungen frühzeitig zu erkennen und die Pflege entsprechend anzupassen.

Die Kommunikation und Koordination mit dem medizinischen Team ist grundlegend für eine kohärente und effektive Pflege. Pflegehilfskräfte müssen relevante Informationen klar und schnell an Ärzte, Krankenschwestern und andere Angehörige des Gesundheitswesens weitergeben. Die Verwendung strukturierter Kommunikationsmittel wie der SBAR-Methode (Situation, Background, Assessment, Recommendation) hilft, die Informationen logisch zu organisieren und sicherzustellen, dass nichts Wichtiges ausgelassen wird.

Die genaue Dokumentation aller Maßnahmen und Beobachtungen ist entscheidend, um die Nachvollziehbarkeit der Pflege zu gewährleisten und nachfolgenden Teams zu ermöglichen, zu verstehen, was getan wurde. Pflegende sollten die Einzelheiten der Wiederbelebungsmaßnahmen, die verabreichten Medikamente, die Reaktionen des Patienten und alle anderen relevanten Informationen in der Krankenakte dokumentieren.

Fortlaufende Schulungen und Fallsimulationen sind unerlässlich, um ein hohes Maß an Kompetenz im Umgang mit kritischen Situationen aufrechtzuerhalten. Pflegehilfskräfte sollten regelmäßig an Fortbildungsveranstaltungen, Simulationsübungen und Nachbesprechungen teilnehmen, um ihre Kompetenzen zu stärken und sich auf Notfälle vorzubereiten. Simulationen ermöglichen es, Protokolle in einer kontrollierten Umgebung zu üben, konstruktives Feedback zu erhalten und die Koordination im Team zu verbessern.

Die emotionale Unterstützung für Patienten und ihre Familien ist ebenfalls ein wichtiger Teil der Betreuung in kritischen Situationen. Pflegende sollten in der Lage sein, einfühlsame Unterstützung zu leisten, die Situation klar und beruhigend zu erklären und die Familien in Entscheidungen über die Pflege einzubeziehen, wenn dies angemessen ist. Die Fähigkeit, emotionale Unterstützung zu bieten, kann dazu beitragen, Ängste zu lindern und das Vertrauen der Patienten und ihrer Angehörigen zu stärken.

◦ Simulation und regelmäßiges Training
Simulationen und regelmäßiges Training sind wesentliche Elemente für die Entwicklung und Aufrechterhaltung der Kompetenzen von Pflegekräften, insbesondere in einem so anspruchsvollen Umfeld wie der Notaufnahme. Diese Praktiken ermöglichen es, Techniken zu perfektionieren, die Koordination im Team zu verbessern und die Fähigkeit zu stärken, mit komplexen und unvorhergesehenen Situationen effizient und selbstbewusst umzugehen.

Die Bedeutung der Simulation liegt in ihrer Fähigkeit, eine kontrollierte Umgebung zu bieten, in der Pflegehilfskräfte ihre Fähigkeiten üben und verfeinern können, ohne die Sicherheit der Patienten zu gefährden. Simulationsszenarien stellen realistische klinische Situationen nach, die von Herzstillstand über Polytrauma bis hin zum Umgang mit Krampfanfällen und schweren allergischen Reaktionen reichen. Durch das Training in einer simulierten Umgebung können Pflegekräfte aus ihren Fehlern lernen, erhalten sofortiges Feedback und können ihre Techniken anpassen, um die Qualität der Pflege zu verbessern.

Die Durchführung effektiver Simulationen erfordert eine sorgfältige Planung und den Einsatz fortschrittlicher Technologien. Mithilfe von High-Fidelity-Dummies, Simulationssoftware und Virtual-Reality-Umgebungen lassen sich realistische Szenarien erstellen, die in Echtzeit verändert werden können, um neue Variablen und Herausforderungen einzuführen. Diese Tools bieten eine immersive Erfahrung, die den Pflegekräften hilft, technische und nicht-technische Fähigkeiten zu entwickeln, wie z. B. Entscheidungsfindung unter Druck, Kommunikation im Team und Stressbewältigung.

Zu den Vorteilen von Simulationen gehören die Verbesserung der technischen Fähigkeiten, die Vertrautheit mit medizinischen Geräten und die Fähigkeit, Protokolle genau und konsequent anzuwenden. Beispielsweise ermöglichen Simulationen der Herz-Lungen-Wiederbelebung den Helfern, die Herzdruckmassage und die Verwendung des automatisierten externen Defibrillators (AED) so lange zu üben, bis sie diese lebensrettenden Techniken perfekt beherrschen. Darüber hinaus werden in den Simulationen seltene, aber kritische Szenarien erforscht, wodurch die Helfer darauf vorbereitet werden, schnell und effektiv zu reagieren, wenn diese in der Realität eintreten.

Regelmäßiges Training ist auch entscheidend, um die erworbenen Fähigkeiten zu erhalten und zu verbessern. Wiederholungen und kontinuierliches Üben stärken das Muskelgedächtnis und das Selbstvertrauen, was für eine angemessene Reaktion in Hochdrucksituationen von entscheidender Bedeutung ist. Pflegehilfskräfte müssen an geplanten Trainingseinheiten teilnehmen, die Simulationsübungen, praktische Workshops und theoretische Schulungen umfassen. Durch diesen kontinuierlichen Lernzyklus wird ein hohes Maß an Bereitschaft und klinischer Kompetenz aufrechterhalten.

Die interdisziplinäre Zusammenarbeit ist ein weiterer entscheidender Vorteil der Simulation und des regelmäßigen Trainings. Pflegehelfer können neben Ärzten, Krankenschwestern und anderen Gesundheitsfachkräften praktizieren und so die Kommunikation und Koordination im Team stärken. Teamsimulationen helfen dabei, die Rollen und Verantwortlichkeiten jedes Einzelnen zu verstehen, Arbeitsabläufe zu verbessern und einen Zusammenhalt zu entwickeln, der sich in einer besseren Patientenversorgung niederschlägt.

Die Nachbesprechungen nach den Simulationen sind ein wesentlicher Bestandteil des Lernprozesses. In diesen Sitzungen können die Teilnehmer über ihre Leistungen reflektieren, Fehler und Erfolge besprechen und konstruktives Feedback von Ausbildern und Kollegen erhalten. Die Nachbesprechung fördert eine Kultur der kontinuierlichen Verbesserung und ermutigt die Pflegekräfte, ihre Stärken zu erkennen und Bereiche zu identifizieren, in denen sie sich verbessern können.

Die Einbeziehung neuer Praktiken und Technologien in Simulations- und Trainingssitzungen ist ebenfalls von entscheidender Bedeutung. Die Fortschritte in der Medizin und der Medizintechnik entwickeln sich schnell weiter, und die Pflegekräfte müssen mit den neuesten Techniken und Geräten vertraut sein. Beispielsweise können Schulungen zur Verwendung von Point-of-Care-Ultraschallgeräten oder Advanced-Monitoring-Systemen in Simulationsszenarien integriert werden, um die Pflegehilfskräfte mit diesen Instrumenten vertraut zu machen.

Die Bewertung der Fähigkeiten ist ein wichtiger Aspekt der Simulation und des regelmäßigen Trainings. Pflegekräfte müssen objektiv beurteilt werden, um sicherzustellen, dass sie über die notwendigen Fähigkeiten verfügen, um eine qualitativ hochwertige Pflege zu leisten. Die Bewertungen können praktische Prüfungen, Wissenstests und direkte Beobachtungen während der Simulationen umfassen. Die Ergebnisse dieser Beurteilungen helfen dabei, zusätzlichen Schulungsbedarf zu ermitteln und die Programme zur beruflichen Weiterentwicklung individuell anzupassen.

Die Dokumentation und Überwachung der Fortschritte der Pflegehilfskräfte ist ebenfalls entscheidend für ein effektives Trainingsprogramm. Indem sie detaillierte Aufzeichnungen über Trainingseinheiten, Beurteilungen und individuelle Fortschritte führen, können Manager den Trainingsbedarf besser planen und sicherstellen, dass alle Teammitglieder hohe Standards der klinischen Kompetenz erreichen und aufrechterhalten.

Kapitel 7
Ethik und Ethik in der Notaufnahme

- **Ethische Grundprinzipien**
  ◦ Achtung der Würde des Patienten

Die Achtung der Würde des Patienten ist ein Grundprinzip der Gesundheitsfürsorge, insbesondere in Notaufnahmen, wo sich die Patienten oft in extrem verletzlichen Situationen befinden. Pflegekräfte spielen eine entscheidende Rolle beim Schutz und der Förderung der Patientenwürde, indem sie Verhaltensweisen an den Tag legen, die von Respekt, Einfühlungsvermögen und Mitgefühl geprägt sind. Dieser Ansatz trägt nicht nur zu einer besseren Erfahrung der Patienten bei, sondern auch zu ihrer Genesung und ihrem allgemeinen Wohlbefinden.

Aktives Zuhören und Einfühlungsvermögen sind Schlüsselelemente, um die Würde des Patienten zu respektieren. Pflegende sollten für die Bedürfnisse und Sorgen der Patienten präsent und aufmerksam sein und sich die Zeit nehmen, ihnen zuzuhören, ohne sie zu unterbrechen. Dazu gehört, aufrichtiges Interesse an ihren Gefühlen, Ängsten und Erwartungen zu zeigen. Indem sie die Äußerungen der Patienten umformulieren, um sicherzustellen, dass sie sie richtig verstanden haben, und ihre Emotionen validieren, können Pflegehelfer ein Umfeld schaffen, das von Vertrauen und gegenseitigem Respekt geprägt ist.

Vertraulichkeit und Diskretion sind von entscheidender Bedeutung, um die Würde der Patienten zu wahren. Pflegehilfskräfte sollten darauf achten, dass medizinische und persönliche Informationen über Patienten geschützt und nur mit den Mitgliedern des Pflegeteams geteilt werden, die sie für die Behandlung des Patienten benötigen. Dazu gehört, dass sie leise sprechen, wenn sensible Informationen besprochen werden, und dass sie bei Untersuchungen oder Verfahren Bildschirme oder Vorhänge verwenden, um die Privatsphäre zu gewährleisten. Die Wahrung der Vertraulichkeit trägt dazu bei, das Vertrauen der Patienten in das Gesundheitssystem zu stärken und ihre Würde zu schützen.

Die Autonomie und Beteiligung der Patienten sollte so weit wie möglich gefördert werden. Pflegende sollten die Patienten in

Entscheidungen über ihre Versorgung einbeziehen, indem sie ihnen klare und verständliche Informationen über ihren Gesundheitszustand, die Behandlungsmöglichkeiten und die damit verbundenen Risiken und Vorteile geben. Wenn man Patienten dazu ermutigt, Fragen zu stellen und ihre Vorlieben zu äußern, respektiert man ihre Autonomie und macht sie zu Akteuren ihrer eigenen Gesundheit. Wenn man den Patienten beispielsweise fragt, wie er am liebsten versorgt werden möchte, oder ihm die Wahl zwischen verschiedenen Behandlungsoptionen lässt, kann dies dazu beitragen, seine Würde zu wahren.

Die Berücksichtigung kultureller und persönlicher Vorlieben ist ebenfalls entscheidend, um die Würde der Patienten zu wahren. Pflegende sollten sensibel für die Überzeugungen, kulturellen Praktiken und Werte der Patienten sein und ihre Pflege entsprechend anpassen. Dies kann Überlegungen wie Essensvorlieben, religiöse Rituale oder Kommunikationspraktiken einschließen. Wenn Sie beispielsweise die Essensvorlieben eines Patienten aufgrund seiner religiösen Überzeugungen respektieren oder dafür sorgen, dass er seine religiösen Rituale einhalten kann, trägt dies dazu bei, seine Würde und seine kulturelle Identität zu ehren.

Die Achtung der körperlichen Intimsphäre ist eine weitere wichtige Dimension der Würde. Pflegende sollten dafür sorgen, dass die Patienten während Untersuchungen und Verfahren so weit wie möglich bedeckt sind, und jeden Schritt vor der Durchführung erklären, um Überraschungen oder Unbehagen zu vermeiden. Vor dem Berühren eines Patienten um Erlaubnis zu fragen und die informierte Zustimmung des Patienten sicherzustellen, ist von entscheidender Bedeutung. Diese Praktiken zeigen, dass der Pflegehelfer den Körper und den persönlichen Raum des Patienten respektiert.

Eine klare und respektvolle Kommunikation ist wichtig, um die Würde des Patienten zu wahren. Pflegekräfte sollten eine einfache Sprache verwenden und medizinischen Jargon vermeiden, wo immer dies möglich ist. Wenn sie höflich und respektvoll mit dem Patienten sprechen, seinen Namen verwenden und Blickkontakt herstellen, zeigen sie, dass jeder Patient als einzigartiges und wertgeschätztes Individuum behandelt wird. Wenn Sie die Fragen der Patienten mit Geduld und Klarheit beantworten, trägt dies außerdem dazu bei, ihre Angst zu verringern und ihnen zu helfen, sich respektiert und umsorgt zu fühlen.

Die Behandlung von Schmerzen und Bequemlichkeit ist entscheidend, um die Würde der Patienten zu wahren. Pflegehilfskräfte müssen auf Anzeichen von Schmerzen und Hilflosigkeit achten und schnell handeln, um diese zu lindern. Dies kann die Verabreichung von Schmerzmitteln, die Anpassung der Position des Patienten für mehr Bequemlichkeit und die Anwendung von Entspannungstechniken umfassen. Ein Patient, der sich körperlich wohlfühlt, fühlt sich eher respektiert und würdig.

Emotionale Unterstützung ist ebenfalls ein wesentlicher Aspekt der Wahrung der Würde. Pflegende sollten emotionale Unterstützung bieten, indem sie präsent sind, aktiv zuhören und Einfühlungsvermögen zeigen. Einfache Gesten wie das Halten der Hand des Patienten, das Anbieten tröstender Worte und das Zeigen von Mitgefühl können das Pflegeerlebnis erheblich verbessern. Wenn Sie die emotionale Notlage eines Patienten erkennen und ihm angemessene Unterstützung anbieten, trägt dies dazu bei, seine Würde zu wahren.

Die Bedeutung der Weiterbildung für Pflegehilfskräfte darf nicht unterschätzt werden. Die regelmäßige Teilnahme an Fortbildungen zu Kommunikationsfähigkeiten, Schmerzmanagement, Kultursensibilität und patientenzentrierter Pflege hilft Pflegekräften, auf dem neuesten Stand der bewährten Praktiken zu bleiben und ihre Fähigkeit zu stärken, die Würde der Patienten zu achten. Persönliche Reflexion und Feedback sind ebenfalls wichtig, um eine immer respektvollere und menschlichere Pflegepraxis zu entwickeln.

- Vertraulichkeit und Schutz der Privatsphäre

Die Vertraulichkeit und der Schutz der Privatsphäre von Patienten sind grundlegende Prinzipien im Gesundheitswesen, insbesondere in Notaufnahmen, wo sich Patienten oft in gefährdeten Situationen befinden. Pflegehelfer spielen eine entscheidende Rolle beim Schutz dieser Rechte, indem sie sicherstellen, dass persönliche und medizinische Informationen von Patienten mit größter Sorgfalt und Diskretion behandelt werden.

Die Wahrung der Vertraulichkeit beginnt mit der Anerkennung der Bedeutung der Privatsphäre des Patienten. Pflegekräfte müssen verstehen, dass jeder Patient das Recht hat, zu kontrollieren, wer Zugang zu seinen persönlichen und medizinischen Informationen hat. Dazu gehören nicht nur schriftliche und elektronische Daten, sondern auch Gespräche und klinische Beobachtungen. Die Wahrung der Vertraulichkeit bedeutet, dass diese Informationen nur mit den direkt an der Versorgung des Patienten beteiligten Gesundheitsfachkräften geteilt werden und nur in dem Maße, wie es für eine angemessene Versorgung erforderlich ist.

Der sichere Zugang zu medizinischen Informationen ist ein wesentlicher Bestandteil der Vertraulichkeit. Pflegekräfte sollten sichere Computersysteme für den Zugriff auf die Krankenakten der Patienten verwenden und sicherstellen, dass ihre Anmeldedaten niemals weitergegeben werden. Sie sollten auch dafür sorgen, dass Computerbildschirme nicht von Unbefugten eingesehen werden können und dass Papierakten an sicheren Orten aufbewahrt werden. Die Verwendung starker Passwörter und die Einhaltung von IT-Sicherheitsprotokollen tragen dazu bei, sensible Informationen zu schützen.

Diskretion in Gesprächen ist entscheidend, um die Vertraulichkeit der Patienten zu wahren. Pflegekräfte sollten sich ihrer Umgebung bewusst sein, wenn sie über Patientenfälle sprechen. Gespräche über Patienten sollten niemals in öffentlichen Räumen oder in Hörweite anderer Patienten, Besucher oder nicht an der Pflege beteiligter Mitarbeiter stattfinden. Wenn vertrauliche Gespräche erforderlich sind, sollten sie in privaten und sicheren Bereichen stattfinden.

Die Verwendung von Vorhängen und Paravents zur Wahrung der körperlichen Intimsphäre von Patienten ist eine gängige, aber wesentliche Praxis. Bei Untersuchungen oder Verfahren sollten Pflegehilfskräfte immer Vorhänge oder Paravents verwenden, um sicherzustellen, dass der Patient vor neugierigen Blicken geschützt ist. Dies hilft nicht nur, die Würde des Patienten zu schützen, sondern auch sein Bedürfnis nach Privatsphäre zu respektieren. Außerdem ist es wichtig, an die Tür zu klopfen oder um Erlaubnis zu fragen, bevor man das Zimmer eines Patienten betritt.

Die informierte Zustimmung ist ein weiterer grundlegender Aspekt des Datenschutzes. Pflegende Angehörige müssen sicherstellen, dass die Patienten die vorgeschlagenen Verfahren und Behandlungen klar verstehen und wissen, warum ihre persönlichen Informationen möglicherweise an andere Angehörige der Gesundheitsberufe weitergegeben werden. Das Einholen einer informierten Einwilligung bedeutet, dass der Patient auf verständliche Weise informiert wurde und die Möglichkeit hatte, Fragen zu stellen. Diese Praxis respektiert die Autonomie des Patienten und sein Recht, informierte Entscheidungen über seine eigene Gesundheit zu treffen.

Auch **die Verwaltung der Krankenakten** muss mit größter Sorgfalt erfolgen. Pflegehilfskräfte sollten sicherstellen, dass die Krankenakten vollständig und genau sind und nur befugten Personen zugänglich gemacht werden. Bei der Weitergabe von Informationen an andere Gesundheitsfachkräfte muss unbedingt darauf geachtet werden, dass die Dokumente auf sichere Weise versendet werden, z. B. durch verschlüsselte Datenübertragungssysteme oder sichere Postdienste für Papierdokumente.

Gespräche mit Familienangehörigen erfordern eine sensible Herangehensweise, um die Vertraulichkeit zu wahren. Pflegende sollten die Zustimmung des Patienten einholen, bevor sie medizinische Informationen mit Familienmitgliedern teilen. Selbst wenn es angemessen ist, Informationen zu teilen, ist es wichtig, dies auf respektvolle und diskrete Weise zu tun und sicherzustellen, dass die Gespräche in privaten Räumen stattfinden und nur die notwendigen Informationen weitergegeben werden.

Ständige Weiterbildung und Sensibilisierung für den **Datenschutz** sind entscheidend für die Aufrechterhaltung hoher Standards. Pflegehilfskräfte sollten regelmäßig an Fortbildungsveranstaltungen zum Thema Vertraulichkeit und Datenschutz teilnehmen, um über aktuelle Gesetze, Vorschriften und bewährte Verfahren auf dem Laufenden zu bleiben. Falldiskussionen und Situationsstudien fördern das Verständnis und die Anwendung von Datenschutzprinzipien in verschiedenen klinischen Kontexten.

Der Umgang mit Verletzungen der Vertraulichkeit sollte sehr ernst genommen werden. Pflegende sollten die Verfahren kennen, die im Falle einer Verletzung der Vertraulichkeit zu befolgen sind, einschließlich der Art und Weise, wie der Vorfall gemeldet wird, und der Maßnahmen, die zur Behebung der Situation ergriffen werden können. Eine schnelle und angemessene Reaktion auf Verstöße trägt dazu bei, den Schaden zu minimieren und das Vertrauen der Patienten wiederherzustellen.

Einfühlungsvermögen und Respekt in allen Interaktionen stärken die Wahrnehmung der Patienten, dass ihre Privatsphäre respektiert wird. Pflegende sollten Patienten stets mit Würde und Respekt behandeln und auf ihre Bedürfnisse und Anliegen eingehen. Dies umfasst nicht nur medizinische Aspekte, sondern auch die Anerkennung der Bedeutung von Privatsphäre und Datenschutz für die Genesung und das allgemeine Wohlbefinden der Patienten.

- **Ethische Dilemmas in der Notaufnahme**
  ◦ Entscheidungsfindung in kritischen Situationen

Das Treffen von Entscheidungen in kritischen Situationen ist ein entscheidender Moment für Pflegehilfskräfte, insbesondere in Notaufnahmen, wo Schnelligkeit, Genauigkeit und die Fähigkeit, unter Druck zu handeln, entscheidend sind, um Leben zu retten. Diese Entscheidungen erfordern eine Kombination aus fundiertem Wissen, praktischer Erfahrung und Kommunikationsfähigkeiten. Krankenpflegehelfer/innen müssen in der Lage sein, Situationen schnell einzuschätzen, Maßnahmen zu priorisieren und sich effektiv mit dem medizinischen Team zu koordinieren.

Die schnelle und genaue Einschätzung der Situation ist der entscheidende erste Schritt. Krankenpflegehelfer müssen ihre Beobachtungsgabe einsetzen, um kritische Lebenszeichen, besorgniserregende Symptome und plötzliche Veränderungen im Zustand des Patienten zu erkennen. Beispielsweise müssen sie bei einem Herzstillstand sofort erkennen, dass kein Puls und keine Atmung vorhanden sind, um die Herz-Lungen-Wiederbelebung (HLW) einzuleiten. Die Fähigkeit, diese Einschätzung schnell und genau vorzunehmen, ist entscheidend, um fundierte und sofortige Entscheidungen treffen zu können.

Die Anwendung standardisierter **Notfallprotokolle** ist entscheidend, um einheitliche und wirksame Maßnahmen zu gewährleisten. Pflegekräfte sollten gut in Notfallprotokollen geschult sein, z. B. in denen für Herzstillstand, Polytrauma oder schwere allergische Reaktionen. Diese Protokolle enthalten klare Richtlinien für die zu befolgenden Schritte, die zu setzenden Prioritäten und die durchzuführenden Maßnahmen. Bei einem anaphylaktischen Schock ist z. B. die sofortige Verabreichung von Epinephrin entscheidend, und die Helfer sollten die Protokolle zur Überwachung und Behandlung der Symptome befolgen.

Eine effektive und schnelle Kommunikation mit dem medizinischen Team ist unerlässlich. In kritischen Situationen müssen Pflegehelfer/innen in der Lage sein, wichtige Informationen schnell und klar an Ärzte, Krankenschwestern und andere Mitglieder des Teams weiterzugeben. Die Verwendung strukturierter Kommunikationstechniken wie der SBAR-Methode (Situation, Background, Assessment, Recommendation) hilft, Informationen prägnant zu organisieren und sicherzustellen, dass jeder die Situation und die zu ergreifenden Maßnahmen versteht.

In kritischen Situationen ist oft **eine Entscheidungsfindung im Team** erforderlich. Die Pflegekräfte müssen eng mit den anderen Teammitgliedern zusammenarbeiten, um die verfügbaren Optionen zu bewerten, mögliche Interventionen zu besprechen und die besten Maßnahmen zu beschließen. Dieser kollaborative Ansatz ermöglicht es, das Wissen und die Erfahrungen jedes Teammitglieds zu nutzen und so die Qualität der getroffenen Entscheidungen zu verbessern. Bei der Behandlung eines polytraumatisierten Patienten kann beispielsweise jedes Teammitglied sein spezifisches Fachwissen einbringen, um den Patienten ganzheitlich zu stabilisieren.

Stressbewältigung und Ruhe unter Druck sind wichtige Fähigkeiten für Pflegekräfte in kritischen Situationen. Sie müssen in der Lage sein, ruhig und konzentriert zu bleiben, auch wenn die Situation chaotisch und stressig ist. Dazu gehört, dass sie Techniken zur Stressbewältigung wie tiefes Atmen und positives Visualisieren beherrschen und unter allen Umständen eine professionelle Haltung bewahren. Die Fähigkeit, Stress effektiv zu bewältigen, ermöglicht es, rationalere Entscheidungen zu treffen und Interventionen effektiver zu koordinieren.

Flexibilität und Anpassungsfähigkeit sind in kritischen Situationen, in denen sich die Bedingungen schnell ändern können, von entscheidender Bedeutung. Pflegende müssen bereit sein, ihre Pläne an den sich ändernden Zustand des Patienten und an neue Informationen anzupassen. Dies kann die Neubewertung von Prioritäten, die Änderung laufender Interventionen oder die Einführung neuer Behandlungsstrategien beinhalten. Wenn beispielsweise ein Patient mit Herzstillstand nicht auf die anfängliche HLW reagiert, müssen die Helfer bereit sein, fortgeschrittene Wiederbelebungstechniken anzuwenden oder eine schnelle Verlegung auf eine Intensivstation zu koordinieren.

Die sorgfältige Dokumentation von Interventionen und getroffenen Entscheidungen ist für die Kontinuität der Pflege und die Nachvollziehbarkeit der Maßnahmen von entscheidender Bedeutung. Pflegehilfskräfte sollten alle Beobachtungen, durchgeführten Maßnahmen, verabreichten Medikamente und Antworten des Patienten in der Krankenakte dokumentieren. Diese Dokumentation ermöglicht einen vollständigen und genauen Verlauf der geleisteten Pflege und erleichtert so die Kommunikation mit anderen Mitgliedern des medizinischen Teams und die zukünftige Entscheidungsfindung.

Fortlaufende Schulungen und Fallsimulationen sind entscheidend, um die Fähigkeiten zur Entscheidungsfindung in kritischen Situationen zu stärken. Die regelmäßige Teilnahme an Fortbildungsveranstaltungen, Simulationsübungen und Nachbesprechungen nach realen Eingriffen ermöglicht es Pflegekräften, ihre Fähigkeiten zu erweitern, ihre Praktiken zu verbessern und auf dem neuesten Stand der medizinischen Entwicklungen zu bleiben. Simulationen bieten eine kontrollierte Umgebung, in der Entscheidungsfindungstechniken geübt und verfeinert werden können, wodurch das Selbstvertrauen und die Kompetenz der Pflegekräfte gestärkt werden.

Die kontinuierliche Bewertung und Verbesserung von Praktiken ist für die Aufrechterhaltung hoher Qualitäts- und Sicherheitsstandards unerlässlich. Pflegehelfer sollten an Leistungsprüfungen, Fallbesprechungen und Feedback-Sitzungen teilnehmen, um Stärken und verbesserungswürdige Bereiche zu ermitteln. Dieser systematische Ansatz der kontinuierlichen Verbesserung ermöglicht es, Strategien zur Optimierung der Entscheidungsfindung zu entwickeln und die Qualität der geleisteten Pflege zu steigern.

- Umgang mit Interessenkonflikten

Der Umgang mit Interessenkonflikten ist ein entscheidender Bestandteil der Berufsethik im medizinischen Bereich, insbesondere für Pflegekräfte, die häufig im Zentrum der Patienten-Pflege-Beziehung stehen. Ein Interessenkonflikt entsteht, wenn persönliche, finanzielle oder berufliche Interessen die Entscheidungsfindung und das Verhalten von Pflegekräften beeinflussen könnten oder zu beeinflussen scheinen, wodurch die Qualität der Pflege und das Vertrauen der Patienten beeinträchtigt werden.

Das **Erkennen von Interessenkonflikten** ist der erste wesentliche Schritt. Pflegekräfte sollten darin geschult werden, Situationen zu erkennen, in denen ihre persönlichen Interessen oder die ihrer Angehörigen mit ihren beruflichen Pflichten in Konflikt geraten könnten. Dazu gehören Situationen, in denen sie finanziell oder persönlich von klinischen Entscheidungen, Interaktionen mit Lieferanten von medizinischen Geräten oder der Empfehlung bestimmter Dienstleistungen profitieren könnten. Wenn sie beispielsweise eine Behandlung oder ein medizinisches Produkt eines Unternehmens empfehlen, mit dem sie persönliche oder finanzielle Verbindungen haben, stellt dies einen Interessenkonflikt dar.

Die Aufrechterhaltung von Transparenz ist entscheidend für den Umgang mit Interessenkonflikten. Pflegehilfskräfte müssen alle persönlichen, finanziellen oder beruflichen Interessen offenlegen, die ihr Urteil oder ihre Handlungen beeinflussen könnten. Diese Transparenz kann sich in schriftlichen oder mündlichen Erklärungen gegenüber ihren Vorgesetzten oder den Ethikausschüssen der Einrichtung manifestieren. Eine ehrliche Offenlegung ermöglicht es, das Ausmaß des Konflikts einzuschätzen und geeignete Maßnahmen zu seiner Bewältigung zu bestimmen. Beispielsweise muss eine Pflegekraft, die finanzielle Interessen an einem Unternehmen für medizinische Geräte hat, ihren Arbeitgeber informieren, um den Anschein einer Bevorzugung zu vermeiden.

Konfliktsituationen so weit wie möglich zu **vermeiden,** ist ein proaktiver Ansatz. Pflegehilfskräfte sollten sich nicht an Entscheidungen oder Maßnahmen beteiligen, bei denen sie einen potenziellen Interessenkonflikt haben. Dazu kann es gehören, bestimmte Verantwortlichkeiten an Kollegen zu delegieren, externen Rat einzuholen oder Geschenke oder Vorteile von Lieferanten medizinischer Produkte abzulehnen. Beispielsweise sollte ein Pfleger nicht am Kauf von medizinischen Hilfsmitteln beteiligt sein, wenn er persönliche oder finanzielle Beziehungen zu dem Lieferanten hat.

Die **Verabschiedung** klarer **institutioneller Richtlinien** zum Umgang mit Interessenkonflikten hilft, Richtlinien für alle Mitarbeiter festzulegen. Gesundheitseinrichtungen sollten über spezifische Richtlinien verfügen, in denen festgelegt ist, was ein Interessenkonflikt ist, wie er gemeldet werden muss und welche Maßnahmen zu seiner Bewältigung ergriffen werden müssen. Diese Richtlinien sollten regelmäßig überprüft und allen Mitarbeitern mitgeteilt werden, um ein einheitliches Verständnis und eine einheitliche Einhaltung zu gewährleisten.

Die Förderung einer Kultur der Integrität und Ethik innerhalb des Pflegeteams ist ebenfalls von entscheidender Bedeutung. Pflegehilfskräfte sollten ermutigt werden, potenzielle Interessenkonflikte offen zu diskutieren und ein Umfeld zu unterstützen, in dem Transparenz und Ethik geschätzt werden. Regelmäßige Teamsitzungen und Schulungen in Berufsethik können dazu beitragen, diese Kultur zu stärken. Beispielsweise kann die Diskussion hypothetischer Szenarien von Interessenkonflikten in Schulungssitzungen Pflegehilfskräfte darauf vorbereiten, mit solchen Situationen angemessen umzugehen, wenn sie eintreten.

Durch regelmäßige Aufsicht und Bewertung der Praktiken können Interessenkonflikte kontinuierlich erkannt und bewältigt werden. Die Aufsichtspersonen müssen wachsam und bereit sein, einzugreifen, wenn ein Interessenkonflikt vermutet wird. Regelmäßige Audits und Leistungsbewertungen können ebenfalls dazu beitragen, potenzielle Konflikte zu erkennen und sicherzustellen, dass geeignete Maßnahmen zu deren Bewältigung ergriffen werden.

Die Bereitstellung von Unterstützung und Ressourcen für den Umgang mit Interessenkonflikten ist von entscheidender Bedeutung. Pflegende Angehörige sollten Zugang zu Ressourcen wie Ethikberatern oder Ethikkommissionen haben, die ihnen helfen, sich in komplexen Situationen zurechtzufinden. Das Angebot von Fortbildungen und Bildungsmaterialien zum Umgang mit Interessenkonflikten hilft, ein hohes Maß an Kompetenz und Wachsamkeit zu erhalten.

Die Auswirkungen von Interessenkonflikten auf die Qualität der Gesundheitsversorgung sollten nicht unterschätzt werden. Ein schlecht gehandhabter Interessenkonflikt kann das Vertrauen der Patienten untergraben, die Qualität der Pflege beeinträchtigen und dem Ruf der Gesundheitseinrichtung schaden. Durch die Anwendung strenger Praktiken zur Ermittlung, Offenlegung und Handhabung von Interessenkonflikten können **Pflegehilfskräfte** die Integrität ihres Berufsstandes schützen und eine qualitativ hochwertige Pflege gewährleisten.

Weiterbildung und berufliche Entwicklung im Bereich Interessenkonfliktmanagement sind notwendig, um die Kompetenzen von Pflegekräften zu stärken. Die Teilnahme an Workshops, Seminaren und Kursen zur **Berufsethik** und zum Umgang mit Interessenkonflikten hilft dabei, über bewährte Verfahren und neue Vorschriften auf dem Laufenden zu bleiben. Diese Ausbildung hilft auch bei der Entwicklung von Fähigkeiten zur Problemlösung und ethischen Entscheidungsfindung.

- **Geltendes Recht**
  - Rechte von Patienten

Die Achtung der Patientenrechte ist ein Eckpfeiler einer qualitativ hochwertigen und humanisierten Gesundheitsversorgung. Pflegerinnen und Pfleger, die an vorderster Front der Interaktion mit Patienten stehen, spielen eine entscheidende Rolle beim Schutz und der Förderung dieser Rechte. Zu diesen Rechten gehören das Recht auf Information, Vertraulichkeit, Autonomie, respektvolle und nicht diskriminierende Pflege sowie die Beteiligung an Entscheidungen, die ihre eigene Gesundheit betreffen.

Das Recht auf Information ist von grundlegender Bedeutung, damit Patienten fundierte Entscheidungen über ihre Gesundheit treffen können. Pflegende sollten klare, vollständige und verständliche Informationen über Diagnosen, Behandlungsmöglichkeiten, Risiken und den damit verbundenen Nutzen bereitstellen. Dazu gehört auch die Verwendung einer einfachen Sprache, die medizinischen Fachjargon vermeidet, und die Überprüfung, ob der Patient die Informationen verstanden hat. Wenn man beispielsweise erklärt, wie ein Medikament funktioniert, welche Nebenwirkungen es haben kann und wie es eingenommen werden muss, kann dies dem Patienten helfen, seine Behandlung besser zu bewältigen und sich an die ärztlichen Empfehlungen zu halten.

Das Recht auf Vertraulichkeit schützt die persönlichen und medizinischen Informationen des Patienten. Pflegekräfte müssen sicherstellen, dass alle vom Patienten geteilten Informationen vertraulich bleiben und nur den Mitgliedern des Pflegeteams, die direkt an der Behandlung beteiligt sind, mitgeteilt werden. Dazu gehören Praktiken wie leises Sprechen, die Verwendung von Bildschirmen zum Schutz von Krankenakten und die Sicherstellung, dass Gespräche über Patienten unter vier Augen geführt werden. Der Schutz der Privatsphäre trägt dazu bei, ein Klima des Vertrauens zwischen Patient und Pflegeteam aufzubauen.

Das Recht auf Autonomie ermöglicht es Patienten, sich aktiv an Entscheidungen zu beteiligen, die ihre Gesundheit betreffen. Pflegende sollten die Entscheidungen und Präferenzen der Patienten respektieren, auch wenn sie von den medizinischen Empfehlungen abweichen. Dies bedeutet, dass sie Informationen über alle verfügbaren Optionen bereitstellen, die möglichen Folgen jeder Wahl erklären und die Entscheidungen des Patienten unterstützen müssen. Beispielsweise kann sich ein Patient aufgrund seiner persönlichen Überzeugungen oder Bedenken hinsichtlich der Nebenwirkungen dafür entscheiden, eine bestimmte Behandlung abzulehnen. Es ist wichtig, diese Entscheidung zu respektieren und mit dem Patienten zusammenzuarbeiten, um Alternativen zu finden, die seinen Bedürfnissen und Werten entsprechen.

Das Recht auf eine respektvolle und nicht diskriminierende Pflege ist entscheidend für die Gewährleistung von Fairness und Humanismus in der Gesundheitsfürsorge. Pflegende sollten alle Patienten mit Würde, Respekt und Höflichkeit behandeln, unabhängig von ihrer ethnischen Herkunft, ihrem Geschlecht, ihrer sexuellen Orientierung, ihrer Religion oder ihrem sozioökonomischen Status. Dazu gehört auch, aktiv zuzuhören, individuelle Bedürfnisse und Vorlieben zu erkennen und auf die Sorgen der Patienten mit Einfühlungsvermögen zu reagieren. Beispielsweise die Ernährungsvorlieben eines Patienten aufgrund seiner religiösen Überzeugungen zu respektieren oder dafür zu sorgen, dass sich ein LGBTQ+-Patient im Pflegeumfeld sicher und respektiert fühlt.

Das Recht auf Teilhabe an der Pflege bedeutet, dass Patienten in den Prozess der Entscheidungsfindung und Pflegeplanung einbezogen werden. Pflegekräfte sollten die Patienten dazu ermutigen, ihre Meinung zu äußern, Fragen zu stellen und sich aktiv an Diskussionen über ihre Behandlung zu beteiligen. Dies stärkt die Zusammenarbeit und Partnerschaft zwischen dem Patienten und dem Behandlungsteam und trägt zu einer individuelleren und angemesseneren Pflege bei. Wenn ein Patient beispielsweise in die Erstellung seines postoperativen Rehabilitationsplans einbezogen wird, kann dies die Einhaltung des Programms verbessern und eine schnellere Genesung fördern.

Das Recht auf Sicherheit gewährleistet, dass Patienten in einer sicheren Umgebung versorgt werden, ohne dass ihnen Schaden zugefügt werden kann. Pflegekräfte müssen sich an strenge Protokolle halten, um Behandlungsfehler, Infektionen und Unfälle zu verhindern. Dazu gehören Praktiken wie das Händewaschen, die Verwendung persönlicher Schutzausrüstung und die Überprüfung von Identitäten und Verschreibungen vor der Verabreichung von Medikamenten. Die Patientensicherheit hat oberste Priorität und muss in jeden Aspekt der Pflege integriert werden.

Das Recht auf Kontinuität der Versorgung stellt sicher, dass Patienten während ihres gesamten Gesundheitswegs eine zusammenhängende und koordinierte Versorgung erhalten. Pflegehilfskräfte müssen sicherstellen, dass die Übergänge zwischen den verschiedenen Pflegediensten reibungslos verlaufen, indem sie effektiv mit anderen Mitgliedern des Pflegeteams kommunizieren und alle notwendigen Informationen bereitstellen. Dies hilft, Unterbrechungen der Pflege, Doppelarbeit und Kommunikationsfehler zu vermeiden. Bei der Verlegung eines Patienten von der Notaufnahme auf eine Spezialstation ist es beispielsweise entscheidend, alle relevanten Informationen über den Zustand des Patienten, die verabreichten Behandlungen und die Pläne für die zukünftige Pflege zu übermitteln.

Das Recht auf Zugang zu einer qualitativ hochwertigen Gesundheitsversorgung bedeutet, dass Patienten Zugang zu einer angemessenen, wirksamen und auf bewährten Verfahren basierenden Gesundheitsversorgung haben müssen. Pflegekräfte sollten dazu beitragen, dass alle Patienten unabhängig von ihrer finanziellen Situation Zugang zu den Gesundheitsdienstleistungen haben, die sie benötigen. Dies kann die Orientierung zu Ressourcen in der Gemeinde, die Hilfe bei der Navigation durch das Gesundheitssystem und das Eintreten für die Rechte der Patienten auf eine qualitativ hochwertige Versorgung umfassen. Beispielsweise einem Patienten dabei helfen, Versicherungsschutz zu erlangen oder Zugang zu Programmen zur finanziellen Unterstützung seiner medizinischen Behandlung zu erhalten.

Das Recht, mit Würde und Respekt behandelt zu werden, steht im Mittelpunkt des patientenzentrierten Ansatzes. Pflegende sollten immer daran denken, dass jeder Patient ein Individuum mit eigenen Werten, Überzeugungen und Erfahrungen ist. Indem sie jeden Patienten mit größtem Respekt behandeln, seine intrinsische Würde anerkennen und sich bemühen, seine Bedürfnisse ganzheitlich zu erfüllen, tragen Pflegehilfskräfte dazu bei, ein Pflegeumfeld zu schaffen, in dem sich Patienten wertgeschätzt und respektiert fühlen.

- Gesetzliche Verantwortlichkeiten von Pflegekräften

Pflegekräfte spielen eine entscheidende Rolle bei der Bereitstellung von Gesundheitsleistungen und ihre Praxis unterliegt einer Reihe strenger gesetzlicher Verantwortlichkeiten. Diese Verantwortlichkeiten zielen darauf ab, die Sicherheit und die Rechte der Patienten zu schützen, die Qualität der Pflege zu gewährleisten und das Vertrauen der Öffentlichkeit in das Gesundheitssystem aufrechtzuerhalten. Diese rechtlichen Verpflichtungen zu verstehen und einzuhalten, ist für Pflegekräfte von entscheidender Bedeutung, da Verstöße zu schwerwiegenden Folgen für die Patienten und zu Sanktionen für die Fachkräfte führen können.

Die Einhaltung von Gesetzen und Vorschriften ist die Grundlage der rechtlichen Verantwortung von Pflegekräften. Sie müssen die lokalen, nationalen und internationalen Gesetze einhalten, die die Praxis der Gesundheitspflege regeln. Dazu gehören auch die für ihre Rolle spezifischen Vorschriften, wie z. B. Qualifikationsanforderungen, Praxisstandards und Einschränkungen ihres Handlungsspielraums. Beispielsweise dürfen Pflegehilfskräfte keine medizinischen Verfahren durchführen, die Krankenschwestern oder Ärzten vorbehalten sind, es sei denn, sie haben eine spezielle Ausbildung und eine entsprechende Genehmigung erhalten.

Der Schutz der Privatsphäre von Patienten ist eine grundlegende gesetzliche Verpflichtung. Pflegekräfte müssen sicherstellen, dass alle gesundheitsrelevanten Informationen der Patienten vertraulich behandelt und nur mit autorisierten Mitgliedern des Pflegeteams geteilt werden. Dies umfasst die Führung von Krankenakten, die Weitergabe von Gesundheitsinformationen und die Besprechung von Patientenfällen. Verstöße gegen die Vertraulichkeit können rechtliche Schritte und berufsrechtliche Sanktionen nach sich ziehen.

Die Sorgfaltspflicht ist eine wesentliche Verantwortung, die beinhaltet, dass Pflegekräfte Pflegeleistungen erbringen müssen, die den professionellen Standards und den gesetzlichen Erwartungen entsprechen. Das bedeutet, dass sie bei der Ausübung ihrer Pflichten mit Kompetenz, Umsicht und Sorgfalt handeln müssen. Im Falle von Fahrlässigkeit, bei der die geleistete Pflege nicht den erforderlichen Standards entspricht, können Pflegehilfskräfte rechtlich für den Schaden haftbar gemacht werden, der den Patienten entstanden ist. Beispielsweise kann die falsche Verabreichung von Medikamenten oder das Versäumnis, einen Risikopatienten zu überwachen, zu einer Verfolgung wegen Fahrlässigkeit führen.

Die genaue und vollständige Dokumentation der geleisteten Pflege ist eine weitere wichtige rechtliche Verantwortung. Pflegende Angehörige müssen alle relevanten Maßnahmen, klinischen Beobachtungen und Mitteilungen in der Krankenakte des Patienten dokumentieren. Diese Dokumentation muss klar, genau und zeitnah erfolgen. Sie spielt eine entscheidende Rolle für die Kontinuität der Pflege, die Kommunikation innerhalb des Gesundheitsteams und den rechtlichen Schutz der Pflegekräfte im Falle eines Rechtsstreits.

Die Pflicht, jeden Verdacht auf Misshandlung, Vernachlässigung oder eine andere Verletzung der Patientenrechte **zu melden**, ist eine entscheidende rechtliche Verantwortung. Pflegende Helfer müssen die entsprechenden Meldeverfahren kennen und diese unverzüglich befolgen. Dazu gehört auch die Kommunikation mit den zuständigen Behörden und die Zusammenarbeit mit Schutzdiensten, um die Sicherheit und das Wohlergehen gefährdeter Patienten zu gewährleisten. Wenn ein Pflegehelfer beispielsweise den Verdacht hat, dass ein älterer Patient misshandelt wird, muss er diesen Verdacht sofort den zuständigen Behörden melden.

Die Verantwortung, sich ständig weiterzubilden und seine Kompetenzen auf dem neuesten Stand zu halten, ist ebenfalls eine gesetzliche Verpflichtung. Pflegehilfskräfte müssen regelmäßig an beruflichen Weiterbildungen teilnehmen, um über neue Praktiken, Technologien und Vorschriften auf dem Laufenden zu bleiben. Dazu gehört auch die Selbstbewertung ihrer Kompetenzen und die Teilnahme an zusätzlichen Ausbildungsprogrammen, falls erforderlich. Die Nichteinhaltung dieser Verpflichtung kann zu einer Verschlechterung der Pflegequalität und zu gesetzlichen Sanktionen führen.

Eine weitere wichtige rechtliche Verantwortung ist **die Achtung der Patientenrechte**. Pflegekräfte müssen stets im besten Interesse der Patienten handeln und ihre Autonomie, Würde und ihr Recht auf eine qualitativ hochwertige Versorgung respektieren. Dazu gehört auch, die informierte Zustimmung zu Pflege und Behandlung einzuholen, Verfahren zu erklären und Fragen der Patienten zu beantworten. Jede Verletzung der Patientenrechte kann zu einer Verfolgung wegen eines Kunstfehlers führen.

Integrität und Ehrlichkeit sind grundlegende Werte bei der Ausübung der gesetzlichen Pflichten von Pflegehelfern. Sie sollten stets transparent und ehrlich handeln und betrügerische oder irreführende Verhaltensweisen vermeiden. Beispielsweise ist das Fälschen von Krankenakten oder das Verschweigen von Pflegefehlern nicht nur unethisch, sondern auch illegal und kann mit schweren Strafen geahndet werden.

Der Umgang mit Interessenkonflikten ist ebenfalls eine wichtige rechtliche Verantwortung. Pflegekräfte müssen jede Situation vermeiden, in der ihre persönlichen Interessen mit ihren beruflichen Pflichten kollidieren könnten. Dazu gehört, dass sie alle potenziellen Interessenkonflikte offenlegen und Maßnahmen ergreifen, um diese angemessen zu handhaben. Beispielsweise dürfen sie keine Geschenke oder Vorteile von Anbietern medizinischer Produkte annehmen, die ihre klinischen Entscheidungen beeinflussen könnten.

Kapitel 8

Berufliche und persönliche Entwicklung

- **Weiterbildung und Spezialisierung**
  ◦ Möglichkeiten zur Ausbildung und Zertifizierung

Ausbildungs- und Zertifizierungsmöglichkeiten spielen eine entscheidende Rolle bei der beruflichen Entwicklung von Pflegekräften. Diese Möglichkeiten ermöglichen nicht nur den Erwerb neuer Fähigkeiten und Kenntnisse, sondern auch die Aufrechterhaltung von Qualitätsstandards in der geleisteten Pflege. Sie sind von entscheidender Bedeutung, um den sich ändernden Anforderungen des Gesundheitswesens gerecht zu werden und eine immer effizientere und humanere Pflege zu bieten.

Die Grundausbildung ist der erste Schritt, um Krankenpflegehelfer/in zu werden. Diese Ausbildung umfasst theoretische und praktische Kurse, die ein breites Spektrum an Themen abdecken, wie z. B. Anatomie, Physiologie, grundlegende Pflegetechniken, Hygiene und Notfallmanagement. Die Ausbildungsprogramme werden in der Regel von Krankenpflegeschulen, Community Colleges oder Fachinstituten angeboten. Diese Programme beinhalten auch beaufsichtigte klinische Praktika, in denen die Schüler praktische Erfahrungen sammeln und ihr Wissen in realen Pflegeumgebungen anwenden können.

Spezialisierte Zertifizierungen bieten Pflegekräften die Möglichkeit, sich auf bestimmte Bereiche des Gesundheitswesens zu spezialisieren. Beispielsweise ermöglichen Zertifizierungen in Geriatriepflege, Palliativpflege, Notfallpflege oder Pflege von Patienten mit chronischen Krankheiten den Pflegehilfskräften, spezifische Fähigkeiten zu entwickeln und auf die besonderen Bedürfnisse der Patienten einzugehen. Diese Zertifizierungen werden häufig von Berufsverbänden anerkannt und können die Karriereaussichten und Beschäftigungsmöglichkeiten verbessern.

Fortlaufende Schulungen sind **von** entscheidender Bedeutung, um die Kompetenzen von Pflegehelfern während ihrer gesamten Laufbahn zu erhalten und zu aktualisieren. Medizinische Fortschritte, neue Technologien und Änderungen in der

Regulierung erfordern eine regelmäßige Aktualisierung der Kenntnisse. Fortbildungen können in Form von Online-Kursen, Seminaren, Workshops oder Konferenzen angeboten werden. Pflegehelfer/innen können auch an Programmen zur beruflichen Weiterentwicklung teilnehmen, die von ihren Arbeitgebern oder Berufsverbänden organisiert werden.

Programme zur Kompetenzentwicklung sollen Pflegekräften helfen, neue Fähigkeiten zu erwerben und ihre bereits vorhandenen zu verbessern. Diese Programme können Schulungen zu neuen medizinischen Technologien, Techniken der Patientenkommunikation, Stressbewältigung und Konfliktlösung sowie Führungs- und Managementkurse umfassen. Wenn Sie beispielsweise lernen, ein neues System für elektronische Patientenakten zu nutzen oder Pflegemaßnahmen mithilfe modernster Geräte durchzuführen, kann dies die Effizienz und Qualität der geleisteten Pflege erheblich verbessern.

Online-Lernmöglichkeiten haben die Weiterbildung von Krankenpflegehelfern revolutioniert. Online-Lernplattformen bieten eine Flexibilität, die es den Pflegehelfern ermöglicht, Kurse in ihrem eigenen Tempo und nach ihrem Zeitplan zu absolvieren. Es stehen Kurse zu verschiedenen Themen zur Verfügung, von der Grundpflege bis hin zu fortgeschrittenen Techniken der Intensivpflege. Darüber hinaus bieten Webinare und Online-Diskussionsforen den Pflegehelfern die Möglichkeit, ihre Erfahrungen auszutauschen und vom Fachwissen von Fachleuten aus der ganzen Welt zu profitieren.

Simulationen und praktische Workshops sind sehr effektive Ausbildungsmethoden. Simulationen ermöglichen es Krankenpflegehelfern, klinische Fertigkeiten in einer kontrollierten Umgebung zu üben, indem sie hochgradig lebensechte Puppen und hochentwickelte medizinische Geräte verwenden. Praktische Workshops bieten Möglichkeiten zur Ausbildung vor Ort, wo Pflegehelfer/innen ihre Fähigkeiten unter der Aufsicht erfahrener Ausbilder/innen anwenden können. Die Teilnahme an einer Simulation der Herz-Lungen-Wiederbelebung

(CPR) oder an einem Workshop zum Thema Wundmanagement hilft beispielsweise dabei, die technischen Fähigkeiten zu verbessern und Selbstvertrauen zu gewinnen.

Interprofessionelle Schulungen fördern die Zusammenarbeit zwischen den verschiedenen Mitgliedern des Pflegeteams. Die Zusammenarbeit mit Ärzten, Krankenschwestern, Therapeuten und anderen Gesundheitsfachkräften in interprofessionellen Schulungen hilft den Pflegekräften, die Rollen und Zuständigkeiten aller Beteiligten zu verstehen, die Kommunikation und Koordination zu verbessern und die Wirksamkeit der Pflege zu steigern. Beispielsweise können Workshops zum Thema "Management komplexer Pflege" Simulationsübungen beinhalten, bei denen jedes Teammitglied seine spezifische Rolle bei der Behandlung eines Patienten spielt.

Mentoring- und Sponsoring-Programme sind ebenfalls vorteilhaft für die berufliche Entwicklung von Pflegehelfern. Von einem erfahreneren Gesundheitsfachmann betreut zu werden, ermöglicht es den Pflegehelfern, persönliche Ratschläge zu erhalten, ihre klinischen Fähigkeiten zu erweitern und sich durch die Herausforderungen ihrer Karriere zu navigieren. Mentoring bietet kontinuierliche Unterstützung und Lernmöglichkeiten, die erheblich zum beruflichen Wachstum beitragen können.

National und international anerkannte Zertifizierungen können Pflegekräften neue Karrieremöglichkeiten eröffnen. Beispielsweise kann das Erlangen einer Zertifizierung des Roten Kreuzes, der American Heart Association oder anderer anerkannter Organisationen die berufliche Glaubwürdigkeit erhöhen und die Beschäftigungsmöglichkeiten im Ausland steigern. Diese Zertifizierungen zeigen ein Engagement für hervorragende Leistungen und Qualität in der Pflege und sind häufig Voraussetzung für die Arbeit in spezialisierten Pflegeumgebungen oder führenden Institutionen.

Durch die Teilnahme an Fachkonferenzen und Kongressen können sich Pflegehelfer/innen über die neuesten Entwicklungen im Gesundheitswesen auf dem Laufenden halten. Diese Veranstaltungen bieten Möglichkeiten zum Networking, zum Austausch bewährter Verfahren und zum Lernen von Meinungsführern und Branchenexperten. Die Teilnahme an Konferenzen kann auch zu neuen Ideen und Ansätzen zur Verbesserung der Patientenversorgung inspirieren.

○ Spezialisierungen in der Notfallversorgung

Die Spezialisierungen in der Notfallpflege stellen einen bedeutenden Fortschritt für Pflegehelfer dar, die sich in einem besonders anspruchsvollen und dynamischen Bereich der Medizin weiterbilden möchten. Diese Spezialisierungen ermöglichen es den Fachkräften, spezifische Fähigkeiten zu entwickeln, ihr Fachwissen zu erweitern und eine entscheidende Rolle bei der Versorgung von Patienten in kritischen Situationen zu spielen. Durch ihre Spezialisierung tragen innen/Pflegehelfer dazu bei, die Qualität der Pflege zu verbessern und die Reaktionsfähigkeit der Notfalldienste zu steigern.

Die **Spezialisierung auf fortgeschrittene -Lungen-Herz Wiederbelebung (CPR)** ist eine der entscheidensten. Diese Ausbildung vermittelt den Helfern fortgeschrittene Wiederbelebungstechniken, einschließlich der Verwendung von Defibrillatoren, des Atemwegsmanagements und der Verabreichung von Notfallmedikamenten. Außerdem lernen sie, wie sie die Anzeichen eines Herznotfalls schnell erkennen und effektiv eingreifen können, um Leben zu retten. Fortgeschrittene HLW-Schulungen werden häufig von zertifizierten Organisationen wie der American Heart Association durchgeführt und umfassen praktische Simulationen und strenge Bewertungen.

Die **Versorgung von Mehrfachverletzten** ist eine weitere lebenswichtige Spezialisierung. In diesem Bereich ausgebildete Pflegekräfte sind darauf vorbereitet, Mehrfachverletzungen zu behandeln, die durch schwere Unfälle wie Verkehrsunfälle oder Stürze aus großer Höhe verursacht werden. Die Ausbildung umfasst die schnelle Beurteilung von Patienten, die Stabilisierung lebenswichtiger Funktionen, die Behandlung von Blutungen und die Vorbereitung von Patienten auf Notoperationen. Pflegeassistenten, die auf die Versorgung von Polytraumata spezialisiert sind, müssen auch in der Koordination mit anderen Mitgliedern des Pflegeteams kompetent sein, um eine integrierte und effektive Versorgung zu gewährleisten.

Pädiatrische Traumapflege ist eine Spezialisierung, die sich auf die Behandlung von Kindern konzentriert, die ein Trauma erlitten haben. Pflegehelfer/innen müssen nicht nur über spezielle technische Fähigkeiten verfügen, sondern auch ein besonderes Gespür für die emotionalen Bedürfnisse der jungen Patienten und ihrer Familien haben. Die Ausbildung umfasst kindgerechte Kommunikationstechniken, pädiatrisches Schmerzmanagement und die Verwendung von Spezialgeräten für die Kinderpflege. Diese Spezialisierung ist entscheidend, um Stress und Ängste bei Kindern zu reduzieren und gleichzeitig eine effektive medizinische Versorgung zu gewährleisten.

Psychiatrische Notfallpflege ist eine Spezialisierung, die zunehmend gefragt ist. In diesem Bereich ausgebildete Pflegehelfer/innen lernen, psychiatrische Krisen wie akute psychotische Episoden, Selbstmordversuche und schwere Erregungszustände einzuschätzen und zu bewältigen. Sie müssen in der Lage sein, Deeskalationstechniken anzuwenden, sofortige emotionale Unterstützung zu leisten und eng mit Psychiatern und Krankenschwestern und -pflegern, die auf psychische Gesundheit spezialisiert sind, zusammenzuarbeiten. Diese Ausbildung befähigt Pflegehilfskräfte, Patienten in psychischen Notlagen sicher und respektvoll zu betreuen.

Notfalltoxikologische Pflege bereitet Pflegekräfte auf die Behandlung von Patienten vor, die an Vergiftungen oder Überdosierungen leiden. Sie lernen, die Anzeichen und Symptome einer Vergiftung zu erkennen, geeignete Gegenmittel zu verabreichen und die Auswirkungen von Giftstoffen auf den Körper zu überwachen. Die Ausbildung in Toxikologie umfasst auch Kenntnisse über gefährliche Wechselwirkungen von

Medikamenten und den Umgang mit Fällen von Drogenüberdosierung, die in der Notaufnahme häufig vorkommen.

Pflege in Katastrophen und Krisenmanagement ist eine Spezialisierung, die Pflegehilfskräfte auf den Einsatz in Großschadenslagen wie Naturkatastrophen, Terroranschlägen oder Industrieunfällen vorbereitet. Die Ausbildung umfasst die Bewältigung massiver Patientenströme, die Einrichtung von Triagen und die Koordination mit Rettungsdiensten und humanitären Organisationen. Auf Katastrophenhilfe spezialisierte Pflegekräfte müssen in der Lage sein, unter extremen und oft chaotischen Bedingungen zu arbeiten und gleichzeitig eine qualitativ hochwertige Pflege zu leisten.

Die **Betreuung von Patienten am Lebensende in der** Notaufnahme ist eine Spezialisierung, die sich auf die Unterstützung von unheilbar kranken Patienten und ihren Familien in Notaufnahmen konzentriert. In diesem Bereich ausgebildete Pflegekräfte müssen in der Lage sein, Schmerzen und Symptome zu behandeln, emotionale und psychologische Unterstützung zu leisten und die Wünsche der Patienten bezüglich ihres Lebensendes zu respektieren. Die Ausbildung umfasst auch die Kommunikation mit den Familien und die Koordination mit den Palliativteams, um einen sanften und respektvollen Übergang in der Pflege zu gewährleisten.

Pflege in der Notfall-Geburtshilfe ist eine Spezialisierung für innen/Pflegehelfer, die in Notsituationen mit schwangeren Patientinnen arbeiten. Sie lernen, wie man mit geburtshilflichen Komplikationen wie postpartalen Blutungen, Eklampsie und überstürzten Geburten umgeht. Die Ausbildung in geburtshilflicher Notfallversorgung umfasst auch die Versorgung von Neugeborenen in Not, die Reanimation von Neugeborenen und die Unterstützung von Müttern in Situationen mit hohem Stress.

Geriatrische Notfallpflege bereitet Krankenpflegehelfer darauf vor, auf die besonderen Bedürfnisse älterer Patienten in Notfallsituationen einzugehen. Die Ausbildung umfasst den Umgang mit chronischen Krankheiten, die Vermeidung von Stürzen, die Beurteilung kognitiver Beeinträchtigungen und die Kommunikation mit Patienten, die möglicherweise Hör- oder Sehbehinderungen haben. Auf geriatrische Pflege spezialisierte Pflegehilfskräfte sollten auch darin geschult werden, Anzeichen von Misshandlung und Vernachlässigung bei älteren Patienten zu erkennen.

Pflege in der Notfallneurologie ist eine Spezialisierung, die den Umgang mit Patienten mit akuten neurologischen Erkrankungen wie Schlaganfällen, epileptischen Anfällen und Kopfverletzungen umfasst. Krankenpflegehelfer/innen müssen in der Lage sein, schnelle neurologische Beurteilungen durchzuführen, Patienten zu stabilisieren und mit Neurologen und Neurochirurgen zusammenzuarbeiten, um eine optimale Versorgung zu gewährleisten.

- **Wohlbefinden und Lebensbalance**
  - Strategien zur Verhinderung von Burnout

Burnout ist aufgrund der hohen Anforderungen und des Stresses, die mit ihrer Arbeit einhergehen, ein großes Risiko für Pflegehelferinnen und Pflegehelfer. Die Vermeidung von Burnout ist nicht nur für das Wohlbefinden der Pflegehilfskräfte von entscheidender Bedeutung, sondern auch für die Gewährleistung einer qualitativ hochwertigen Patientenversorgung. Strategien zur Vermeidung von Burnout umfassen individuelle und organisatorische Ansätze, die auf die Förderung der Resilienz, den Abbau von Stress und die Schaffung eines gesunden Arbeitsumfelds abzielen.

Stressbewältigung ist eine entscheidende Fähigkeit, um einem Burnout vorzubeugen. Pflegehelfer/innen müssen lernen, frühe Anzeichen von Stress zu erkennen, wie Reizbarkeit, übermäßige

Müdigkeit und verminderte Arbeitszufriedenheit. Entspannungstechniken wie tiefes Atmen, Meditation und Yoga können helfen, den Stresspegel zu senken. Wenn Sie sich beispielsweise jeden Tag ein paar Minuten Zeit nehmen, um bewusste Atemübungen zu praktizieren, kann dies dazu beitragen, den Geist zu beruhigen und die Energien wieder aufzuladen.

Ein ausgewogenes Verhältnis zwischen Arbeit und Privatleben ist für die Aufrechterhaltung einer guten psychischen Gesundheit von entscheidender Bedeutung. Pflegehilfskräfte sollten darauf achten, dass sie nicht von ihren beruflichen Verpflichtungen überwältigt werden und Zeit für persönliche, familiäre und soziale Aktivitäten haben. Klare Grenzen zwischen Arbeit und Privatleben zu ziehen, wie z. B. keine Arbeit mit nach Hause zu nehmen oder sich Zeiten zum Abschalten zu gönnen, kann helfen, dieses Gleichgewicht zu bewahren. Das Planen regelmäßiger Aktivitäten mit Freunden oder Verwandten kann z. B. emotionale Unterstützung und ein Gefühl der Normalität außerhalb der Arbeit vermitteln.

Weiterbildung und berufliche Entwicklung sind ebenfalls wirksame Mittel, um einem Burnout vorzubeugen. Die Teilnahme an Schulungen, Workshops und Konferenzen hilft Pflegekräften, engagiert und motiviert zu bleiben, indem sie neue Fähigkeiten erwerben und sich über die neuesten Entwicklungen in ihrem Bereich informieren. Dies kann ihr Interesse an ihrer Arbeit erneuern und ihnen ein Gefühl der Erfüllung geben. Beispielsweise kann die Teilnahme an einer Schulung über neue Technologien in der Gesundheitspflege anregende und bereichernde Perspektiven eröffnen.

Soziale Unterstützung und offene Kommunikation innerhalb des Arbeitsteams sind entscheidend für die Schaffung eines unterstützenden Umfelds. Pflegehilfskräfte sollten ermutigt werden, ihre Anliegen mitzuteilen und um Hilfe zu bitten, wenn sie diese benötigen. Regelmäßige Treffen zur Nachbesprechung oder Unterstützung unter Kollegen können Raum bieten, um Herausforderungen und Erfolge zu besprechen und den

Teamzusammenhalt zu stärken. Beispielsweise kann eine wöchentliche Selbsthilfegruppe, in der Pflegehelfer frei über ihre Erfahrungen sprechen und sich Ratschläge von Kollegen einholen können, sehr vorteilhaft sein.

Anerkennung und Wertschätzung der Arbeit sind wichtige Faktoren, um einem Burnout vorzubeugen. Pflegehilfskräfte sollten sich für ihren Beitrag geschätzt und anerkannt fühlen. Manager und Vorgesetzte können eine Schlüsselrolle spielen, indem sie positives Feedback geben, Leistungen öffentlich anerkennen und Möglichkeiten für den beruflichen Aufstieg bieten. Beispielsweise können Programme zur Anerkennung von Mitarbeitern, wie monatliche Auszeichnungen für außergewöhnliche Leistungen, Pflegehilfskräfte ermutigen und ihr Engagement stärken.

Ein effektives Zeit- und Ressourcenmanagement kann auch Stress reduzieren und Erschöpfung vorbeugen. Pflegehilfskräfte müssen lernen, ihr Arbeitspensum effizient zu bewältigen, indem sie Aufgaben priorisieren, wenn möglich delegieren und Zeitmanagement-Tools einsetzen. Arbeitgeber können dies unterstützen, indem sie angemessene Ressourcen zur Verfügung stellen und dafür sorgen, dass genügend Personal vorhanden ist, um den Bedürfnissen der Patienten gerecht zu werden. Beispielsweise kann der Einsatz von Planungssoftware dabei helfen, die Arbeitszeiten so zu gestalten, dass Überlastungen vermieden werden.

Der Zugang zu professionellen Unterstützungsdiensten, wie z. B. Beratern für psychische Gesundheit oder Mitarbeiterprogrammen, ist entscheidend, um Pflegekräften zusätzliche Unterstützung zu bieten. Diese Dienste können einen vertraulichen Raum bieten, um persönliche oder berufliche Probleme zu besprechen und Ratschläge und Strategien zur Stressbewältigung zu erhalten. Beispielsweise können regelmäßige Sitzungen mit einem Berater, der auf Stressbewältigung und Burnout spezialisiert ist, praktische

Techniken zur Bewältigung der Herausforderungen am Arbeitsplatz anbieten.

Die Förderung der körperlichen Gesundheit ist ebenfalls ein wichtiger Bestandteil der Burnout-Prävention. Pflegekräfte sollten zu einer gesunden Lebensweise ermutigt werden, die eine ausgewogene Ernährung, regelmäßige körperliche Betätigung und ausreichend Schlaf umfasst. Insbesondere körperliche Aktivität ist für ihre positiven Auswirkungen auf den Stressabbau und die Verbesserung der Stimmung bekannt. Beispielsweise kann die Organisation von Fitness- oder Yogakursen am Arbeitsplatz Pflegehilfskräfte dazu ermutigen, körperliche Bewegung in ihre tägliche Routine zu integrieren.

Organisatorische Interventionen, wie die Verbesserung der Arbeitsbedingungen und die Einführung von Maßnahmen zur Burnout-Prävention, sind von entscheidender Bedeutung. Arbeitgeber müssen ein günstiges Arbeitsumfeld schaffen, mit angemessenen Ruhezonen, regelmäßigen Pausen und einer Unternehmenskultur, die das Wohlbefinden der Mitarbeiter wertschätzt. Die Einführung verbindlicher Pausenrichtlinien kann beispielsweise sicherstellen, dass Pflegekräfte sich während ihres Arbeitstages die nötige Zeit nehmen, um sich auszuruhen und neue Kräfte zu sammeln.

Die Sensibilisierung und Aufklärung über Burnout muss in die Ausbildung von Pflegekräften integriert werden. Sie sollten über die Anzeichen und Symptome von Burnout sowie über Strategien zur Vermeidung von Burnout informiert werden. Die Ausbildungsprogramme können Module zu Stressbewältigung, Resilienz und Selbstpflegetechniken enthalten. Beispielsweise können Workshops zu Stressbewältigung und Resilienz praktische Werkzeuge und Ressourcen vermitteln, die Pflegekräften helfen, mit den Belastungen ihrer Arbeit umzugehen.

Kapitel 9
Die Technologie
in der Notaufnahme

- **Moderne medizinische Einrichtungen**
  ○ Erweiterte Vitalzeichendetektoren

Fortschrittliche Vitalzeichendetektoren stellen eine bedeutende Innovation im Gesundheitswesen dar und bieten erweiterte Möglichkeiten für die kontinuierliche und genaue Überwachung von Patienten. Diese hochentwickelten Geräte ermöglichen es Pflegekräften und medizinischem Fachpersonal, Veränderungen im Gesundheitszustand der Patienten schnell zu erkennen, wodurch frühzeitige Interventionen erleichtert und die klinischen Ergebnisse verbessert werden. Die Integration dieser Technologien in die Pflegepraxis ermöglicht ein besseres Notfallmanagement und eine Optimierung der Gesundheitsressourcen.

Multiparameter-Monitore sind wichtige Hilfsmittel in der Notfallversorgung. Sie messen gleichzeitig mehrere Vitalzeichen wie Herzfrequenz, Blutdruck, Sauerstoffsättigung (SpO2), Körpertemperatur und Atemfrequenz. Diese Monitore liefern Daten in Echtzeit und alarmieren das Pflegepersonal sofort, wenn die Werte von den normalen Werten abweichen. So kann z. B. ein Schockpatient durch plötzliche Veränderungen des Blutdrucks und der Herzfrequenz schnell erkannt werden, was ein rasches Eingreifen ermöglicht.

Tragbare und tragbare Überwachungsgeräte bieten mehr Flexibilität bei der Überwachung von Patienten innerhalb und außerhalb des Krankenhausumfelds. Diese Geräte, die oft in Patches oder Armbänder integriert sind, ermöglichen eine kontinuierliche Überwachung der Vitalzeichen, ohne die Mobilität des Patienten einzuschränken. Sie sind besonders nützlich für Patienten mit chronischen Erkrankungen, die eine ständige Überwachung benötigen. Ein Herzüberwachungspflaster kann beispielsweise Arrhythmien in Echtzeit erkennen und über eine mobile Anwendung Warnungen an das medizinische Personal senden.

Telemedizinische Technologien nutzen fortschrittliche Vitalzeichendetektoren, um eine Fernüberwachung von Patienten zu ermöglichen. Dies ist besonders vorteilhaft für Patienten, die in abgelegenen Gebieten leben oder Schwierigkeiten haben, sich zu bewegen. Die Heimüberwachungsgeräte senden Echtzeitdaten an das medizinische Fachpersonal, das den Gesundheitszustand des Patienten überwachen und bei Bedarf eingreifen kann. Beispielsweise kann ein Patient mit Herzinsuffizienz ein Gerät zur Überwachung des Blutdrucks zu Hause verwenden, wobei die Daten direkt an den Kardiologen weitergeleitet werden.

Systeme der künstlichen Intelligenz (KI) spielen eine zunehmend wichtige Rolle bei der Analyse von Daten, die von fortschrittlichen Vitalzeichendetektoren gesammelt werden. KI kann subtile und prädiktive Muster in Gesundheitsdaten erkennen, die einer menschlichen Analyse möglicherweise entgehen. Indem sie große Datenmengen in Echtzeit analysieren, können KI-Systeme Frühwarnungen und Empfehlungen für Interventionen liefern. Beispielsweise kann ein KI-System Trends bei den Vitalzeichen eines Patienten analysieren und eine Dekompensation vorhersagen, bevor sie klinisch auffällig wird.

Nichtinvasive Vitalzeichendetektoren sind besonders vorteilhaft für Patienten, die eine häufige, aber empfindliche Überwachung benötigen. Diese Geräte verwenden Technologien wie Infrarotspektroskopie, Ultraschall oder Photoplethysmographie, um Vitalzeichen zu messen, ohne dass Punktionen oder andere invasive Verfahren erforderlich sind. Nichtinvasive Pulsoximeter beispielsweise messen die Sauerstoffsättigung und die Herzfrequenz über einen Sensor am Finger oder Ohrläppchen.

Überwachungsgeräte für die Intensivpflege sind für eine kontinuierliche Echtzeitüberwachung der kritischsten Patienten konzipiert. Diese Systeme beinhalten häufig erweiterte Funktionen wie die Messung des intrakraniellen Drucks, die Überwachung der Blutgase und die Überwachung der Nierenfunktion. Sie ermöglichen es, multiple Organausfälle frühzeitig zu erkennen und die Behandlung entsprechend anzupassen. Beispielsweise kann ein Monitor für die Intensivstation den invasiven Blutdruck und den intrakraniellen

Druck eines Patienten mit Schädel-Hirn-Trauma kontinuierlich überwachen.

Innovationen bei in Kleidung integrierten Sensoren sind ein neuer Fortschritt, der eine diskrete und kontinuierliche Überwachung der Vitalzeichen ermöglicht. Diese Sensoren können in Kleidungsstücke wie T-Shirts oder Armbinden integriert werden und sind in der Lage, Parameter wie die Herzfrequenz, die Körpertemperatur und die Atembewegungen zu messen. Diese Geräte sind besonders nützlich für die Überwachung von pädiatrischen Patienten oder älteren Menschen, die das Tragen herkömmlicher Überwachungsgeräte als unbequem oder aufdringlich empfinden können.

Die Bedeutung der Integration von Daten aus verschiedenen Überwachungsgeräten ist für ein effektives Pflegemanagement von entscheidender **Bedeutung**. Integrierte Systeme ermöglichen die Zentralisierung von Vitalzeichendaten in einer einzigen Schnittstelle und erleichtern so die Gesamtanalyse und die klinische Entscheidungsfindung. Beispielsweise kann ein zentrales Dashboard auf einer Intensivstation die Daten aller Patienten in Echtzeit anzeigen, sodass das Pflegepersonal Maßnahmen priorisieren kann.

Schulungen und die Vertrautheit mit neuen Technologien sind für das Pflegepersonal von entscheidender Bedeutung, um die Vorteile der fortschrittlichen Vitalzeichendetektoren voll ausschöpfen zu können. Pflegekräfte sollten nicht nur in der Bedienung der Geräte geschult werden, sondern auch in der Interpretation der Daten und der angemessenen Reaktion auf Warnmeldungen. Fortlaufende Schulungsprogramme und praktische Simulationen können dazu beitragen, ein hohes Maß an Kompetenz und Vertrauen in die Nutzung dieser Technologien aufrechtzuerhalten. Beispielsweise können Schulungsworkshops zur Verwendung tragbarer Herzüberwachungsgeräte die Fähigkeit von Pflegekräften verbessern, Arrhythmien schnell zu erkennen und darauf zu reagieren.

Auch **die Herausforderungen und ethischen Erwägungen, die** mit der Verwendung fortschrittlicher Vitalzeichendetektoren verbunden sind, müssen berücksichtigt werden. Die Vertraulichkeit der Daten, die Einwilligung der Patienten und die Gleichheit beim Zugang zu diesen Technologien sind wichtige Aspekte, die es zu berücksichtigen gilt. Angehörige der Gesundheitsberufe sollten sicherstellen, dass Patientendaten gemäß den Datenschutzbestimmungen geschützt werden und dass die Patienten über den Einsatz von Überwachungsgeräten informiert sind und ihre Zustimmung erteilen. So ist es beispielsweise vor der Einführung eines telemedizinischen Systems für die häusliche Überwachung entscheidend, mit dem Patienten die Auswirkungen auf den Datenschutz zu besprechen und seine informierte Einwilligung einzuholen.

- Technologien für Monitoring und Telemedizin

Die Technologien für Monitoring und Telemedizin haben die Gesundheitsfürsorge revolutioniert, indem sie eine kontinuierliche Überwachung der Patienten und eine Fernversorgung ermöglichen. Diese technologischen Fortschritte bieten innovative Lösungen zur Verbesserung der Qualität der Pflege, zur Senkung der Kosten und zur Erhöhung der Zugänglichkeit, insbesondere in ländlichen oder unterversorgten Gebieten. Pflegekräfte spielen bei der Nutzung und Integration dieser Technologien eine entscheidende Rolle, indem sie für eine sorgfältige Überwachung und eine effektive Kommunikation mit Patienten und anderen Gesundheitsfachkräften sorgen.

Die Überwachung von Vitalparametern ist **das** Herzstück moderner Überwachungstechnologien. Multiparameter-Monitore sind in der Lage, mehrere Vitalparameter wie Herzfrequenz, Blutdruck, Sauerstoffsättigung, Körpertemperatur und Atemfrequenz gleichzeitig zu messen und anzuzeigen. Diese Geräte liefern Daten in Echtzeit, sodass die Pflegekräfte Abweichungen von den Normalwerten schnell erkennen und angemessen reagieren können. So kann z. B. ein Patient mit Anzeichen von Atemnot dank der vom Monitor erzeugten Warnmeldungen sofort versorgt werden.

Tragbare und tragbare Geräte bieten mehr Flexibilität bei der Überwachung von Patienten innerhalb und außerhalb von Krankenhausumgebungen. Diese Geräte, die häufig in Patches, Armbänder oder Kleidung integriert sind, ermöglichen eine kontinuierliche Überwachung, ohne die Mobilität des Patienten zu beeinträchtigen. Sie sind besonders nützlich für Patienten mit chronischen Erkrankungen, die eine ständige Überwachung benötigen. Ein Herzüberwachungspflaster kann z. B. Herzrhythmusstörungen in Echtzeit erkennen und über eine mobile Anwendung Warnungen an das medizinische Personal senden, sodass schnell und angemessen eingegriffen werden kann.

Die Telemedizin nutzt Kommunikationstechnologien, um Gesundheitsversorgung aus der Ferne anzubieten, was besonders für Patienten, die in abgelegenen Gebieten leben oder Schwierigkeiten haben, sich fortzubewegen, von Vorteil ist. Telemedizinische Konsultationen können über Videoanrufe, sichere Online-Plattformen oder mobile Anwendungen erfolgen, sodass Patienten medizinische Ratschläge, Diagnosen und Verschreibungen erhalten können, ohne physisch in eine Klinik gehen zu müssen. Beispielsweise kann ein Patient mit Bluthochdruck über eine telemedizinische Plattform regelmäßige Konsultationen mit seinem Arzt abhalten und seine Behandlung anhand der in Echtzeit übertragenen Blutdruckmesswerte anpassen.

Home **Monitoring-Geräte** ermöglichen eine kontinuierliche Überwachung der Vitalzeichen von Patienten und senden die Daten direkt an medizinisches Fachpersonal. Zu diesen Geräten können Blutdruckmessgeräte, Blutzuckermessgeräte, Pulsoximeter und intelligente Waagen gehören. Die gesammelten Daten werden analysiert und in elektronischen Krankenaktensystemen gespeichert, was die Überwachung und Analyse langfristiger Gesundheitstrends erleichtert. Beispielsweise kann ein Diabetiker mit einem vernetzten Glukometer seine Glukosewerte aufzeichnen, und sein

Endokrinologe kann seine Behandlung anhand der gesammelten Daten anpassen.

Systeme der künstlichen Intelligenz (KI) und des maschinellen Lernens spielen eine immer größere Rolle bei der Analyse von Telemedizin- und Monitoringdaten. KI kann subtile und prädiktive Muster in Gesundheitsdaten erkennen, die einer menschlichen Analyse entgehen könnten, und so präventive Eingriffe ermöglichen. Beispielsweise kann ein KI-System Herzüberwachungsdaten analysieren und eine kardiale Dekompensation vorhersagen, bevor sie klinisch auffällig wird, wodurch ein frühzeitiges Eingreifen ermöglicht wird.

In die Kleidung integrierte Sensoren sind eine neuere Innovation, die eine diskrete und kontinuierliche Überwachung der Vitalzeichen ermöglicht. Diese Sensoren können in Kleidungsstücke wie T-Shirts oder Armbinden integriert werden und sind in der Lage, Parameter wie die Herzfrequenz, die Körpertemperatur und die Atembewegungen zu messen. Sie sind besonders nützlich für die Überwachung von pädiatrischen Patienten oder älteren Menschen, für die das Tragen herkömmlicher Überwachungsgeräte unbequem oder aufdringlich sein kann. Ein mit Sensoren ausgestattetes T-Shirt kann beispielsweise die Vitalzeichen eines Kindes mit Asthma kontinuierlich überwachen und die Eltern und Betreuer bei einer Verschlechterung alarmieren.

Plattformen für das Online-Gesundheitsmanagement zentralisieren Überwachungsdaten und ermöglichen eine integrierte Verwaltung der Gesundheitsversorgung. Diese Plattformen bieten einen Überblick über die Gesundheitsparameter des Patienten und erleichtern so die Koordination zwischen den verschiedenen Gesundheitsfachkräften. Sie können auch Funktionen wie Medikamentenerinnerungen, Terminvereinbarungen und eine sichere Kommunikation zwischen Patienten und Pflegekräften umfassen. Beispielsweise kann eine Gesundheitsmanagementplattform einem Kardiologen, einem

Endokrinologen und einer Pflegekraft ermöglichen, bei der Behandlung eines Patienten mit mehreren chronischen Krankheiten effektiv zusammenzuarbeiten.

Schulungen und die Vertrautheit mit neuen Technologien sind für Pflegehilfskräfte von entscheidender Bedeutung, um den Einsatz von Überwachungs- und Telemedizintechnologien zu maximieren. Pflegehilfskräfte sollten nicht nur im Umgang mit den Geräten geschult werden, sondern auch in der Interpretation der Daten und der angemessenen Reaktion auf Warnmeldungen. Fortlaufende Schulungsprogramme und praktische Simulationen können dazu beitragen, ein hohes Maß an Kompetenz und Vertrauen in die Nutzung dieser Technologien aufrechtzuerhalten. Beispielsweise können Schulungsworkshops zur Verwendung tragbarer Herzüberwachungsgeräte die Fähigkeit von Pflegekräften verbessern, Arrhythmien schnell zu erkennen und darauf zu reagieren.

Ethische und datenschutzrechtliche Erwägungen sind bei der Verwendung von Telemedizin- und Überwachungstechnologien von entscheidender Bedeutung. Die Angehörigen der Gesundheitsberufe müssen sicherstellen, dass die Patientendaten gemäß den Datenschutzbestimmungen geschützt werden und dass die Patienten über die Verwendung von Überwachungsgeräten informiert sind und ihre Zustimmung erteilen. Transparenz über die Verwendung der Daten und die getroffenen Sicherheitsmaßnahmen ist entscheidend, um das Vertrauen der Patienten zu erhalten. So ist es beispielsweise vor der Einführung eines telemedizinischen Systems zur häuslichen Überwachung entscheidend, mit dem Patienten die Auswirkungen auf den Datenschutz zu besprechen und seine informierte Zustimmung einzuholen.

Die Auswirkungen auf die Qualität der Versorgung und die Effizienz des Gesundheitssystems sind erheblich. Monitoring- und Telemedizintechnologien ermöglichen eine proaktive Überwachung, reduzieren unnötige Krankenhausaufenthalte, verbessern den Umgang mit chronischen Krankheiten und erhöhen den Zugang zur Gesundheitsversorgung. Sie setzen auch Ressourcen frei, indem sie den Bedarf an persönlichen Konsultationen für Routineüberwachungen verringern. Beispielsweise kann die Fernüberwachung von Patienten mit Herzinsuffizienz die Zahl der erneuten Krankenhauseinweisungen verringern, da sie ein engeres Management ermöglicht und bei einer Verschlechterung des Gesundheitszustands schnell eingreift.

- **Software zur Verwaltung von Notfällen**
  - Elektronische Gesundheitsakten (EMR)

Elektronische Patientenakten (EPA) stellen einen großen technologischen Fortschritt im Gesundheitswesen dar und verändern die Art und Weise, wie medizinische Informationen gespeichert, weitergegeben und genutzt werden. EPAs bieten viele Vorteile gegenüber herkömmlichen Papierakten, darunter einen besseren Zugang, höhere Genauigkeit und eine verbesserte Effizienz bei der Verwaltung von Gesundheitsdaten. Für Pflegekräfte sind EMRs ein wertvolles Hilfsmittel, um eine qualitativ hochwertige und koordinierte Pflege zu gewährleisten.

Die Zugänglichkeit und Zentralisierung von Informationen gehören zu den Hauptvorteilen von EMRs. Im Gegensatz zu Papierakten, die schwer zu finden und weiterzugeben sein können, ermöglichen EMRs einen schnellen und einfachen Zugriff auf die vollständigen medizinischen Informationen eines Patienten. Pflegekräfte können die Krankengeschichte, Testergebnisse, Verschreibungen und Notizen von früheren Besuchen mit wenigen Klicks einsehen, unabhängig von ihrem Standort. Diese Zugänglichkeit verbessert die Kontinuität der Pflege, da alle an der Behandlung eines Patienten beteiligten Gesundheitsfachkräfte auf dieselben aktuellen Informationen zugreifen können.

Genauigkeit und Fehlervermeidung sind ebenfalls zentrale Vorteile von EMRs. Papierakten sind wahrscheinlich unvollständig, unleserlich oder schlecht organisiert, was zu

Fehlern bei der Bearbeitung führen kann. EPAs hingegen standardisieren die Dateneingabe und verringern so das Risiko von Fehlern, die durch Abschreiben oder Fehlinterpretation von Informationen entstehen. Beispielsweise reduzieren elektronische Rezepte Medikationsfehler aufgrund unleserlicher Handschrift oder falscher Dosierung erheblich.

Die Verbesserung der Kommunikation und der Koordination der Pflege ist ein weiterer wichtiger Nutzen von EMRs. Die zentralisierten Informationen ermöglichen eine reibungslose Kommunikation zwischen den verschiedenen Mitgliedern des Pflegeteams. Pfleger, Krankenschwestern, Ärzte und anderes Gesundheitspersonal können in Echtzeit Notizen hinzufügen, Aktualisierungen austauschen und zusammenarbeiten, was besonders in komplexen Pflegeumgebungen wie Notaufnahmen von entscheidender Bedeutung ist. Wenn ein Patient beispielsweise von einer Intensivstation auf eine Station mit regulärer Pflege verlegt wird, können mithilfe von EMRs alle relevanten Informationen über laufende Behandlungen und klinische Beobachtungen ohne Verzögerung weitergegeben werden.

Datensicherheit und Datenschutz sind wichtige Anliegen bei der Verwendung von EMRs. EMR-Systeme sind mit fortschrittlichen Sicherheitsmaßnahmen wie Datenverschlüsselung, Multi-Faktor-Authentifizierung und Zugangskontrollen ausgestattet, um die sensiblen Informationen der Patienten zu schützen. Die Pflegekräfte müssen sich an Sicherheitsprotokolle halten, um sicherzustellen, dass nur berechtigte Personen auf medizinische Daten zugreifen können. Beispielsweise trägt die Verwendung sicherer Anmeldeinformationen und die Sicherstellung, dass die Systeme nach der Nutzung getrennt werden, dazu bei, die Privatsphäre der Patienten zu schützen.

Betriebliche Effizienz und Kosteneinsparungen sind weitere Vorteile von EMRs. Durch die Digitalisierung von Patientenakten wird weniger Zeit für die Verwaltung aufgewendet, sodass mehr

Zeit für die direkte Patientenversorgung zur Verfügung steht. Darüber hinaus senken EMRs die Kosten, die mit dem Druck, der Lagerung und der Verwaltung von Papierakten verbunden sind. In einem großen Krankenhaus kann die Umstellung auf EMRs beispielsweise die Kosten für die physische Archivierung von Akten senken und die Effizienz der Rechnungs- und Kodierungsprozesse verbessern.

Die Unterstützung der klinischen Entscheidungsfindung ist ein weiterer bedeutender Vorteil von EMRs. Diese Systeme können Entscheidungshilfen integrieren, wie z. B. Warnungen vor Arzneimittelinteraktionen, Erinnerungen an präventive Pflege und Empfehlungen auf der Grundlage der besten klinischen Praxis. Diese Funktionen helfen Pflegekräften, informierte Entscheidungen zu treffen und eine evidenzbasierte Pflege zu leisten. Beispielsweise kann ein EMR eine Pflegekraft alarmieren, wenn ein Patient, der gegen ein Medikament allergisch ist, versehentlich ein Rezept erhält, das dieses Allergen enthält, wodurch eine unerwünschte Reaktion verhindert werden kann.

Die Analyse und Verwaltung von Gesundheitsdaten wird durch EMRs erleichtert. Die gesammelten Informationen können für die Analyse von Gesundheitstrends, die Verbesserung von Pflegeprozessen und die klinische Forschung verwendet werden. Pflegekräfte und Gesundheitsmanager können diese Daten nutzen, um verbesserungsbedürftige Bereiche zu identifizieren, die Wirksamkeit von Interventionen zu bewerten und Strategien zur Optimierung der Pflege zu entwickeln. Beispielsweise kann die Analyse von EMR-Daten hohe Raten nosokomialer Infektionen in einer bestimmten Station aufzeigen, was zur Umsetzung gezielter Präventionsmaßnahmen führt.

Die Integration mit anderen Gesundheitssystemen ist ein wichtiger Vorteil von EMRs. Diese Systeme können mit Laboren, Apotheken und anderen Gesundheitsdiensten verbunden werden, was einen reibungslosen Informationsaustausch und eine bessere Koordination der Pflege ermöglicht. Beispielsweise können Laborergebnisse automatisch in das EMR des Patienten integriert werden, wodurch die Notwendigkeit manueller Eingaben entfällt und die Fehleranfälligkeit verringert wird. Ebenso können elektronische Rezepte direkt an Apotheken gesendet werden, wodurch der Prozess für Patienten und Pflegepersonal vereinfacht wird.

Fortlaufende Schulungen und Unterstützung der Nutzer sind entscheidend für die Maximierung der Vorteile von EMDs. Pflegehilfskräfte sollten angemessen in der Nutzung von EMR-Systemen geschult werden, einschließlich der Dateneingabe, der Navigation durch die Benutzeroberflächen und der Handhabung von Warnmeldungen. Regelmäßige Schulungen und ein ständig verfügbarer technischer Support können helfen, Probleme zu lösen und die Nutzung von EMRs zu verbessern. Beispielsweise können Workshops zu neuen Funktionen der EMRs den Pflegekräften helfen, auf dem neuesten Stand zu bleiben und die verfügbaren Tools effektiv zu nutzen.

Auch **die Herausforderungen und potenziellen Lösungen, die** mit der Verwendung von EMRs verbunden sind, müssen berücksichtigt werden. Zu den Herausforderungen können Widerstand gegen Veränderungen, Kompatibilitätsprobleme zwischen verschiedenen Systemen und Bedenken hinsichtlich der Vertraulichkeit der Daten gehören. Um diese Hindernisse zu überwinden, ist es wichtig, Pfleger und andere Nutzer in den Implementierungsprozess einzubeziehen, angemessene Schulungen und Unterstützung anzubieten und sicherzustellen, dass die EMR-Systeme sicher sind und den Datenschutzbestimmungen entsprechen. Beispielsweise kann die Einbeziehung von Pflegehelfern in die Test- und Feedback-Phasen dazu beitragen, Probleme vor der vollständigen Implementierung zu erkennen und zu lösen.

◦ Apps und Software zum Sortieren

Triage-Anwendungen und -Software haben die Art und Weise der Notfallversorgung revolutioniert und bieten ausgeklügelte Werkzeuge, um die Bedürfnisse der Patienten schnell und effizient zu bewerten. Diese Technologien erleichtern die

Priorisierung der Pflege, verbessern die Steuerung der Patientenströme und optimieren die Nutzung der medizinischen Ressourcen. Für Pflegekräfte sind diese Werkzeuge von entscheidender Bedeutung, um eine schnelle und angemessene Versorgung der Patienten zu gewährleisten, insbesondere in Umgebungen mit hohem Druck wie Notaufnahmen.

Die Effizienz der **automatisierten Triage** ist einer der Hauptvorteile von Triage-Anwendungen. Diese Tools verwenden Algorithmen, die auf bewährten medizinischen Protokollen basieren, um die Symptome der Patienten zu bewerten und den Schweregrad ihres Zustands zu bestimmen. Triage-Anwendungen sammeln Schlüsselinformationen wie Herzfrequenz, Blutdruck, Sauerstoffsättigung und die vom Patienten gemeldeten Symptome. Innerhalb von Minuten können sie eine erste Einschätzung abgeben und eine Prioritätsstufe zuweisen, sodass sich die Pflegekräfte auf die dringendsten Fälle konzentrieren können. Beispielsweise kann eine App einen Patienten mit Anzeichen eines Herzinfarkts sofort melden, wodurch eine schnelle Intervention gewährleistet wird.

Ein weiterer großer Vorteil von Triage-Software ist **die Verbesserung der Kommunikation und der Koordination der Pflege**. Die von diesen Tools gesammelten Informationen werden sofort mit dem Pflegeteam geteilt, wodurch die Koordination zwischen Pflegekräften, Krankenschwestern und Ärzten erleichtert wird. Dadurch wird sichergestellt, dass alle Teammitglieder Zugang zu denselben aktuellen Informationen haben und effektiv zusammenarbeiten können, um eine qualitativ hochwertige Pflege zu leisten. Beispielsweise kann eine Triage-App bei Erfüllung kritischer Kriterien in Echtzeit Warnungen an die entsprechenden Spezialisten senden und so eine schnelle und koordinierte Reaktion gewährleisten.

Die Standardisierung von Triageverfahren ist für eine gerechte und effiziente Versorgung von entscheidender Bedeutung. Triage-Anwendungen und -Software verwenden standardisierte Protokolle, die Abweichungen bei der Bewertung von Patienten verringern und menschliche Fehler minimieren. Dadurch wird sichergestellt, dass alle Patienten einheitlich und objektiv bewertet werden, unabhängig von der Erfahrung oder den Vorurteilen des Pflegepersonals. Beispielsweise kann eine Triage-Software standardisierte Kriterien zur Beurteilung des Schweregrads von Brustschmerzen verwenden und so sicherstellen, dass jeder Patient nach denselben klinischen Standards behandelt wird.

Das Sammeln und Analysieren von Daten wird durch Triage-Anwendungen erleichtert und bietet wertvolle Einsichten für die kontinuierliche Verbesserung der Pflege. Die gesammelten Daten können verwendet werden, um Trends zu analysieren, Engpässe in den Pflegeprozessen zu erkennen und die Wirksamkeit von Maßnahmen zu bewerten. Gesundheitsmanager können diese Informationen nutzen, um Triageprotokolle zu verbessern, die Ressourcenverteilung zu optimieren und Strategien zur Verkürzung von Wartezeiten zu entwickeln. Beispielsweise kann die Analyse von Triagedaten Zeiten mit hohem Andrang aufdecken, sodass Personalmanager die Dienstpläne anpassen können, um der Nachfrage besser gerecht zu werden.

Die Integration mit Systemen für **elektronische Patientenakten (EMR)** ist ein entscheidender Aspekt von Triage-Software. Die bei der Triage gesammelten Informationen können automatisch in die EMR des Patienten integriert werden, wodurch eine nahtlose Kontinuität der Versorgung gewährleistet wird. Diese Integration ermöglicht dem Gesundheitspersonal auch einen einfachen Zugriff auf die Krankengeschichte des Patienten, auf Allergien und laufende Behandlungen, was für fundierte Entscheidungen von entscheidender Bedeutung ist. Beispielsweise können Pflegekräfte bei der Triage eines Patienten mit Bauchschmerzen sofort dessen Vorgeschichte an Magen-Darm-Erkrankungen in der EMR einsehen.

Triage-Anwendungen in der Telemedizin bieten besondere Vorteile für die Fernpflege. Mit diesen Tools können Patienten bereits vor ihrer Ankunft im Krankenhaus beurteilt werden, wodurch das Notfallmanagement optimiert und die Wartezeiten verkürzt werden. Die Patienten können ihre Symptome von zu Hause aus in eine Triage-Anwendung eingeben und erhalten dann Anweisungen, ob sie die Notaufnahme aufsuchen oder einen Arzt per Telekonsultation konsultieren müssen. Beispielsweise kann ein Patient mit Grippesymptomen aus der Ferne triagiert und an eine geeignete Behandlung verwiesen werden, ohne dass er unnötige Wege auf sich nehmen muss.

Schulung und Unterstützung der Benutzer sind entscheidend, um die Effektivität von Triage-Anwendungen und -Software zu maximieren. Pflegehilfskräfte müssen angemessen geschult werden, damit sie diese Tools effektiv nutzen und die zugrunde liegenden Protokolle verstehen können. Regelmäßige Schulungsveranstaltungen und verfügbarer technischer Support können helfen, Probleme zu lösen und die Nutzung von Triage-Anwendungen zu verbessern. Beispielsweise können Schulungsworkshops zu den neuesten Updates der Triage-Software den Pflegekräften helfen, auf dem neuesten Stand zu bleiben und alle verfügbaren Funktionen zu nutzen.

Die Herausforderungen und ethischen Erwägungen, die mit der Nutzung von Triage-Anwendungen verbunden sind, müssen ebenfalls berücksichtigt werden. Fragen des Datenschutzes, der Patienteneinwilligung und der Gleichheit beim Zugang zu Technologien sind von entscheidender Bedeutung. Es muss sichergestellt werden, dass die Patientendaten gemäß den Datenschutzbestimmungen geschützt werden und dass die Patienten über die Nutzung von Triage-Anwendungen informiert sind und ihre Zustimmung erteilen. Beispielsweise sollten die Anwendungen so gestaltet sein, dass sie sensible Informationen schützen und klare Zustimmungsoptionen für die Nutzer bereitstellen.

Die Auswirkungen auf die Qualität der Versorgung und die Effizienz des Gesundheitssystems sind erheblich. Triage-Anwendungen und -Software ermöglichen eine proaktive Beurteilung, reduzieren unnötige Krankenhausaufenthalte und verbessern den Umgang mit chronischen Krankheiten. Sie setzen auch Ressourcen frei, indem sie den Bedarf an persönlichen Konsultationen für routinemäßige Nachsorgeuntersuchungen verringern. Beispielsweise kann die Fernüberwachung von Patienten mit Herzinsuffizienz Krankenhauswiederaufnahmen reduzieren, indem sie ein engeres Management ermöglicht und bei einer Verschlechterung des Gesundheitszustands schnell eingreift.

- **Innovationen und technologische Zukunft**
  ○ Künstliche Intelligenz und Machine Learning
  Künstliche Intelligenz (KI) und Machine Learning (ML) verändern das Gesundheitswesen radikal und bieten beispiellose Möglichkeiten, die Qualität der Pflege zu verbessern, Prozesse zu optimieren und Behandlungen zu personalisieren. Diese Technologien ermöglichen die Analyse großer Datenmengen mit beispielloser Genauigkeit und Geschwindigkeit und bieten Einsichten, die sonst unerreichbar wären. Für Pflegekräfte werden KI und ML zu unverzichtbaren Werkzeugen, um die Patientenversorgung zu verbessern und klinische Entscheidungen zu unterstützen.

Prädiktive Analysen und Prävention sind Bereiche, in denen KI und ML ein immenses Potenzial zeigen. Durch die Analyse historischer Patientendaten können diese Technologien Muster und Trends erkennen, die das Risiko künftiger Komplikationen oder Krankheiten vorhersagen. Beispielsweise können ML-Algorithmen elektronische Patientenakten (EMR) analysieren, um Patienten mit einem hohen Risiko für chronische Krankheiten wie Diabetes oder Herzinsuffizienz zu identifizieren. Pflegekräfte können diese Informationen nutzen, um vorbeugende Maßnahmen wie Gewichtsmanagementprogramme oder spezielle Diäten einzuführen und so die Wahrscheinlichkeit ernsthafter Komplikationen zu verringern.

Die klinische Entscheidungsunterstützung ist ein weiterer Bereich, in dem KI und ML besonders nützlich sind. Diese Technologien können evidenzbasierte Empfehlungen in Echtzeit liefern, indem sie Patientendaten analysieren und diese Informationen mit Millionen ähnlicher Fälle vergleichen. Beispielsweise kann ein KI-System einem Arzt dabei helfen, die wirksamste Behandlung für einen Patienten auf der Grundlage von klinischen Daten, Laborergebnissen und der Krankengeschichte auszuwählen. Für Pflegekräfte bedeutet dies, dass sie auf präzise und personalisierte klinische Ratschläge zugreifen können, wodurch die Qualität der Pflege verbessert wird.

Die Verarbeitung und Interpretation von medizinischen Bildern profitiert stark von KI und ML. Computer Vision-Technologien können Röntgenbilder, MRTs und andere medizinische Bilder mit einer Genauigkeit analysieren, die oftmals höher ist als die von Menschen. Sie können subtile Anomalien erkennen, die Radiologen übersehen könnten, und so die Diagnose und Behandlung beschleunigen. Beispielsweise kann ein ML-Algorithmus auf einem Thoraxröntgenbild die ersten Anzeichen von Lungenkrebs erkennen, was ein frühzeitiges Eingreifen ermöglicht und die Überlebenschancen des Patienten erhöht.

Die Personalisierung der Gesundheitsversorgung wird durch die Analysefähigkeiten von KI und ML ermöglicht. Indem diese Technologien die individuellen Merkmale der Patienten wie Genetik, Lebensstil und Vorlieben berücksichtigen, können sie maßgeschneiderte Behandlungen und Interventionen empfehlen. Beispielsweise kann ein KI-System die genetischen Daten eines Patienten analysieren, um festzustellen, welche Chemotherapie bei der Behandlung seiner Krebserkrankung am wirksamsten ist. Für Pflegekräfte bedeutet dies, dass sie eine besser angepasste und effektivere Pflege leisten können, wodurch sich die Ergebnisse für die Patienten verbessern.

Die Verwaltung von Patientenströmen und Ressourcen ist ein weiterer Bereich, in dem KI und ML erhebliche Verbesserungen bewirken können. Durch die Analyse von Daten zu Einweisungen, Krankenhausaufenthalten und Entlassungen können diese Technologien Aktivitätsspitzen vorhersagen und die Ressourcenverteilung optimieren. Beispielsweise kann ein Krankenhaus mithilfe eines ML-Algorithmus die Anzahl der Patienten vorhersagen, die an einem bestimmten Tag in die Notaufnahme eingeliefert werden, sodass das erforderliche Personal und die Ressourcen im Voraus geplant werden können. Dies verkürzt die Wartezeiten, verbessert die betriebliche Effizienz und erhöht die Patientenzufriedenheit.

Chatbots und virtuelle Assistenten sind KI-Anwendungen, die die Kommunikation zwischen Patienten und medizinischem Fachpersonal verbessern. Diese Tools können Fragen von Patienten beantworten, grundlegende medizinische Ratschläge geben und bei der Terminplanung helfen. Beispielsweise kann ein Chatbot einen Patienten vor einem Arztbesuch durch einen Triage-Fragebogen führen und so relevante Informationen sammeln und den Weg für einen effektiveren Arztbesuch ebnen. Für Pflegehelfer bedeutet dies mehr Zeit, um sich auf komplexe klinische Aufgaben zu konzentrieren und gleichzeitig sicherzustellen, dass die Patienten schnelle Antworten auf ihre Fragen erhalten.

Auch **die klinische Forschung und die Entwicklung von Medikamenten** profitieren von den Möglichkeiten der KI und ML. Diese Technologien können große Mengen an klinischen und genetischen Daten analysieren, um neue therapeutische Ziele zu identifizieren und die Entwicklung neuer Therapien zu beschleunigen. Beispielsweise können ML-Algorithmen die Ergebnisse klinischer Studien analysieren, um Biomarker zu identifizieren, die das Ansprechen auf Medikamente vorhersagen, wodurch die Behandlung personalisiert und die Erfolgsquoten verbessert werden können.

KI-gestützte **Überwachungs- und Warnsysteme** können die Vitalzeichen von Patienten kontinuierlich überwachen und das medizinische Personal alarmieren, wenn abnormale Parameter festgestellt werden. Beispielsweise kann ein Echtzeit-Überwachungssystem einen schnellen Abfall der Sauerstoffsättigung bei einem Patienten feststellen und sofort das Pflegepersonal alarmieren, damit es schnell eingreifen kann. Auf diese Weise können schwerwiegende Komplikationen verhindert und die klinischen Ergebnisse verbessert werden.

Die Herausforderungen und ethischen Erwägungen, die mit dem Einsatz von KI und ML im Gesundheitswesen verbunden sind, sind groß und müssen sorgfältig angegangen werden. Fragen des Datenschutzes, der algorithmischen Verzerrung und der Rechenschaftspflicht sind von entscheidender Bedeutung. Es muss unbedingt sichergestellt werden, dass KI-Systeme transparent und fair sind und auf ethische Weise eingesetzt werden. Beispielsweise müssen ML-Algorithmen regelmäßig geprüft werden, um sicherzustellen, dass sie nicht bestimmte Patientengruppen auf Kosten anderer bevorzugen, und Patientendaten müssen gemäß den Datenschutzbestimmungen geschützt werden.

Die Schulung und Ausbildung von Pflegehelfern und anderen Gesundheitsfachkräften ist entscheidend, um die Vorteile von KI und ML zu maximieren. Pflegehilfskräfte sollten im Umgang mit KI-basierten Tools, in der Interpretation der von diesen Technologien gelieferten Ergebnisse und im Verständnis der Grenzen und potenziellen Verzerrungen von Algorithmen geschult werden. Fortbildungsprogramme und praktische Workshops können dazu beitragen, ein hohes Maß an Kompetenz und Vertrauen in die Nutzung dieser Technologien aufrechtzuerhalten. Beispielsweise können Schulungssitzungen zur Nutzung von virtuellen Assistenten und KI-gestützten Überwachungssystemen die Effizienz und Qualität der geleisteten Pflege verbessern.

○ Roboter und automatisierte Hilfe

Roboter und automatisierte Assistenzsysteme stellen eine Revolution im Gesundheitswesen dar und bieten innovative Lösungen zur Verbesserung der Qualität der Pflege, zur Steigerung der Effizienz und zur Entlastung der Beschäftigten im Gesundheitswesen. Diese Technologien ermöglichen eine Vielzahl von Aufgaben, von der Unterstützung bei der Grundpflege bis hin zur Durchführung komplexer medizinischer Verfahren, und ebnen den Weg für eine neue Ära der zugänglicheren und sichereren Gesundheitsfürsorge.

Die Unterstützung bei der Grundpflege ist einer der Bereiche, in denen Roboter einen bedeutenden Einfluss haben. Pflegeroboter können Pflegekräfte bei alltäglichen Aufgaben wie dem Bewegen von Patienten, der Hilfe bei der Körperpflege, dem Verteilen von Mahlzeiten und der Verabreichung von Medikamenten unterstützen. Beispielsweise kann ein Roboter so programmiert werden, dass er beim Heben und Umlagern bettlägeriger Patienten hilft, wodurch das Verletzungsrisiko für die Pflegekräfte verringert und der Komfort und die Sicherheit der Patienten verbessert werden. Diese Roboter sind mit Sensoren und künstlicher Intelligenz ausgestattet, um in Pflegeumgebungen zu navigieren und sicher und effektiv mit den Patienten zu interagieren.

Die Präzision und Wiederholbarkeit der von Robotern ausgeführten **Aufgaben** ist in der medizinischen Versorgung besonders vorteilhaft. Operationsroboter zum Beispiel können Operationen mit millimetergenauer Präzision durchführen, wodurch das Risiko von Komplikationen verringert und die Genesung der Patienten beschleunigt wird. Operationsroboter wie der Da Vinci werden für komplexe Eingriffe wie Herzchirurgie, Magen-Darm-Chirurgie und urologische Chirurgie eingesetzt. Diese Robotersysteme ermöglichen es den Chirurgen, die Instrumente über Steuerkonsolen mit hoher Präzision zu steuern, wodurch die klinischen Ergebnisse verbessert und die Genesungszeit verkürzt werden.

Die Mobilitätsassistenz ist ein weiterer Bereich, in dem Roboter eine entscheidende Rolle spielen. Roboter zur Mobilitätsunterstützung, wie z. B. Exoskelette, helfen Patienten mit motorischen Störungen dabei, ihre Selbstständigkeit wiederzuerlangen. Diese Geräte unterstützen die Bewegungen der Patienten und können zur Rehabilitation nach einem Schlaganfall, einer Rückenmarksverletzung oder anderen neurologischen Zuständen eingesetzt werden. Beispielsweise kann ein querschnittsgelähmter Patient ein Exoskelett zum Stehen und Gehen verwenden, was zur Verbesserung seiner Lebensqualität und zur Verringerung der mit längerer Immobilität verbundenen Komplikationen beiträgt.

Begleitroboter bieten emotionale und soziale Unterstützung für Patienten, insbesondere für solche, die an chronischen Krankheiten oder kognitiven Beeinträchtigungen leiden. Diese interaktiven Roboter, wie die Roboterrobbe Paro oder Pepper, sind so konzipiert, dass sie mit den Patienten interagieren, Gesellschaft bieten und das Gefühl der Einsamkeit verringern. Sie können auch so programmiert werden, dass sie Patienten daran erinnern, ihre Medikamente einzunehmen, Bewegungsroutinen einzuhalten oder an kognitiven Aktivitäten teilzunehmen. In Altenheimen können Roboterbegleiter beispielsweise dabei helfen, Gruppentherapiesitzungen zu leiten, wodurch die soziale Interaktion und das Wohlbefinden der Bewohner gefördert werden.

Die Verwaltung von Medikamenten ist ein kritischer Bereich, in dem automatisierte Systeme erhebliche Verbesserungen bringen. Roboter für die Medikamentenausgabe, wie z. B. Verkaufsautomaten, sorgen für eine präzise und pünktliche Verabreichung der Medikamente und reduzieren so menschliche Fehler. Diese Systeme können Medikamente lagern und organisieren, die richtigen Dosen zur richtigen Zeit ausgeben und Patienten und Pflegekräfte mit Erinnerungen versorgen. Beispielsweise kann ein Medikamentenverteilungsroboter in einem Krankenhaus so programmiert werden, dass er einzelne Medikamentendosen für Patienten gemäß deren Verschreibung zusammenstellt und ausgibt und so die Einhaltung der Vorschriften und die Sicherheit der Behandlung gewährleistet.

Mithilfe von Telepräsenzrobotern können Angehörige der Gesundheitsberufe Patienten aus der Ferne konsultieren und überwachen. Telepräsenzroboter sind mit Kameras, Mikrofonen und Bildschirmen ausgestattet, sodass Ärzte und Spezialisten mit den Patienten kommunizieren, visuelle Untersuchungen durchführen und die Pflege überwachen können. Beispielsweise kann ein Telepräsenzroboter auf einer Intensivstation eingesetzt werden, damit ein Spezialist die Entwicklung eines kritischen Patienten aus der Ferne verfolgen kann und so Konsultationen und Beratungen in Echtzeit anbietet, ohne dass eine physische Präsenz erforderlich ist.

Automatisierte Desinfektionssysteme verwenden Roboter, um Pflegeumgebungen effektiv und regelmäßig zu reinigen und zu desinfizieren. Diese Roboter verwenden Technologien wie UV-C-Strahlen oder das Versprühen von Desinfektionsmitteln, um Krankheitserreger von Oberflächen und aus der Luft zu entfernen. In einem Krankenhaus kann ein Desinfektionsroboter beispielsweise so programmiert werden, dass er durch Patientenzimmer und Gemeinschaftsbereiche navigiert und so für eine vollständige und regelmäßige Desinfektion sorgt, was für die Vermeidung nosokomialer Infektionen von entscheidender Bedeutung ist.

Die Integration von künstlicher Intelligenz in Roboter für die Gesundheitsfürsorge ermöglicht eine kontinuierliche Anpassung und ein kontinuierliches Lernen. Mit KI ausgestattete Roboter können Patientendaten analysieren, aus früheren Interaktionen lernen und ihr Verhalten entsprechend anpassen. Beispielsweise kann ein mit KI ausgestatteter Pflegeroboter seine Antworten und Interaktionen auf die spezifischen Vorlieben und Bedürfnisse jedes einzelnen Patienten abstimmen und so eine individuellere und effektivere Unterstützung bieten.

Die Herausforderungen und ethischen Überlegungen, die mit dem Einsatz von Robotern und Automatisierung in der Gesundheitsfürsorge verbunden sind, müssen sorgfältig angegangen werden. Es muss unbedingt sichergestellt werden, dass Roboter so eingesetzt werden, dass die Würde und Autonomie der Patienten gewahrt bleibt und die Vertraulichkeit der Daten geschützt wird. Darüber hinaus muss sichergestellt werden, dass Roboter die Arbeit von Pflegekräften ergänzen und nicht wesentliche menschliche Interaktionen ersetzen. Beispielsweise sollten Roboter eingesetzt werden, um repetitive und körperlich anstrengende Aufgaben zu erleichtern, sodass sich die Pflegekräfte auf eine komplexere und persönlichere Pflege konzentrieren können.

Schulung und Unterstützung der Nutzer sind entscheidend, um die Vorteile von Robotern und automatisierten Systemen zu maximieren. Pflegehilfskräfte sollten im Umgang mit diesen Technologien geschult werden, damit sie ihre Funktionen verstehen und die Interaktionen mit den Patienten bewältigen können. Fortbildungsprogramme und praktische Workshops können dazu beitragen, ein hohes Maß an Kompetenz und Vertrauen in den Einsatz von Robotern aufrechtzuerhalten. Beispielsweise können Schulungssitzungen zur Nutzung von Robotern zur Mobilitätsunterstützung die Fähigkeit von Pflegekräften verbessern, Patienten bei der sicheren und effektiven Nutzung dieser Geräte zu unterstützen.

Kapitel 12
Häufige Erkrankungen in der Notaufnahme

- **Infektionskrankheiten und Prävention**
    ○ Umgang mit häufigen Infektionen

Die Behandlung häufig auftretender Infektionen ist ein wesentlicher Teil der Arbeit von Pflegehelfern in Gesundheitsdiensten. Die Infektionen können von Atemwegsinfektionen über Harnwegsinfektionen bis hin zu Haut- und Magen-Darm-Infektionen reichen. Ein effektiver Umgang mit diesen Infektionen ist entscheidend, um ihre Ausbreitung zu verhindern, die Genesung der Patienten zu gewährleisten und eine sichere Pflegeumgebung aufrechtzuerhalten.

Die **frühzeitige Erkennung von Symptomen** ist der erste Schritt bei der Behandlung häufiger Infektionen. Pflegehilfskräfte sollten auf Anzeichen und Symptome einer Infektion achten, wie z. B. Fieber, Husten, Schmerzen, Rötungen, Schwellungen, Ausfluss und Veränderungen der Gewohnheiten beim Wasserlassen oder Stuhlgang. Ein anhaltender Husten mit Fieber und Brustschmerzen kann beispielsweise auf eine Atemwegsinfektion wie Bronchitis oder Lungenentzündung hindeuten.

Strenge Hygiene und Prävention spielen eine entscheidende Rolle bei der Bewältigung von Infektionen. Pflegehilfskräfte müssen strenge Hygieneprotokolle einhalten, z. B. häufiges Händewaschen mit Wasser und Seife oder die Verwendung von hydroalkoholischen Lösungen. Das Tragen von Schutzhandschuhen, Masken und Kitteln ist ebenfalls von entscheidender Bedeutung, wenn ein Ansteckungsrisiko besteht. Beispielsweise kann die Einhaltung von Handwaschpraktiken vor und nach dem Kontakt mit jedem Patienten die Verbreitung von nosokomialen Infektionen erheblich reduzieren.

Die **Beurteilung und Dokumentation von Infektionen** ermöglicht es, die Entwicklung des Zustands des Patienten zu verfolgen und die Pflege entsprechend anzupassen. Pflegende sollten die Anzeichen einer Infektion, die durchgeführten Maßnahmen und die Reaktion des Patienten auf die Behandlung sorgfältig dokumentieren. Diese Dokumentation hilft, die Pflege mit anderen Mitgliedern des Pflegeteams zu koordinieren und eine kontinuierliche und kohärente Pflege zu gewährleisten. Wenn Sie beispielsweise die Körpertemperatur, die Häufigkeit der Symptome und die klinischen Beobachtungen in der Patientenakte festhalten, können Sie den Verlauf der Infektion verfolgen und die Behandlung entsprechend anpassen.

Die **Verabreichung der verschriebenen Behandlungen** ist eine wesentliche Aufgabe bei der Behandlung von häufigen Infektionen. Pflegehelfer/innen müssen sicherstellen, dass die Patienten die verschriebenen Medikamente wie Antibiotika, Virostatika oder Antimykotika gemäß den Anweisungen des Arztes erhalten. Dazu gehört auch die Überprüfung der korrekten Dosis, des Verabreichungsweges und der Häufigkeit der Einnahme. Wenn Sie z. B. ein Antibiotikum oral nach einem regelmäßigen Zeitplan verabreichen, kann dies dazu beitragen, eine bakterielle Infektion zu bekämpfen und Antibiotikaresistenzen zu verhindern.

Unterstützung und Aufklärung der Patienten sind ebenfalls entscheidend für eine wirksame Behandlung von Infektionen. Pflegehilfskräfte sollten den Patienten klare und verständliche Informationen über die Art ihrer Infektion, die verordnete Behandlung und die vorbeugenden Maßnahmen geben, die sie befolgen sollten, um eine Ausbreitung der Infektion zu verhindern. Wenn Sie beispielsweise einem Patienten mit einer Harnwegsinfektion erklären, wie wichtig es ist, viel Wasser zu trinken und die vollständige Antibiotikabehandlung zu befolgen, kann dies dazu beitragen, die Genesung zu beschleunigen und Rückfälle zu verhindern.

Die Behandlung **von Symptomen** ist ein wesentlicher Bestandteil der Behandlung von Infektionen. Pflegehelfer sollten auf das Wohlbefinden der Patienten achten und geeignete Methoden zur Linderung der Symptome anwenden. Dazu kann die Verabreichung von Schmerzmitteln gegen Schmerzen, fiebersenkenden Mitteln gegen Fieber und hustenstillenden Medikamenten gegen Husten gehören. Beispielsweise kann die Bereitstellung einer symptomatischen Behandlung zur Linderung von Schmerzen und Fieber bei einem Grippepatienten das Wohlbefinden des Patienten verbessern und eine bessere Genesung fördern.

Kontinuierliche Überwachung und Bewertung des Zustands der Patienten ermöglichen es, Komplikationen oder eine Verschlechterung des Gesundheitszustands frühzeitig zu erkennen. Pflegekräfte müssen die Vitalzeichen überwachen, das Ansprechen auf die Behandlung beurteilen und bereit sein, bei Bedarf die Ärzte zu alarmieren. Die Überwachung der Sauerstoffsättigung bei einem Patienten mit einer akuten Atemwegsinfektion ermöglicht es beispielsweise, Anzeichen von Atemnot frühzeitig zu erkennen und geeignete Maßnahmen zu ergreifen.

Interdisziplinäre Zusammenarbeit ist für eine umfassende Behandlung häufiger Infektionen von entscheidender Bedeutung. Pflegehilfskräfte müssen eng mit Ärzten, Krankenschwestern, Apothekern und anderen Angehörigen der Gesundheitsberufe zusammenarbeiten, um ein koordiniertes und effektives Vorgehen zu gewährleisten. Dazu gehört die Teilnahme an Teamsitzungen, die Weitergabe von klinischen Beobachtungen und die Umsetzung der gemeinsam erstellten Pflegepläne. Wenn beispielsweise komplexe Fälle in Teamsitzungen besprochen werden, können die besten Strategien zur Behandlung und Vermeidung von Infektionen festgelegt werden.

Isolations- und Quarantänemaßnahmen können erforderlich sein, um die Ausbreitung ansteckender Infektionen zu verhindern. Pflegehilfskräfte sollten geeignete Isolationsprotokolle befolgen, wie z. B. die Isolierung infizierter Patienten, die Verwendung von Einzelzimmern und das Tragen persönlicher Schutzausrüstung. Bei einer Infektion mit Clostridium difficile können beispielsweise die Isolierung des Patienten und verstärkte Hygienemaßnahmen die Übertragung dieser hochansteckenden nosokomialen Infektion verhindern.

Weiterbildung und Schulungen sind von entscheidender Bedeutung, um die Fähigkeiten von Pflegekräften auf dem neuesten Stand zu halten und eine wirksame Infektionsbehandlung zu gewährleisten. Die Teilnahme an regelmäßigen Schulungen zu neuen Praktiken, Protokollen zur Infektionsprävention und innovativen Behandlungsmethoden hilft den Pflegekräften, informiert und kompetent zu bleiben. Beispielsweise kann die Teilnahme an Workshops zu den neuesten Empfehlungen für den Umgang mit Atemwegsinfektionen das Wissen und die Praxis von Pflegehelfern in diesem Bereich verbessern.

  ○ Protokolle im Falle eines Ausbruchs

Protokolle für den Fall eines Ausbruchs sind entscheidend, um die Sicherheit der Patienten und des Pflegepersonals zu gewährleisten, die Ausbreitung der Krankheit zu kontrollieren und die Kontinuität der Pflege sicherzustellen. Pflegekräfte spielen eine entscheidende Rolle bei der Umsetzung dieser Protokolle, die Maßnahmen zur Prävention, Überwachung, Behandlung und Kommunikation umfassen. Ein strukturiertes und rigoroses Vorgehen ist erforderlich, um einen Ausbruch effektiv zu bewältigen und seine Auswirkungen zu minimieren.

Vorbereitung und Planung sind die ersten entscheidenden Schritte bei der Bewältigung einer Epidemie. Dazu gehört die Entwicklung detaillierter Notfallpläne, die Präventionsprotokolle, Strategien für eine schnelle Reaktion und Pläne zur Aufrechterhaltung des Betriebs umfassen. Die Pflegekräfte müssen in den spezifischen Verfahren für jede Art von Epidemie geschult werden, z. B. Atemwegsinfektionen, Magen-Darm-Erkrankungen oder blutübertragbare Infektionen. Ein Notfallplan für einen Grippeausbruch umfasst beispielsweise Impfprotokolle, Isolationsmaßnahmen und verschärfte Desinfektionsverfahren.

Die Überwachung und Früherkennung von Fällen ist für die Eindämmung einer Epidemie von entscheidender Bedeutung. Pflegehilfskräfte müssen wachsam und in der Lage sein, Anzeichen und Symptome einer Krankheit schnell zu erkennen.

Dazu gehören die regelmäßige Erfassung der Vitalzeichen, die Beobachtung klinischer Symptome und die Verwendung standardisierter Screening-Fragebögen. Bei einem Gastroenteritis-Ausbruch sollten Pflegehilfskräfte beispielsweise die Patienten auf Symptome wie Erbrechen, Durchfall und Bauchschmerzen überwachen und jeden Verdachtsfall sofort melden.

Hygiene- und Infektionspräventionsmaßnahmen stehen im Mittelpunkt der Protokolle für den Fall eines Ausbruchs. Das Pflegepersonal muss strenge Handwaschpraktiken befolgen, persönliche Schutzausrüstung (PSA) wie Handschuhe, Masken, Kittel und Schutzbrillen verwenden und für eine regelmäßige Desinfektion von Oberflächen und medizinischen Geräten sorgen. Während eines COVID-19-Ausbruchs ist beispielsweise die Verwendung von N95-Masken und alkoholischen Desinfektionsmitteln von entscheidender Bedeutung, um die Übertragung des Virus zu verringern.

Isolation und Quarantäne sind entscheidende Maßnahmen, um die Ausbreitung der Krankheit zu kontrollieren. Pflegehelfer müssen die entsprechenden Isolationsprotokolle kennen und anwenden, wie z. B. die Isolierung infizierter Patienten in Einzelzimmern oder speziellen Bereichen und die Quarantäne von exponierten Personen. Sie müssen auch die Patientenströme steuern, um den Kontakt zwischen infizierten und nicht infizierten Patienten zu minimieren. Bei einem Tuberkuloseausbruch müssen Patienten beispielsweise in Unterdruckkammern isoliert werden, um die Übertragung des Tuberkelbazillus durch die Luft zu verhindern.

Kommunikation und Aufklärung sind für eine koordinierte und effektive Reaktion auf einen Ausbruch von entscheidender Bedeutung. Pflegehilfskräfte müssen über die geltenden Protokolle und regelmäßige Aktualisierungen der Epidemiesituation informiert sein. Sie sollten auch klar mit den Patienten und ihren Familien kommunizieren und ihnen Informationen über die Krankheit, Präventionsmaßnahmen und die häusliche Pflege geben. Bei einem Masernausbruch ist es beispielsweise entscheidend, die Eltern über die Bedeutung von Impfungen und Maßnahmen zur Vermeidung von Hautausschlägen aufzuklären.

Die Verwaltung von medizinischen Ressourcen und Vorräten ist entscheidend für die Aufrechterhaltung der Kontinuität der Pflege während eines Ausbruchs. Pflegehelfer müssen sicherstellen, dass die Bestände an PSA, Medikamenten und Desinfektionsmitteln ausreichend sind und gut verwaltet werden. Sie müssen auch bereit sein, die Protokolle je nach Verfügbarkeit der Ressourcen anzupassen. Wenn beispielsweise Masken knapp sind, kann es notwendig sein, ihre Verwendung für die direkte Patientenversorgung zu priorisieren und Alternativen für andere Situationen zu finden.

Emotionale und psychologische Unterstützung für das Pflegepersonal und die Patienten ist während eines Ausbruchs von entscheidender Bedeutung. Pflegekräfte sollten auf Anzeichen von Stress und Hilflosigkeit bei Kollegen und Patienten achten und wissen, wie sie angemessene Unterstützung anbieten können. Dazu können Techniken zur Stressbewältigung, Nachbesprechungen und der Zugang zu psychologischer Unterstützung gehören. Während eines schweren Grippeausbruchs können Pflegehelfer z. B. Unterstützungssitzungen organisieren, um ihren Kollegen zu helfen, mit der emotionalen Belastung und dem Stress der Situation umzugehen.

Fortlaufende Schulungen und Simulationsübungen sind entscheidend für die Vorbereitung von Pflegekräften auf eine wirksame Reaktion auf einen Ausbruch. Die regelmäßige Teilnahme an Schulungen zu Protokollen für den Umgang mit Epidemien und an Simulationsübungen trägt dazu bei, ein hohes Maß an Kompetenz und Reaktionsfähigkeit zu erhalten. Beispielsweise können Simulationen einer Notevakuierung oder der Bewältigung eines Massenansturms von Patienten dazu beitragen, dass sich Pflegehelfer auf die logistischen und klinischen Herausforderungen einer echten Epidemie vorbereiten können.

Die kontinuierliche Bewertung und Verbesserung der Protokolle ist entscheidend, um aus vergangenen Epidemien zu lernen und die künftige Bereitschaft zu verbessern. Pflegehelfer sollten an Audits nach Epidemien und Feedback-Analysen teilnehmen, um Stärken und verbesserungswürdige Bereiche zu ermitteln. Beispielsweise kann nach einem Grippeausbruch eine Bewertung der Impfprotokolle und des Patientenmanagements Möglichkeiten zur Stärkung der Prävention und der schnellen Reaktion aufzeigen.

- **Psychiatrische Notfälle**
    - Umgang mit psychiatrischen Krisen

Die Bewältigung psychiatrischer Krisen ist ein wesentlicher Bestandteil der Gesundheitsfürsorge und erfordert spezielle Fähigkeiten und einen einfühlsamen Ansatz. Pflegekräfte spielen eine entscheidende Rolle bei der Bewältigung dieser heiklen Situationen, indem sie die Sicherheit des Patienten und der Umgebung gewährleisten und gleichzeitig emotionale Unterstützung und angemessene Interventionen anbieten. Psychiatrische Krisen können akute psychotische Episoden, Selbstmordversuche, schwere Panikzustände oder aggressives Verhalten umfassen. Ein effektives Management beruht auf einer Kombination aus klinischem Wissen, Kommunikationsfähigkeiten und Interventionsstrategien.

Die Ersteinschätzung und das Erkennen von Anzeichen einer Krise sind **die** wichtigsten ersten Schritte. Pflegekräfte sollten darin geschult werden, die frühen Symptome einer psychiatrischen Krise zu erkennen, wie z. B. Unruhe, Verwirrtheit, Halluzinationen, Wahnvorstellungen, plötzliche Isolation oder verbale Äußerungen der Not. Eine schnelle und genaue Beurteilung ermöglicht es, den Ernst der Situation zu bestimmen und die erforderlichen Maßnahmen zu planen. Ein Patient mit Anzeichen einer akuten Psychose, z. B. akustische oder visuelle Halluzinationen, muss beispielsweise sofort beurteilt werden, um seine Sicherheit und die anderer zu gewährleisten.

Kommunikation und Einfühlungsvermögen sind bei der Bewältigung psychiatrischer Krisen von entscheidender Bedeutung. Pflegekräfte sollten nicht bedrohliche und einfühlsame Kommunikationstechniken anwenden, um ein Vertrauensverhältnis zum Patienten aufzubauen. Dazu gehören aktives Zuhören, die Aufrechterhaltung eines beruhigenden Blickkontakts und die Verwendung einer einfachen und beruhigenden Sprache. Beispielsweise kann es helfen, einen Panikpatienten zu beruhigen, wenn man leise und deutlich spricht und plötzliche Gesten vermeidet. Einfühlungsvermögen ermöglicht es, die Gefühle des Patienten zu erkennen und zu bestätigen, was seine Angst verringern und die Zusammenarbeit erleichtern kann.

Deeskalationstechniken sind entscheidend, um mit aggressivem oder gewalttätigem Verhalten umzugehen, ohne körperliche Gewalt anzuwenden. Pflegekräfte sollten in Deeskalationsstrategien geschult werden, wie z. B. die Schaffung einer ruhigen Umgebung, die Anwendung von Entspannungstechniken und Verhandlungen. Beispielsweise kann die Aufforderung an den Patienten, sich hinzusetzen und tief durchzuatmen, dazu beitragen, die Unruhe zu verringern. Das Anbieten von Wahlmöglichkeiten, wo dies möglich ist, kann dem Patienten ebenfalls ein Gefühl der Kontrolle vermitteln und seinen Widerstand verringern.

Pharmakologische Interventionen unter der Aufsicht eines Arztes können erforderlich sein, um schwere psychiatrische Krisen zu bewältigen. Pflegehelfer müssen in der Lage sein, verschriebene Medikamente wie Antipsychotika, Anxiolytika oder Beruhigungsmittel zu verabreichen und die Nebenwirkungen zu überwachen. Beispielsweise kann die Verabreichung eines Anxiolytikums bei einem Patienten mit akuten Panikzuständen erforderlich sein. Es ist entscheidend, alle pharmakologischen Interventionen zu dokumentieren und mit dem medizinischen

Team zu kommunizieren, um die Behandlung entsprechend der Reaktion des Patienten anzupassen.

Die Schaffung einer sicheren Umgebung ist bei der Bewältigung psychiatrischer Krisen von entscheidender Bedeutung. Pflegekräfte sollten darauf achten, potenziell gefährliche Gegenstände zu entfernen und Räume zu sichern, um Selbstverletzungen oder Angriffe zu verhindern. Beispielsweise kann das Entfernen von scharfen Gegenständen und das Abschließen von Medikamentenschränken das Risiko verringern. Bei suizidalem Verhalten ist es von entscheidender Bedeutung, den Patienten kontinuierlich zu überwachen und verstärkte Schutzmaßnahmen zu ergreifen.

Psychologische und emotionale Unterstützung ist eine Schlüsselkomponente bei der Bewältigung psychiatrischer Krisen. Pflegekräfte sollten eine kontinuierliche Unterstützung bieten, indem sie ruhig bleiben und beim Patienten präsent sind. Den Patienten zu ermutigen, seine Gefühle und Gedanken auszudrücken, kann helfen, die emotionale Notlage zu verringern. Wenn der Patient beispielsweise aufgefordert wird, darüber zu sprechen, was ihn beunruhigt oder was er fühlt, kann dies ein emotionales Ventil bieten und die Bewältigung der Krise erleichtern.

Für eine umfassende und koordinierte Behandlung psychiatrischer Krisen ist **die interdisziplinäre Zusammenarbeit** von entscheidender Bedeutung. Pflegehilfskräfte müssen eng mit Psychiatern, Psychologen, Fachkrankenschwestern für psychische Gesundheit und Sozialarbeitern zusammenarbeiten, um individuelle Pflegepläne zu erstellen und umzusetzen. In regelmäßigen Teamsitzungen werden Informationen ausgetauscht, Fortschritte bewertet und Interventionen angepasst. Wenn beispielsweise die besonderen Bedürfnisse eines Patienten besprochen und ein sicherer Entlassungsplan erstellt wird, kann dies einen reibungslosen Übergang in die kontinuierliche Versorgung gewährleisten.

Die Dokumentation und Nachverfolgung von Interventionen ist für eine wirksame und kontinuierliche Pflege von entscheidender Bedeutung. Pflegehilfskräfte sollten alle klinischen Beobachtungen, durchgeführten Interventionen und Antworten des Patienten in der Krankenakte dokumentieren. Dazu gehört auch die Dokumentation von Anzeichen einer Krise, der angewandten Deeskalationstechniken, der verabreichten Medikamente und der Kommunikation mit dem medizinischen Team. Beispielsweise kann das Festhalten von Verbesserungen, die nach der Verabreichung eines angstlösenden Medikaments beobachtet wurden, dazu beitragen, die zukünftige Behandlung anzupassen.

Die Aufklärung und Sensibilisierung von Patienten und ihren Familien ist entscheidend, um künftigen Krisen vorzubeugen und einen besseren Umgang mit psychischer Gesundheit zu fördern. Pflegekräfte sollten Informationen über die Art der psychischen Erkrankung, potenzielle Auslöser von Krisen und Strategien zur Stressbewältigung bereitstellen. Die Einbeziehung der Familien in den Pflegeprozess kann dem Patienten zusätzliche Unterstützung bieten und das Verständnis für die Erkrankung verbessern. Wenn man den Angehörigen beispielsweise erklärt, wie sie die frühen Anzeichen eines Anfalls erkennen und wie sie angemessen reagieren können, kann dies das Unterstützungsnetzwerk des Patienten stärken.

Die kontinuierliche Fortbildung und berufliche Weiterentwicklung von Pflegekräften ist von entscheidender Bedeutung, um ihre Kompetenzen auf dem neuesten Stand zu halten und die Qualität der psychosozialen Versorgung zu verbessern. Durch die Teilnahme an Schulungen zu neuen Techniken der Krisenbewältigung, innovativen Behandlungsmethoden und bewährten klinischen Verfahren bleiben Pflegehilfskräfte informiert und kompetent. Beispielsweise kann die Teilnahme an Schulungen zu Kriseninterventionen und Deeskalationsstrategien die Fähigkeit von Betreuungsassistenten verbessern, komplexe Situationen effektiv zu bewältigen.

- Zusammenarbeit mit psychosozialen Diensten

Die Zusammenarbeit mit psychosozialen Diensten ist entscheidend für eine umfassende und ganzheitliche Versorgung der Patienten. Im Rahmen dieser Zusammenarbeit werden die Fähigkeiten der Pflegekräfte mit dem Fachwissen der psychosozialen Fachkräfte kombiniert, wodurch eine angemessene und koordinierte Versorgung psychischer Störungen gewährleistet wird. Ein integrierter Ansatz erleichtert die Diagnose, Behandlung und Nachsorge der Patienten und sorgt für deren ganzheitliches Wohlbefinden.

Die Ersteinschätzung und das Screening sind die ersten Schritte in der Zusammenarbeit zwischen Pflegekräften und psychosozialen Diensten. Pfleger spielen eine entscheidende Rolle bei der Erkennung von Frühzeichen psychischer Störungen bei Patienten. Durch die Beobachtung von Verhalten, Emotionen und sozialen Interaktionen können sie Symptome wie Angstzustände, Depressionen, Psychosen oder Stimmungsstörungen erkennen. Beispielsweise kann eine Pflegekraft feststellen, dass ein Patient zunehmend isoliert wird und Anzeichen von Depressionen aufweist, was eine eingehendere Beurteilung durch eine Fachkraft für psychische Gesundheit auslösen kann.

Kommunikation und Informationsaustausch sind für eine effektive Zusammenarbeit von entscheidender Bedeutung. Pflegende Helfer sollten relevante Informationen über den Zustand des Patienten, seine Krankengeschichte und beobachtete Verhaltensweisen an die psychosozialen Fachkräfte weitergeben. Diese bidirektionale Kommunikation ermöglicht es, ein vollständiges Bild des Patienten zu erstellen und geeignete Interventionen zu planen. Beispielsweise kann der Austausch von Beobachtungen zu Stimmungsschwankungen oder Verwirrtheitsepisoden Psychiatern und Psychologen dabei helfen, ihre Diagnosen und Behandlungspläne zu verfeinern.

Die Teilnahme an multidisziplinären Teamsitzungen ist eine gängige Praxis in Gesundheitseinrichtungen, die die

Zusammenarbeit fördert. Bei diesen Treffen kommen Pflegehelfer, Krankenschwestern, Psychiater, Psychologen, Sozialarbeiter und andere Gesundheitsfachkräfte zusammen, um Patientenfälle zu besprechen und Pläne für eine integrierte Versorgung zu entwickeln. Die Pflegehelfer bringen ihre einzigartige Perspektive ein, die auf alltäglichen Interaktionen und direkten Beobachtungen beruht, und bereichern so die Diskussion und tragen zu besser informierten Entscheidungen bei. Bei einer Fallbesprechung kann ein Pflegehelfer beispielsweise Informationen darüber austauschen, wie ein Patient auf tägliche Interventionen reagiert, was wiederum die Anpassung der Behandlung beeinflussen kann.

Die Entwicklung individueller Pflegepläne ist eine kollaborative Aufgabe, die die Beiträge verschiedener Gesundheitsfachkräfte einbezieht. Pflegehelfer/innen arbeiten eng mit psychosozialen Diensten zusammen, um Pflegepläne zu entwickeln, die auf die besonderen Bedürfnisse der Patienten eingehen. Diese Pläne können psychologische Therapien, pharmakologische Interventionen, Rehabilitationsmaßnahmen und Maßnahmen zur sozialen Unterstützung umfassen. Beispielsweise kann ein Pflegeplan für einen Patienten mit Schizophrenie antipsychotische Medikamente, kognitive Verhaltenstherapie und Aktivitäten zur sozialen Reintegration kombinieren.

Die Verabreichung und Überwachung von Behandlungen sind entscheidende Aspekte der Zusammenarbeit. Pflegehilfskräfte spielen eine Schlüsselrolle bei der Verabreichung der von Psychiatern verschriebenen Medikamente und bei der Überwachung von Nebenwirkungen. Sie müssen auch sicherstellen, dass die Patienten die Behandlungspläne einhalten, und jede Nichteinhaltung oder unerwünschte Wirkung melden. So kann es beispielsweise Aufgabe eines Pflegers sein, die tägliche Medikamenteneinnahme eines Patienten zu überwachen und Veränderungen im Verhalten oder in den Symptomen des Patienten zu dokumentieren.

Die emotionale und psychologische Unterstützung durch Pflegehilfskräfte ergänzt die Maßnahmen der psychosozialen Fachkräfte. Pflegehelfer bieten eine beruhigende Präsenz und tägliche Unterstützung und helfen den Patienten, mit Stress und schwierigen Gefühlen umzugehen. Sie setzen einfühlsame Kommunikationstechniken ein, um die Patienten zu ermutigen, ihre Gefühle auszudrücken und aktiv an ihrer eigenen Genesung mitzuwirken. Indem ein Pfleger beispielsweise aktiv zuhört, wenn ein Patient seine Bedenken äußert, kann er entscheidende emotionale Unterstützung bieten und die therapeutische Beziehung stärken.

Kriseninterventionen und die Bewältigung psychiatrischer Notfälle erfordern eine enge Koordination zwischen Pflegekräften und psychosozialen Diensten. Wenn ein Patient Anzeichen einer Krise zeigt, wie z. B. suizidales Verhalten oder schwere Erregung, müssen die Pflegekräfte schnell und angemessen eingreifen. Sie halten sich an die festgelegten Protokolle, um die Sicherheit des Patienten und seiner Umgebung zu gewährleisten, und alarmieren gleichzeitig psychosoziale Fachkräfte, die eine dringende Beurteilung vornehmen müssen. Beispielsweise kann ein Pflegehelfer bei einer suizidalen Krise die unmittelbare Sicherheit des Patienten gewährleisten, indem er ihn genau beobachtet und schnell den diensthabenden Psychiater kontaktiert.

Rehabilitation und soziale Wiedereingliederung sind wichtige Ziele bei der Zusammenarbeit mit psychosozialen Diensten. Pflegehilfskräfte nehmen an Rehabilitationsprogrammen teil, die die sozialen Kompetenzen, den Umgang mit Symptomen und die Selbstständigkeit der Patienten verbessern sollen. Sie arbeiten mit Ergotherapeuten, Sonderpädagogen und Sozialarbeitern zusammen, um Aktivitäten zu organisieren, die die soziale Reintegration und die Verbesserung der Lebensqualität fördern. Beispielsweise kann die Organisation von Gruppenworkshops zu Alltagskompetenzen oder die Begleitung von Patienten bei Gemeinschaftsausflügen die Rehabilitation und soziale Integration fördern.

Die kontinuierliche Weiterbildung und Schulung von Pflegekräften ist entscheidend für die Aufrechterhaltung eines hohen Kompetenzniveaus im Umgang mit psychischen Störungen. Betreuungsassistenten sollten regelmäßig an Schulungen zu bewährten Verfahren im Bereich der psychischen Gesundheit, neuen Therapien und effektiven Kommunikationstechniken teilnehmen. Dadurch bleiben sie auf dem neuesten Stand der Fortschritte in diesem Bereich und können die Qualität der Versorgung kontinuierlich verbessern. Beispielsweise kann die Teilnahme an Schulungen zu Krisenintervention oder Deeskalationstechniken die Fähigkeit der Betreuungsassistenten stärken, komplexe Situationen effektiv zu bewältigen.

Auch **die Sensibilisierung und Aufklärung der Familien** ist bei der Behandlung psychischer Störungen von entscheidender Bedeutung. Pflegekräfte arbeiten mit psychosozialen Diensten zusammen, um den Familien der Patienten Ressourcen und Informationen zur Verfügung zu stellen. Dazu gehören Bildungssitzungen zu psychischen Störungen, Beratung zum Umgang mit Symptomen zu Hause und Unterstützungsstrategien. Die Organisation von Familientreffen, bei denen die Fortschritte des Patienten besprochen und praktische Ratschläge gegeben werden, kann beispielsweise die familiäre Unterstützung stärken und die Behandlungsergebnisse verbessern.

- **Toxikologie und Vergiftungen**
    - Umgang mit Medikamentenvergiftungen

Die Behandlung von Arzneimittelvergiftungen ist eine komplexe und kritische Aufgabe, die ein schnelles und koordiniertes Eingreifen erfordert. Pflegekräfte spielen eine entscheidende Rolle bei der Erkennung von Vergiftungsanzeichen, der Einleitung erster Hilfsmaßnahmen und der Koordination mit anderen Gesundheitsfachkräften, um eine wirksame Behandlung zu gewährleisten. Ein angemessener Umgang mit Arzneimittelvergiftungen beruht auf einer Kombination aus klinischem Wissen, Kommunikationsfähigkeiten und der Fähigkeit, schnell zu reagieren.

Die **frühzeitige Erkennung von Anzeichen und Symptomen** ist der entscheidende erste Schritt. Pflegekräfte müssen darin geschult werden, die Anzeichen einer Arzneimittelvergiftung zu erkennen, die je nach Art und Dosis des eingenommenen Medikaments variieren können. Häufige Symptome sind Übelkeit, Erbrechen, Bauchschmerzen, Schwindel, Krämpfe, Verwirrtheit, übermäßige Schläfrigkeit, verlangsamte Atmung und Veränderungen der Herzfrequenz. Eine Opioidvergiftung kann sich beispielsweise durch eine schwere Atemdepression und verengte Pupillen bemerkbar machen.

Eine **schnelle und genaue Beurteilung** ist entscheidend, um den Schweregrad der Vergiftung zu bestimmen. Die Helfer müssen entscheidende Informationen sammeln, z. B. den Namen des Medikaments, die eingenommene Dosis, den Zeitpunkt der Einnahme und die beobachteten Symptome. Diese Ersteinschätzung hilft, die Sofortmaßnahmen zu lenken und den medizinischen Fachkräften genaue Informationen zu übermitteln. Bei einer Vergiftung mit Acetaminophen ist es beispielsweise entscheidend, den genauen Zeitpunkt der Einnahme zu kennen, um über die richtige Behandlung zu entscheiden, wie z. B. die Verabreichung von Aktivkohle oder N-Acetylcystein.

Erste Hilfsmaßnahmen sind oft notwendig, bevor ärztliche Hilfe eintrifft oder eine Verlegung in ein Krankenhaus erfolgt. Die Helfer müssen wissen, wie sie den Patienten stabilisieren und eine Verschlechterung seines Zustands verhindern können. Dazu kann die sichere Seitenlage gehören, um eine Aspiration bei Erbrechen zu verhindern, die Verabreichung von Aktivkohle, um die Aufnahme des Medikaments im Magen-Darm-Trakt zu begrenzen, oder die Überwachung der Vitalzeichen. Beispielsweise kann bei einer Benzodiazepinvergiftung die Verabreichung von Aktivkohle angemessen sein, wenn die Einnahme innerhalb der letzten Stunde stattgefunden hat.

Eine **effektive Kommunikation mit den Notfalldiensten** ist für eine schnelle und angemessene Behandlung von entscheidender Bedeutung. Pflegende sollten den Notfallteams klare und präzise Informationen geben, einschließlich der beobachteten Anzeichen und Symptome, der bereits durchgeführten Maßnahmen und Einzelheiten über das eingenommene Medikament. Diese Kommunikation ermöglicht es dem medizinischen Fachpersonal, die notwendigen Interventionen vorzubereiten, bevor der Patient eintrifft. Wenn das Notfallteam beispielsweise darüber informiert wird, dass ein Patient eine große Menge trizyklischer Antidepressiva eingenommen hat, kann es spezielle Behandlungen vorbereiten, z. B. die Verabreichung von Natriumbikarbonat zur Behandlung von Herzrhythmusstörungen.

Die **Verabreichung von Gegenmitteln und spezifischen Behandlungen** ist ein entscheidender Schritt bei der Behandlung von Arzneimittelvergiftungen. Pflegehelfer sollten sich bei der Verabreichung spezifischer Gegengifte, wenn nötig, an die medizinischen Protokolle halten. Bei einer Opioidvergiftung kann beispielsweise die Gabe von Naloxon die depressiven Auswirkungen auf das Atmungssystem schnell umkehren. Es ist entscheidend, die Patienten nach der Verabreichung von Gegenmitteln sorgfältig zu überwachen, um ein Wiederauftreten von Symptomen oder Nebenwirkungen zu erkennen.

Kontinuierliche Überwachung und Beurteilung sind entscheidend, um die Stabilität des Patienten zu gewährleisten und Komplikationen zu erkennen. Pflegende sollten regelmäßig die Vitalzeichen überwachen, das Ansprechen auf die Behandlung beurteilen und bereit sein, bei einer Verschlechterung des Zustands des Patienten einzugreifen. Bei einer Lithiumvergiftung ist beispielsweise eine kontinuierliche Überwachung des Lithiumspiegels im Blut, der Nierenfunktion und des neurologischen Zustands erforderlich, um schwere Komplikationen zu verhindern.

Aufklärung und Prävention spielen eine wichtige Rolle bei der Bewältigung von Arzneimittelvergiftungen. Pflegende sollten

Patienten und ihre Familien über die Risiken im Zusammenhang mit der Einnahme von Medikamenten, die Anzeichen einer Vergiftung und die Maßnahmen bei Überdosierung aufklären. Dazu gehören Ratschläge zum sicheren Umgang mit Medikamenten, zum sorgfältigen Lesen von Etiketten und Verschreibungen und zur raschen Konsultation von medizinischem Fachpersonal im Zweifelsfall. Wenn man Patienten beispielsweise über die Gefahren des Mischens von sedierenden Medikamenten mit Alkohol aufklärt, kann man potenziellen Vergiftungen vorbeugen.

Interdisziplinäre Zusammenarbeit ist entscheidend für eine umfassende und wirksame Behandlung von Arzneimittelvergiftungen. Pflegehelfer müssen eng mit Ärzten, Apothekern, Krankenschwestern und Toxikologen zusammenarbeiten, um geeignete Behandlungspläne zu entwickeln und umzusetzen. Diese Zusammenarbeit ermöglicht es, relevante Informationen auszutauschen, Maßnahmen zu koordinieren und eine kontinuierliche Betreuung des Patienten zu gewährleisten. Beispielsweise kann ein Pfleger mit einem Apotheker zusammenarbeiten, um potenzielle Arzneimittelwechselwirkungen zu überprüfen und die Behandlung entsprechend anzupassen.

Sorgfältige Dokumentation und Nachbereitung sind entscheidend, um die Kontinuität der Pflege und die Bewertung der Maßnahmen zu gewährleisten. Pflegehilfskräfte sollten alle klinischen Beobachtungen, verabreichten Behandlungen, Reaktionen auf Behandlungen und die Kommunikation mit anderen Gesundheitsfachkräften in der Krankenakte des Patienten dokumentieren. Diese Dokumentation ermöglicht es, die Entwicklung des Zustands des Patienten zu verfolgen und die Pflege nach Bedarf anzupassen. Wenn beispielsweise nach der Verabreichung von Naloxon das Bewusstsein und die Vitalzeichen aufgezeichnet werden, kann die Wirksamkeit der Behandlung überwacht und ein Wiederauftreten von Symptomen erkannt werden.

Fortlaufende Schulungen und die Verbesserung der Fähigkeiten von Pflegekräften sind entscheidend für die Aufrechterhaltung eines hohen Kompetenzniveaus bei der Bewältigung von Arzneimittelvergiftungen. Die Teilnahme an regelmäßigen Schulungen zu neuen Praktiken, aufkommenden Antidota und Behandlungsprotokollen hilft den Helfern, informiert und kompetent zu bleiben. Beispielsweise kann die Teilnahme an Fortbildungskursen zu den neuesten Entwicklungen in der klinischen Toxikologie die Fähigkeit von Pflegehelfern verbessern, Notfallsituationen im Zusammenhang mit Arzneimittelvergiftungen effektiv zu bewältigen.

○ Umgang mit Überdosierungen und Vergiftungen
Der Umgang mit Überdosierungen und Vergiftungen ist ein kritischer Bestandteil des Gesundheitswesens und erfordert eine schnelle und koordinierte Reaktion, um potenziell tödliche Folgen zu verhindern. Pflegehilfskräfte spielen eine entscheidende Rolle bei der Früherkennung, der sofortigen Intervention und der Koordination mit anderen Gesundheitsfachkräften, um eine wirksame Behandlung zu gewährleisten. Ein erfolgreiches Management beruht auf fundierten klinischen Kenntnissen, Kommunikationsfähigkeiten und der Fähigkeit, schnell und angemessen zu reagieren.

Die **frühzeitige Erkennung von Anzeichen und Symptomen** ist der entscheidende erste Schritt. Pflegekräfte müssen in der Lage sein, die Anzeichen einer Überdosis oder Vergiftung, die je nach eingenommener Substanz unterschiedlich sein können, schnell zu erkennen. Häufige Symptome können Übelkeit, Erbrechen, Bauchschmerzen, Schwindel, Krämpfe, Verwirrung, übermäßige Schläfrigkeit, verlangsamte Atmung und Veränderungen der Herzfrequenz sein. Eine Überdosis Opioide äußert sich beispielsweise häufig durch eine schwere Atemdepression, verengte Pupillen und Bewusstlosigkeit.

Eine **schnelle und genaue Beurteilung** ist entscheidend, um den Schweregrad der Vergiftung zu bestimmen und die ersten Maßnahmen zu lenken. Die Helfer müssen entscheidende

Informationen sammeln, z. B. den Namen der Substanz, die eingenommene Menge, den Zeitpunkt der Einnahme und die beobachteten Symptome. Anhand dieser Bewertung kann entschieden werden, welche Sofortmaßnahmen ergriffen werden müssen, und es können genaue Informationen an die Notfalldienste weitergeleitet werden. Bei einer Überdosis Acetaminophen ist es z. B. entscheidend, den genauen Zeitpunkt der Einnahme zu kennen, um über die Behandlung zu entscheiden, wie z. B. die Verabreichung von Aktivkohle oder N-Acetylcystein.

Erste Hilfsmaßnahmen sind oft notwendig, bevor ärztliche Hilfe eintrifft oder eine Verlegung in ein Krankenhaus erfolgt. Die Helfer müssen den Patienten stabilisieren und verhindern, dass sich sein Zustand verschlechtert. Dazu kann die sichere Seitenlage gehören, um eine Aspiration bei Erbrechen zu verhindern, die Gabe von Aktivkohle, um die Aufnahme der Substanz im Magen-Darm-Trakt zu begrenzen, oder die Überwachung der Vitalzeichen. Beispielsweise kann bei einer Überdosis Benzodiazepine die Verabreichung von Aktivkohle angemessen sein, wenn die Einnahme innerhalb der letzten Stunde stattgefunden hat.

Eine **effektive Kommunikation mit den Notfalldiensten** ist für eine schnelle und angemessene Behandlung von entscheidender Bedeutung. Pflegende sollten den Notfallteams klare und präzise Informationen geben, einschließlich der beobachteten Anzeichen und Symptome, der bereits durchgeführten Maßnahmen und der Einzelheiten über die eingenommene Substanz. Diese Kommunikation ermöglicht es dem medizinischen Fachpersonal, die notwendigen Interventionen vorzubereiten, bevor der Patient eintrifft. Wenn das Notfallteam beispielsweise darüber informiert wird, dass ein Patient eine große Menge trizyklischer Antidepressiva eingenommen hat, kann es ihnen helfen, spezifische Behandlungen vorzubereiten, wie z. B. die Verabreichung von Natriumbikarbonat zur Behandlung von Herzrhythmusstörungen.

Die **Verabreichung von spezifischen Gegenmitteln und Behandlungen** ist ein entscheidender Schritt im Umgang mit Überdosierungen und Vergiftungen. Pflegende sollten die medizinischen Protokolle zur Verabreichung spezifischer Gegengifte befolgen, wenn dies erforderlich ist. Beispielsweise kann bei einer Opioidüberdosis die Gabe von Naloxon die depressiven Auswirkungen auf das Atmungssystem schnell umkehren. Es ist entscheidend, die Patienten nach der Verabreichung von Gegenmitteln sorgfältig zu überwachen, um ein Wiederauftreten von Symptomen oder Nebenwirkungen zu erkennen.

Kontinuierliche Überwachung und Beurteilung sind entscheidend, um die Stabilität des Patienten zu gewährleisten und Komplikationen zu erkennen. Pflegende sollten regelmäßig die Vitalzeichen überwachen, das Ansprechen auf die Behandlung beurteilen und bereit sein, bei einer Verschlechterung des Zustands des Patienten einzugreifen. Bei einer Lithiumvergiftung ist beispielsweise eine kontinuierliche Überwachung des Lithiumspiegels im Blut, der Nierenfunktion und des neurologischen Zustands erforderlich, um schwere Komplikationen zu verhindern.

Aufklärung und Prävention spielen eine wichtige Rolle bei der Bewältigung von Überdosierungen und Vergiftungen. Pflegende sollten Patienten und ihre Familien über die Risiken des Substanzgebrauchs, die Anzeichen einer Überdosierung und die im Falle einer Überdosierung zu ergreifenden Maßnahmen aufklären. Dazu gehören Ratschläge zum sicheren Umgang mit Medikamenten, zum sorgfältigen Lesen von Etiketten und Verschreibungen und zum raschen Hinzuziehen von medizinischem Fachpersonal im Zweifelsfall. Wenn man Patienten beispielsweise über die Gefahren des Mischens von sedierenden Medikamenten mit Alkohol aufklärt, kann man potenziellen Vergiftungen vorbeugen.

Interdisziplinäre Zusammenarbeit ist entscheidend für eine umfassende und wirksame Behandlung von Überdosierungen und

Vergiftungen. Pflegekräfte müssen eng mit Ärzten, Apothekern, Krankenschwestern und Toxikologen zusammenarbeiten, um geeignete Behandlungspläne zu entwickeln und umzusetzen. Diese Zusammenarbeit ermöglicht es, relevante Informationen auszutauschen, Maßnahmen zu koordinieren und eine kontinuierliche Betreuung des Patienten zu gewährleisten. Beispielsweise kann ein Pfleger mit einem Apotheker zusammenarbeiten, um potenzielle Wechselwirkungen von Medikamenten zu überprüfen und die Behandlung entsprechend anzupassen.

Sorgfältige Dokumentation und Nachbereitung sind entscheidend, um die Kontinuität der Pflege und die Bewertung von Maßnahmen zu gewährleisten. Pflegende sollten alle klinischen Beobachtungen, verabreichten Behandlungen, Reaktionen auf Behandlungen und die Kommunikation mit anderen Gesundheitsfachkräften in der Krankenakte des Patienten dokumentieren. Diese Dokumentation ermöglicht es, die Entwicklung des Zustands des Patienten zu verfolgen und die Pflege nach Bedarf anzupassen. Wenn beispielsweise nach der Verabreichung von Naloxon das Bewusstsein und die Vitalzeichen aufgezeichnet werden, kann die Wirksamkeit der Behandlung überwacht und ein Wiederauftreten von Symptomen erkannt werden.

Fortlaufende Schulungen und die Verbesserung der Fähigkeiten von Pflegekräften sind entscheidend für die Aufrechterhaltung eines hohen Kompetenzniveaus im Umgang mit Überdosierungen und Vergiftungen. Die Teilnahme an regelmäßigen Schulungen zu neuen Praktiken, aufkommenden Antidota und Behandlungsprotokollen hilft den Helfern, informiert und kompetent zu bleiben. Beispielsweise kann die Teilnahme an Fortbildungskursen zu den neuesten Entwicklungen in der klinischen Toxikologie die Fähigkeit von Pflegehelfern verbessern, Notfallsituationen im Zusammenhang mit Vergiftungen effektiv zu bewältigen.

Kapitel 14
Die Notaufnahme in Krisensituationen

- **Bewältigung von Naturkatastrophen und schweren Unfällen**
  - Notfallpläne und dienststellenübergreifende Koordination

Notfallpläne und eine dienststellenübergreifende Koordination sind für eine schnelle und effektive Reaktion auf Krisensituationen von entscheidender Bedeutung. Mithilfe dieser Pläne werden die Maßnahmen strukturiert, die erforderlichen Ressourcen mobilisiert und eine reibungslose Kommunikation zwischen den verschiedenen Gesundheitsdiensten sichergestellt. Pflegekräfte spielen bei der Umsetzung dieser Pläne eine entscheidende Rolle, indem sie für eine angemessene Versorgung der Patienten sorgen und eng mit anderen Gesundheitsfachkräften zusammenarbeiten.

Vorbereitung und Planung sind die ersten Schritte bei der Erstellung von Notfallplänen. Gesundheitseinrichtungen müssen über detaillierte Protokolle für verschiedene Arten von Krisen verfügen, z. B. Naturkatastrophen, Epidemien, chemische, biologische, radiologische und nukleare (CBRN) Vorfälle und Massenzustrom von Patienten. Diese Pläne sollten spezifische Verfahren für die Evakuierung, Triage, Behandlung von Patienten und die Mobilisierung von Ressourcen enthalten. **Pflegekräfte** sollten in diesen Protokollen geschult werden und regelmäßig an Simulationsübungen teilnehmen, um sicherzustellen, dass sie bereit sind, in einem Notfall effektiv zu reagieren.

Die Triage und Ersteinschätzung sind entscheidende Schritte in der Notfallversorgung. Pflegehelfer/innen müssen in der Lage sein, eine schnelle und genaue Triage der Patienten durchzuführen, um die Priorität der Versorgung zu bestimmen. Dazu gehört die Beurteilung von Vitalzeichen, Symptomen und Verletzungen sowie die Verwendung von Systemen zur Klassifizierung von Notfällen, wie z. B. START (Simple Triage and Rapid Treatment). Bei einem Massenunfall beispielsweise müssen Pflegekräfte in der Lage sein, zwischen Patienten, die sofort behandelt werden müssen, und solchen, die warten können, zu unterscheiden, um die Überlebenschancen zu maximieren und die Morbidität zu reduzieren.

Die Kommunikation und Koordination zwischen den verschiedenen Gesundheitsdiensten ist für eine wirksame Reaktion von entscheidender Bedeutung. Pflegekräfte müssen eng mit Ärzten, Krankenschwestern, Medizintechnikern, Notfalldiensten und Gesundheitsbehörden zusammenarbeiten. Eine klare und schnelle Kommunikation ermöglicht den Austausch lebenswichtiger Informationen, die Koordination von Maßnahmen und die Gewährleistung einer kontinuierlichen Patientenversorgung. Bei einem Ausbruch ist beispielsweise die Koordination zwischen Gesundheitsämtern, Krankenhäusern und Diagnoselaboren von entscheidender Bedeutung, um die Ausbreitung der Krankheit zu überwachen und geeignete Kontrollmaßnahmen einzuleiten.

Die Mobilisierung von Ressourcen und Vorräten ist eine Schlüsselkomponente der Notfallplanung. Pflegekräfte müssen sicherstellen, dass die Bestände an persönlicher Schutzausrüstung (PSA), Medikamenten, medizinischem Material und wichtigen Versorgungsgütern ausreichend und zugänglich sind. Sie müssen auch wissen, wie sie diese Ressourcen effektiv und effizient entsprechend den vorrangigen Bedürfnissen einsetzen können. Bei einer Gesundheitskrise ist es beispielsweise entscheidend, die Bestände an Masken, Handschuhen, Desinfektionsmitteln und anderer PSA zu verwalten, um das Gesundheitspersonal und die Patienten zu schützen.

Das Eingreifen und die Betreuung von Patienten während eines Notfalls erfordern spezielle Fähigkeiten und eine schnelle Anpassung an die Umstände. innen/Pflegehelfer müssen in der Lage sein, Patienten zu stabilisieren, die notwendigen Behandlungen durchzuführen, die Vitalzeichen zu überwachen und alle Maßnahmen sorgfältig zu dokumentieren. Bei einer Massenvergiftung müssen sie beispielsweise wissen, wie man Gegengifte verabreicht, unterstützende Pflege leistet und ggf. die Überweisung an spezialisierte Zentren koordiniert.

Die psychologische und emotionale Unterstützung für Patienten, ihre Familien und das Pflegepersonal ist während einer Krise ebenfalls von entscheidender Bedeutung. Pflegekräfte sollten ein offenes Ohr haben, beruhigende Ratschläge geben und Interventionen zum Abbau von Stress und Angst anbieten. Bei Naturkatastrophen können sie beispielsweise Nachbesprechungen und psychologische Unterstützung organisieren, um den Betroffenen bei der Bewältigung von Traumata und Verlusten zu helfen.

Die Dokumentation und Nachverfolgung von Maßnahmen ist für ein effektives Notfallmanagement und eine kontinuierliche Verbesserung der Notfallpläne von entscheidender Bedeutung. Die Helfer sollten alle ergriffenen Maßnahmen, die verabreichten Behandlungen und die Reaktionen der Patienten in detaillierten Krankenakten dokumentieren. Diese Dokumentation ermöglicht es, aus vergangenen Einsätzen zu lernen, Stärken und verbesserungswürdige Bereiche zu identifizieren und Berichte für Gesundheitsbehörden und Regulierungsstellen zu erstellen.

Fortlaufende Schulungen und Simulationsübungen sind unerlässlich, um die Kompetenz und Reaktionsfähigkeit von Pflegehelfern in Notfällen aufrechtzuerhalten. Die Teilnahme an regelmäßigen Schulungen zu den neuesten Praktiken im Notfallmanagement, neuen Technologien und aktualisierten Protokollen hilft, auf alle Eventualitäten vorbereitet zu bleiben. Simulationsübungen, ob am Tisch oder in voller Größe, bieten eine wertvolle Gelegenheit, Notfallpläne zu testen, Lücken zu erkennen und die dienststellenübergreifende Koordination zu stärken.

Die kontinuierliche Bewertung und Verbesserung von Notfallplänen ist entscheidend, um ihre Wirksamkeit zu gewährleisten. Nach jedem Vorfall oder jeder Übung ist es wichtig, eine umfassende Bewertung der ergriffenen Maßnahmen, der erzielten Ergebnisse und der aufgetretenen Herausforderungen durchzuführen. Pflegekräfte sollten an diesen Bewertungen teilnehmen, ihre Erfahrungen austauschen und Empfehlungen zur

Verbesserung der bestehenden Protokolle vorlegen. Beispielsweise kann eine Analyse nach einem Vorfall zusätzlichen Bedarf an Schulungen oder Ressourcen aufzeigen, wodurch die zukünftige Vorbereitung verbessert werden kann.

- Massenhafte Versorgung von Opfern

Die Massenversorgung von Opfern, auch als Management von Zwischenfällen mit mehreren Opfern (MVI) bezeichnet, ist eine komplexe und anspruchsvolle Aufgabe, die eine schnelle, koordinierte und effektive Reaktion erfordert. Pflegekräfte spielen in diesem Prozess eine entscheidende Rolle, indem sie die Triage, Stabilisierung und Erstbehandlung der Opfer übernehmen und dabei eng mit anderen Gesundheitsfachkräften und den Notfalldiensten zusammenarbeiten. Ein erfolgreiches Management von MVW hängt von gut ausgearbeiteten Notfallplänen, klaren Protokollen und kontinuierlicher Schulung ab.

Die Ersteinschätzung und Triage sind entscheidende Schritte bei der Bewältigung von MVI. Die Triage ermöglicht eine schnelle Bestimmung des Schweregrads der Verletzungen jedes Opfers und eine Priorisierung der Versorgung entsprechend der medizinischen Dringlichkeit. Die Helfer sollten in der Anwendung standardisierter Triage-Systeme geschult werden, wie z. B. START (Simple Triage and Rapid Treatment), bei dem die Patienten in Kategorien eingeteilt werden, die auf der Schwere ihres Zustands und der Notwendigkeit einer sofortigen Behandlung basieren. Beispielsweise haben Opfer mit instabilen Vitalzeichen, schweren Blutungen oder Atemstörungen Vorrang bei der dringenden Versorgung.

Die Einrichtung einer Triagezone ist für die Organisation der Versorgung der Opfer von entscheidender Bedeutung. Dieser Bereich sollte sich in der Nähe des Ortes des Geschehens befinden, jedoch weit genug entfernt, um die Sicherheit der Helfer und der Opfer zu gewährleisten. Die Helfer sollten bei der Einrichtung von Triage-Stationen, Behandlungsbereichen und Wartebereichen helfen. Sie sollten auch dafür sorgen, dass die notwendige medizinische Ausrüstung wie Tragen, Erste-Hilfe-Kits und Stabilisierungsgeräte verfügbar und einsatzbereit sind.

Die Stabilisierung von Opfern ist ein kritischer Schritt vor dem Transport in eine medizinische Einrichtung. Die Helfer müssen in der Lage sein, Erste Hilfe zu leisten, um die Vitalzeichen der Opfer zu stabilisieren, Blutungen zu stillen, Knochenbrüche zu fixieren und die Durchgängigkeit der Atemwege zu gewährleisten. Beispielsweise ist die Verwendung von Tourniquets zur Stillung massiver Blutungen oder von Halskrausen zum Schutz von Opfern von Wirbelsäulenverletzungen entscheidend, um schwere Komplikationen zu verhindern.

Die Kommunikation und Koordination zwischen den verschiedenen Rettungsdiensten und Gesundheitseinrichtungen ist für eine effektive Bewältigung von MVI von entscheidender Bedeutung. Die Helfer müssen genaue Informationen über den Zustand der Opfer, die durchgeführten Maßnahmen und den Bedarf an weiterer Versorgung übermitteln. Eine klare und schnelle Kommunikation ermöglicht es, die Opfer an die richtigen Gesundheitseinrichtungen zu verweisen und eine kontinuierliche Betreuung zu gewährleisten. Wenn man beispielsweise die Notfalldienste der Krankenhäuser über die bevorstehende Ankunft kritischer Opfer informiert, können die notwendigen Ressourcen für deren Aufnahme und Behandlung vorbereitet werden.

Die Verwaltung von Ressourcen und Vorräten ist eine Schlüsselkomponente bei der Behandlung von MVI. Pflegekräfte müssen sicherstellen, dass die Bestände an medizinischen Geräten, Medikamenten und persönlicher Schutzausrüstung (PSA) ausreichend sind und gut verwaltet werden. Sie müssen auch bereit sein, zu improvisieren und die verfügbaren Ressourcen entsprechend den vorrangigen Bedürfnissen effektiv einzusetzen. Wenn beispielsweise nicht genügend Tragen zur

Verfügung stehen, kann die Verwendung von Decken zum Transport der Opfer in Betracht gezogen werden.

Die psychologische und emotionale Unterstützung für die Opfer und ihre Familien ist ebenfalls von entscheidender Bedeutung. Pflegekräfte sollten ein offenes Ohr haben, beruhigende Ratschläge geben und Maßnahmen ergreifen, um Stress und Angst bei den Opfern abzubauen. Sie sollten auch in der Lage sein, Anzeichen psychischer Not zu erkennen und die Opfer gegebenenfalls an spezialisierte Fachkräfte zu verweisen. Beispielsweise kann es nach einem traumatischen Vorfall helfen, die Ängste der Opfer zu lindern, wenn sie emotionale Unterstützung und klare Informationen über die nächsten Behandlungsschritte erhalten.

Die Dokumentation und Nachverfolgung von Maßnahmen ist entscheidend für die Kontinuität der Pflege und die kontinuierliche Verbesserung der Protokolle zum Umgang mit MVI. Die Betreuer sollten alle ergriffenen Maßnahmen, die verabreichten Behandlungen und die Reaktionen der Opfer in detaillierten Krankenakten dokumentieren. Diese Dokumentation ermöglicht es, aus vergangenen Einsätzen zu lernen, Stärken und verbesserungswürdige Bereiche zu identifizieren und Berichte für Gesundheitsbehörden und Regulierungsstellen zu erstellen. Wenn man beispielsweise die Einzelheiten der Triage und der vor Ort durchgeführten Behandlungen aufzeichnet, kann man die Entwicklung der Opfer verfolgen und die Versorgung entsprechend anpassen.

Fortlaufende Schulungen und Simulationsübungen sind unerlässlich, um die Kompetenz und Reaktionsfähigkeit der Pflegekräfte im Falle einer MVI aufrechtzuerhalten. Die Teilnahme an regelmäßigen Schulungen zu den neuesten Praktiken im Notfallmanagement, neuen Technologien und aktualisierten Protokollen hilft, auf alle Eventualitäten vorbereitet zu bleiben. Simulationsübungen, ob am Tisch oder in voller Größe, bieten eine wertvolle Gelegenheit, Notfallpläne zu testen, Lücken zu erkennen und die dienststellenübergreifende

Koordination zu stärken. Beispielsweise kann durch Katastrophensimulationsübungen sichergestellt werden, dass die Triage- und Behandlungspläne effektiv sind und dass die Pflegekräfte für den Ernstfall gerüstet sind.

Die kontinuierliche Bewertung und Verbesserung von Protokollen ist entscheidend, um ihre Wirksamkeit zu gewährleisten. Nach jedem Vorfall oder jeder Übung ist es wichtig, eine umfassende Bewertung der ergriffenen Maßnahmen, der erzielten Ergebnisse und der aufgetretenen Herausforderungen durchzuführen. Die Pflegekräfte sollten an diesen Bewertungen teilnehmen, ihre Erfahrungen austauschen und Empfehlungen zur Verbesserung der bestehenden Protokolle vorlegen. Beispielsweise kann eine Analyse nach einem Vorfall zusätzlichen Bedarf an Schulungen oder Ressourcen aufzeigen, wodurch die zukünftige Vorbereitung verbessert werden kann.

- **Sicherheit in der Notaufnahme**
    - Sicherheitsprotokolle für Personal und Patienten

Die Sicherheit von Personal und Patienten hat in Gesundheitseinrichtungen oberste Priorität. Die Einführung strenger Sicherheitsprotokolle ist entscheidend, um Vorfälle zu verhindern, Risiken zu minimieren und eine sichere und geschützte Pflegeumgebung zu gewährleisten. Pflegekräfte spielen eine entscheidende Rolle bei der Umsetzung und Einhaltung dieser Protokolle und sorgen so für den Schutz aller Personen in Gesundheitseinrichtungen.

Ständige Weiterbildung und Bewusstseinsbildung sind die Eckpfeiler der Sicherheitsprotokolle. Pflegehilfskräfte sollten regelmäßig in Sicherheitspraktiken, Notfallverfahren und Protokollen geschult werden, die für ihre Einrichtung spezifisch sind. Diese Schulungen sollten Sitzungen zur Infektionsprävention, zum Umgang mit persönlicher Schutzausrüstung (PSA), zum sicheren Umgang mit gefährlichen Substanzen und zu Evakuierungsverfahren im Falle eines Brandes oder einer Naturkatastrophe umfassen. Beispielsweise können praktische Workshops zur Verwendung von PSA dazu beitragen, das Risiko einer Kreuzkontamination zu verringern und die Gesundheit von Patienten und Personal zu schützen.

Die Verhütung von Infektionen ist ein entscheidender Aspekt der Sicherheit in Gesundheitseinrichtungen. Pflegekräfte müssen strenge Protokolle für die Handhygiene, die Verwendung von PSA und die Desinfektion von Oberflächen und medizinischen Geräten befolgen. Das Händewaschen sollte gemäß den Empfehlungen der Weltgesundheitsorganisation (WHO) erfolgen, insbesondere vor und nach jedem Patientenkontakt, nach dem Berühren kontaminierter Oberflächen und nach dem Ausziehen von Handschuhen. Die Verwendung von hydroalkoholischen Lösungen zur Desinfektion der Hände zwischen den Behandlungen kann beispielsweise die Übertragung von Krankheitserregern erheblich verringern.

Risikomanagement und sichere Geräte sind für die Vermeidung **von** Unfällen und Verletzungen **von** entscheidender Bedeutung. Pflegekräfte sollten in der sicheren Verwendung von medizinischen Geräten und im Erkennen potenzieller Risiken geschult werden. Dazu gehören die regelmäßige Überprüfung der Geräte auf Defekte, die korrekte Verwendung von Hebevorrichtungen zur Vermeidung von Muskel- und Skelettverletzungen und die Anwendung von Techniken zur sicheren Handhabung von Patienten. Beispielsweise kann die Verwendung eines Lifters zum Umlagern eines bettlägerigen Patienten Rückenverletzungen bei Pflegekräften vorbeugen.

Die Arzneimittelsicherheit ist eine Priorität, um die Patienten vor Arzneimittelfehlern zu schützen. Pflegehilfskräfte müssen sich bei der Vorbereitung, Verabreichung und Dokumentation von Medikamenten an strenge Protokolle halten. Dazu gehören die Überprüfung von Rezepten, die doppelte Überprüfung von Dosen, die Verabreichung von Medikamenten nach dem vorgeschriebenen Zeitplan und die Überwachung der Reaktionen der Patienten. Beispielsweise muss die Regel der "fünf Richtigen" (richtiger Patient, richtiges Medikament, richtige Dosis, richtiger

Weg, richtige Zeit) bei jeder Medikamentengabe strikt befolgt werden.

Der Umgang mit gefährlichen Substanzen erfordert spezielle Protokolle, um die Sicherheit des Personals und der Patienten zu gewährleisten. Pflegekräfte müssen im sicheren Umgang mit Chemikalien, zytotoxischen Medikamenten und medizinischen Abfällen geschult werden. Dazu gehören die Verwendung der richtigen PSA, die sichere Lagerung gefährlicher Substanzen und die Durchführung von Reinigungsverfahren im Falle einer Verschüttung. Beim Umgang mit chemotherapeutischen Medikamenten müssen beispielsweise Handschuhe, Kittel und Schutzbrillen getragen werden, um eine Exposition zu vermeiden.

Brandschutz und Evakuierungsverfahren sind von entscheidender Bedeutung, um die Bewohner von Gesundheitseinrichtungen im Falle eines Brandes oder einer Katastrophe zu schützen. Pflegekräfte sollten mit Evakuierungsplänen, den Standorten der Notausgänge und den Verfahren zur Alarmierung der Notdienste und zur sicheren Evakuierung von Patienten vertraut sein. Es sollten regelmäßige Evakuierungsübungen durchgeführt werden, um sicherzustellen, dass das gesamte Personal darauf vorbereitet ist, schnell und effektiv zu reagieren. Zu wissen, wie man Feuerlöscher und Löschdecken benutzt, kann beispielsweise dabei helfen, einen kleineren Brand bis zum Eintreffen der Feuerwehr einzudämmen.

Psychologische und emotionale Sicherheit ist ebenfalls von entscheidender Bedeutung für das Wohlbefinden von Personal und Patienten. Pflegekräfte sollten darin geschult werden, die Anzeichen von Stress, Burnout und psychischer Not bei sich selbst und anderen zu erkennen. Psychologische Unterstützungsprogramme, Debriefing-Sitzungen nach traumatischen Vorfällen und Initiativen zum Wohlbefinden am Arbeitsplatz können dazu beitragen, ein gesundes Arbeitsumfeld aufrechtzuerhalten. Beispielsweise kann das Angebot von Meditations- oder Yogasitzungen dazu beitragen, Stress zu reduzieren und die Resilienz der Mitarbeiter zu verbessern.

Der Schutz vor Gewalt und Aggressionen ist eine Priorität, um die Sicherheit des Personals und der Patienten zu gewährleisten. Pflegekräfte sollten in Deeskalationstechniken zum Umgang mit aggressivem Verhalten und in Sicherheitsverfahren zum Schutz ihrer körperlichen Unversehrtheit geschult werden. Dazu gehört die Einführung von Protokollen zur Meldung und Reaktion auf Gewaltvorfälle, die Schaffung sicherer Umgebungen und die Zusammenarbeit mit Sicherheitsdiensten. Beispielsweise kann das Vorhandensein von Alarmknöpfen in Sprechzimmern und klare Protokolle, um im Bedarfsfall Hilfe zu rufen, die Sicherheit erhöhen.

Der Umgang mit vertraulichen Informationen ist entscheidend, um die Privatsphäre der Patienten zu schützen und Datenschutzbestimmungen einzuhalten. Pflegekräfte müssen bei der Erfassung, Speicherung und Weitergabe von medizinischen Informationen strenge Protokolle befolgen. Dazu gehören die Verwendung sicherer elektronischer Patientenakten-Systeme, der Schutz von Computerbildschirmen mit Passwörtern und die Vermeidung sensibler Diskussionen in öffentlichen Räumen. So sind beispielsweise die Verwendung von Zugangscodes für Computersysteme und Schulungen zum sicheren Umgang mit Patienteninformationen wesentliche Maßnahmen.

Die kontinuierliche Bewertung und Verbesserung von Sicherheitsprotokollen ist entscheidend, um ihre Wirksamkeit zu gewährleisten. Pflegekräfte sollten an regelmäßigen Audits, Risikobewertungen und Überarbeitungen der Protokolle teilnehmen, um Lücken zu erkennen und Verbesserungen vorzuschlagen. Dazu gehört auch die Umsetzung von Empfehlungen aus dem Erfahrungsfeedback und die aktive Teilnahme an den Sicherheitsinitiativen der Einrichtung. Beispielsweise kann die Analyse von Sicherheitsvorfällen und die Umsetzung von Abhilfemaßnahmen dazu beitragen, ein erneutes Auftreten zu verhindern.

- Umgang mit Aggressionen und gewalttätigen Zwischenfällen

Der Umgang mit Aggressionen und gewalttätigen Vorfällen ist ein wesentlicher Bestandteil der Sicherheit in Gesundheitseinrichtungen. Pflegende Angehörige spielen eine entscheidende Rolle bei der Prävention, Bewältigung und Lösung solcher Situationen, um die Sicherheit aller Patienten und des Personals zu gewährleisten. Ein proaktiver und strukturierter Ansatz ist erforderlich, um die Risiken zu minimieren und eine sichere Pflegeumgebung zu gewährleisten.

Die Prävention von Aggressionen beginnt damit, die Warnzeichen für gewalttätiges Verhalten zu erkennen. Pflegehilfskräfte sollten darin geschult werden, Indikatoren für Stress, Unruhe und Frustration bei Patienten zu erkennen. Zu den Anzeichen können plötzliche Verhaltensänderungen, verbale Äußerungen des Ärgers oder der Bedrohung und aggressive Gesten gehören. Beispielsweise erfordert ein Patient, der zunehmend unruhig und verbal aggressiv wird, sofortige Aufmerksamkeit, um eine Eskalation der Gewalt zu verhindern.

Kommunikation und Deeskalation sind Schlüsseltechniken für den Umgang mit aggressivem Verhalten. Pflegekräfte sollten gewaltfreie Kommunikationsstrategien anwenden, wie z. B. aktives Zuhören, einen ruhigen und beruhigenden Tonfall und die Verwendung beruhigender Sätze, um Spannungen abzubauen. Wenn Sie beispielsweise auf einen aufgeregten Patienten mit Sätzen wie "Ich sehe, dass Sie wütend sind, wie kann ich Ihnen helfen?" reagieren, kann dies die Situation entschärfen. Direkte Konfrontationen zu vermeiden und dem Patienten Raum zu geben, kann ebenfalls eine Eskalation der Gewalt verhindern.

Die Einführung spezieller **Sicherheitsprotokolle** ist für den Umgang mit gewalttätigen Vorfällen von entscheidender Bedeutung. Pflegekräfte sollten darin geschult werden, etablierte Verfahren zur Meldung und Bewältigung von Gewaltsituationen zu befolgen. Dazu gehören die Verwendung von Alarmsystemen, die Kenntnis von Sicherheitszonen und Notausgängen sowie die

Zusammenarbeit mit Sicherheitsdiensten. Beispielsweise können Alarmknöpfe in Sprechzimmern das Sicherheitspersonal bei einem gewalttätigen Vorfall schnell alarmieren.

Um gewalttätige Vorfälle sicher zu bewältigen, ist häufig **eine Teamintervention** erforderlich. Pflegende müssen wissen, wie sie mit anderen Mitarbeitern koordiniert zusammenarbeiten können, um gefährliche Situationen unter Kontrolle zu bringen. Dies kann Techniken zur sicheren körperlichen Fixierung beinhalten, wobei stets die Rechte und die Würde des Patienten gewahrt werden müssen. Beispielsweise kann ein geschultes Team gemeinsam eingreifen, um einen aggressiven Patienten sicher und ohne Verletzungen zu verursachen zu fixieren.

Die psychologische Unterstützung nach einem Vorfall ist für Personal und Patienten, die in gewalttätige Vorfälle verwickelt sind, von entscheidender Bedeutung. Pflegekräfte sollten an Nachbesprechungen teilnehmen, um den Vorfall zu besprechen, ihre Erfahrungen auszutauschen und emotionale Unterstützung zu erhalten. Dadurch können die psychologischen Auswirkungen des Vorfalls behandelt und Burnout vorgebeugt werden.
Beispielsweise kann das Abhalten einer Nachbesprechung nach einem gewalttätigen Vorfall den Mitarbeitern helfen, ihre Emotionen auszudrücken und Ratschläge zur Bewältigung von posttraumatischem Stress zu erhalten.

Die Dokumentation und Analyse von Vorfällen ist entscheidend für die Verbesserung der Sicherheitsprotokolle und **die** Vermeidung künftiger Vorfälle. Die Pflegekräfte sollten alle Einzelheiten des Vorfalls, einschließlich der ergriffenen Maßnahmen und des beobachteten Verhaltens, in detaillierten Vorfallsberichten festhalten. Diese Dokumentation ermöglicht es, Trends zu erkennen, Verbesserungen an bestehenden Protokollen vorzuschlagen und Daten für die Weiterbildung bereitzustellen. Die Analyse von Vorfallsberichten kann z. B. Hotspots in der Einrichtung aufdecken, an denen zusätzliche Sicherheitsmaßnahmen erforderlich sind.

Weiterbildung und Sensibilisierung sind unerlässlich, um die Kompetenz des Personals im Umgang mit Aggressionen und gewalttätigen Zwischenfällen zu erhalten. Pflegekräfte sollten regelmäßig an Schulungen zu Deeskalationstechniken, Sicherheitsverfahren und Interventionen bei Gewalt teilnehmen. Simulationsübungen können dazu beitragen, die Kompetenzen zu stärken und das Personal darauf vorzubereiten, in realen Situationen effektiv zu reagieren. Beispielsweise können Simulationsworkshops zum Konfliktmanagement die Fähigkeit von Pflegekräften verbessern, gewalttätige Situationen zu deeskalieren.

Eine sichere physische Umgebung spielt ebenfalls eine wichtige Rolle bei der Verhinderung von Aggressionen. Pflegekräfte sollten darauf achten, dass die Gestaltung der Behandlungsräume ein schnelles Eingreifen im Bedarfsfall ermöglicht. Dazu gehört, dass die Behandlungsräume so gestaltet werden, dass ein schnelles Verlassen möglich ist, dass die Möbel so angeordnet werden, dass potenziell gefährliche Gegenstände vermieden werden, und dass Überwachungssysteme installiert werden. Wenn Sie beispielsweise Möbel so anordnen, dass Patienten nicht an schwere oder spitze Gegenstände herankommen, kann dies das Risiko körperlicher Gewalt verringern.

Die Zusammenarbeit mit dem Sicherheitsdienst und den Ordnungskräften ist für den Umgang mit schweren gewalttätigen Zwischenfällen von entscheidender Bedeutung. Die Betreuer müssen wissen, wie und wann sie bei Bedarf den internen Sicherheitsdienst oder die Polizei um Hilfe bitten können. Es sollten klare Protokolle erstellt werden, um ein schnelles und angemessenes Eingreifen zu gewährleisten. Beispielsweise kann ein Protokoll für die Kontaktaufnahme mit der Polizei im Falle einer drohenden Waffengewalt die Sicherheit der Einrichtung erhöhen.

Die kontinuierliche Bewertung und Verbesserung von Protokollen zum Umgang mit Übergriffen ist entscheidend, um ihre Wirksamkeit **zu** gewährleisten. Nach jedem Vorfall ist es

wichtig, eine umfassende Bewertung der ergriffenen Maßnahmen, der erzielten Ergebnisse und der aufgetretenen Herausforderungen durchzuführen. Pflegekräfte sollten an diesen Bewertungen teilnehmen, ihre Erfahrungen austauschen und Empfehlungen zur Verbesserung der bestehenden Protokolle vorlegen.
Beispielsweise kann eine Analyse nach einem Vorfall zusätzlichen Bedarf an Schulungen oder Ressourcen aufzeigen, wodurch die zukünftige Vorbereitung verbessert werden kann.

Kapitel 15
Pädiatrische Notfälle

- **Besonderheiten der pädiatrischen Versorgung in der Notaufnahme**
  ◦ Anpassung der Pflege an Kinder

Die kindgerechte Pflege ist ein wesentlicher Bestandteil der Gesundheitsfürsorge und erfordert einen besonderen Ansatz, um den körperlichen, emotionalen und psychologischen Bedürfnissen der jungen Patienten gerecht zu werden. Kinder sind nicht einfach Erwachsene im Kleinformat, sondern weisen einzigartige Merkmale auf, die spezielle Fähigkeiten und ein erhöhtes Einfühlungsvermögen der Pflegekräfte erfordern. Die Pflege von Kindern sollte auf ihr allgemeines Wohlbefinden ausgerichtet sein und ihre Entwicklung, ihren Komfort und ihre Sicherheit berücksichtigen.

Das Verständnis der kindlichen Entwicklung ist grundlegend, um die Pflege von Kindern anzupassen. Pflegekräfte müssen mit den verschiedenen Phasen der körperlichen, kognitiven und emotionalen Entwicklung eines Kindes vertraut sein, um eine angemessene Pflege für jedes Alter zu gewährleisten. Beispielsweise benötigen Säuglinge eine ganz andere Pflege als Jugendliche. Säuglinge brauchen volle Unterstützung bei ihren Grundbedürfnissen wie Ernährung, Hygiene und Komfort, während Jugendliche möglicherweise mehr Autonomie und Respekt für ihre Privatsphäre und ihre Entscheidungen benötigen.

Altersgerechte Kommunikation ist entscheidend für den Aufbau eines Vertrauensverhältnisses zu den Kindern und ihren Familien. Pfleger sollten Kommunikationstechniken verwenden, die dem Alter und dem Verständnisniveau des jeweiligen Kindes angepasst sind. Dazu können die Verwendung einfacher Wörter, klare Erklärungen und visuelle oder spielerische Hilfsmittel zur Erläuterung medizinischer Verfahren gehören. Wenn Sie beispielsweise einem kleinen Kind eine Blutentnahme mithilfe einer Puppe oder eines Zeichentrickfilms erklären, kann dies Angst und Unruhe verringern.

Die Schaffung einer beruhigenden und sicheren Umgebung ist für das Wohlbefinden von Kindern in Gesundheitseinrichtungen von entscheidender Bedeutung. Die Betreuer sollten sich bemühen, eine einladende und gemütliche Umgebung zu schaffen, indem sie farbenfrohe Dekorationen, Spielzeug und kindgerechte Aktivitäten verwenden. Dies hilft, Stress abzubauen und die medizinische Erfahrung weniger einschüchternd zu machen. Beispielsweise kann ein pädiatrisches Wartezimmer mit Spielen und Büchern die Kinder ablenken und ihnen helfen, sich vor dem Arztbesuch zu entspannen.

Schmerzmanagement und Komfort ist eine Priorität bei der Betreuung von Kindern. Pflegehilfskräfte sollten kompetent in der Beurteilung von Schmerzen bei Kindern sein, die je nach Alter und Entwicklung des Kindes unterschiedlich ausgedrückt werden können. Die Verwendung geeigneter Schmerzskalen wie der Face Scale oder der FLACC-Skala (Face, Legs, Activity, Cry, Consolability) kann bei der genauen Beurteilung von Schmerzen helfen. Pflegekräfte sollten auch Techniken zur Schmerzlinderung anwenden, wie z. B. die Verabreichung von schmerzstillenden Medikamenten, die Verwendung von Ablenkung oder Entspannungsmethoden. Beispielsweise kann das Anbieten eines Spielzeugs oder das Singen eines Liedes ein Kind während eines schmerzhaften Eingriffs ablenken.

Die **Einbeziehung der Eltern und der Familie** ist für eine kindzentrierte Pflege von entscheidender Bedeutung. Pflegende sollten Eltern und Familien in den Pflegeprozess einbeziehen, indem sie sie informieren und zur aktiven Teilnahme ermutigen. Die Anwesenheit der Eltern kann dem Kind bedeutsamen Trost spenden und helfen, Ängste zu mindern. Wenn Eltern beispielsweise die Möglichkeit haben, ihr Kind während eines medizinischen Eingriffs zu begleiten, kann dies das Kind beruhigen und die Kooperation erleichtern.

Die Berücksichtigung emotionaler und psychologischer Bedürfnisse ist in der Kinderkrankenpflege von grundlegender Bedeutung. Pflegende sollten auf Anzeichen von emotionaler Not, Angst oder Depression bei Kindern achten und entsprechende Unterstützung anbieten. Der Einsatz von therapeutischen

Spieltechniken und kreativen Aktivitäten kann Kindern helfen, ihre Gefühle auszudrücken und mit schwierigen medizinischen Erfahrungen umzugehen. Beispielsweise kann das Zeichnen oder das Spielen mit Puppen einem Kind ermöglichen, seine Ängste und Sorgen nonverbal auszudrücken.

Das **Vorbereiten und Erklären medizinischer Verfahren** ist wichtig, um Angst und Furcht bei Kindern zu verringern. Pfleger sollten die Verfahren klar und altersgerecht erklären, indem sie einfache Begriffe und visuelle Demonstrationen verwenden. Wenn Sie einem Kind beispielsweise zeigen, wie ein Stethoskop funktioniert, bevor es es benutzt, kann dies die medizinischen Geräte entmystifizieren und Ängste abbauen.

Die Achtung der Würde und Autonomie von Kindern ist für ihre Entwicklung und ihr Wohlbefinden von entscheidender Bedeutung. Pflegekräfte sollten Kinder mit Respekt und Achtung behandeln, sich ihre Sorgen anhören und ihre Fragen beantworten. Wenn Kinder ermutigt werden, sich im Rahmen ihrer Fähigkeiten an Entscheidungen über ihre Pflege zu beteiligen, kann dies ihr Gefühl der Kontrolle und Autonomie stärken. Ein Kind zu fragen, welchen Arm es für eine Blutentnahme bevorzugt, kann ihm beispielsweise ein gewisses Maß an Kontrolle über die Situation geben.

Die **Weiterbildung und Spezialisierung** von Hilfskräften in der Kinderkrankenpflege ist entscheidend, um eine qualitativ hochwertige Versorgung der Kinder zu gewährleisten. Pflegehilfskräfte sollten regelmäßig an Schulungen zu bewährten Verfahren in der Kinderkrankenpflege, zu Techniken der Schmerzbehandlung und zu kindgerechten Kommunikationsstrategien teilnehmen. Beispielsweise kann die Teilnahme an Workshops zu familienzentrierter Pflege und Interventionen bei pädiatrischen Traumata die Fähigkeiten von Pflegehelfern und ihre Fähigkeit, auf die komplexen Bedürfnisse von Kindern einzugehen, verbessern.

Interdisziplinäre Zusammenarbeit ist für eine ganzheitliche Betreuung von Kindern unerlässlich. Pflegehilfskräfte müssen eng mit Kinderärzten, Fachkrankenschwestern, Psychologen, Ergotherapeuten und anderen Gesundheitsfachkräften zusammenarbeiten, um Pläne für eine integrierte Versorgung zu entwickeln und umzusetzen. Diese Zusammenarbeit ermöglicht es, umfassend und einheitlich auf die Bedürfnisse jedes einzelnen Kindes einzugehen. Beispielsweise kann die Koordination der Versorgung mit einem Kinderpsychologen für ein Kind, das nach einem Krankenhausaufenthalt Symptome einer posttraumatischen Belastungsstörung aufweist, von entscheidender Bedeutung sein.

- Spezifische Techniken für die Kommunikation mit Kindern

Die effektive Kommunikation mit Kindern ist eine Schlüsselkompetenz für Pflegekräfte, da sie eine vertrauensvolle Umgebung schafft, Ängste abbaut und die Kooperation der jungen Patienten erleichtert. Kinder haben je nach Alter und Entwicklung ganz andere Kommunikationsbedürfnisse als Erwachsene. Daher müssen Pflegekräfte ihre Techniken anpassen, um auf die Verständnisfähigkeiten und Anliegen von Kindern angemessen einzugehen.

Die Sprache dem Alter des Kindes anzupassen, ist grundlegend für eine effektive Kommunikation. Pflegekräfte sollten bei kleinen Kindern einfache Wörter und kurze Sätze verwenden und komplizierten medizinischen Fachjargon vermeiden. Es ist wichtig, langsam und deutlich zu sprechen und sich zu vergewissern, dass das Kind jeden Schritt versteht. Anstatt z. B. zu sagen "Wir werden jetzt Ihren Blutdruck überprüfen", ist es besser zu sagen "Wir werden jetzt dieses Armband um Ihren Arm legen, um zu sehen, wie stark er ist".

Die Verwendung von visuellen Hilfsmitteln und Demonstrationen kann sehr dabei helfen, Kindern medizinische Verfahren zu erklären. Die Betreuer können Bilder, Zeichnungen, Spielzeug oder Puppen verwenden, um zu zeigen, was passieren wird. Dies hilft, die medizinische Ausrüstung und die Verfahren zu entmystifizieren, wodurch die Erfahrung für das Kind weniger beängstigend wird. Wenn man einem Kind beispielsweise zeigt, wie ein Stethoskop funktioniert, indem man es zuerst an einem Spielzeug oder an sich selbst benutzt, kann dies die Angst vor diesem unbekannten Werkzeug verringern.

Verwenden Sie Spiel- und Ablenkungstechniken, um den Kindern zu helfen, sich zu entspannen und sich wohler zu fühlen. Das Spiel ist eine natürliche Methode für Kinder, die Welt um sie herum zu verstehen und ihre Gefühle auszudrücken. Die Betreuer können Spiele, Lieder, Geschichten oder kreative Aktivitäten einsetzen, um die Aufmerksamkeit des Kindes von den stressigen medizinischen Verfahren abzulenken. Beispielsweise kann das Singen eines Lieblingsliedes oder das Erzählen einer lustigen Geschichte während einer Blutentnahme dazu beitragen, die Angst zu verringern und die Zeit schneller vergehen zu lassen.

Das aktive Zuhören und Validieren der Gefühle des Kindes ist entscheidend für den Aufbau eines Vertrauensverhältnisses. Die Betreuungspersonen sollten genau darauf achten, was das Kind sagt, und empathisch darauf reagieren. Die Gefühle des Kindes zu validieren, wie z. B. zu sagen "Ich verstehe, dass du dich ängstlich fühlst, das ist normal", kann dazu beitragen, das Kind zu beruhigen und das Gefühl der Sicherheit zu stärken. Wenn ein Kind z. B. seine Angst vor einer Injektion äußert, kann das Anerkennen dieser Angst und die Erklärung, wie die Injektion helfen wird, sich besser zu fühlen, die Bedenken des Kindes zerstreuen.

Die Eltern in die Kommunikation mit dem Kind **einzubeziehen** ist entscheidend, um zusätzliche Unterstützung zu bieten und das Kind zu beruhigen. Eltern kennen ihre Kinder gut und können wertvolle Informationen darüber liefern, wie man das Kind am besten beruhigt und ermutigt. Wenn Sie die Eltern auffordern, sich an dem Gespräch zu beteiligen, die Verfahren zu erklären und das Kind zu trösten, kann dies die Zusammenarbeit erleichtern. Wenn Eltern beispielsweise gebeten werden, während eines Verfahrens die Hand des Kindes zu halten oder sanft mit ihm zu sprechen, kann dies einen bedeutenden emotionalen Trost bieten.

Setzen Sie Belohnungen und Lob ein, um positives Verhalten und Kooperation zu fördern. Pflegende können mutiges oder kooperatives Verhalten durch geeignete Belohnungen verstärken, z. B. durch Aufkleber, kleine Spielzeuge oder Tapferkeitsurkunden. Auch verbales Lob wie "Du warst sehr mutig" oder "Ich bin stolz auf dich" kann das Selbstwertgefühl des Kindes stärken und positive Einstellungen gegenüber der medizinischen Versorgung fördern. Einem Kind nach einer Blutentnahme einen Aufkleber zu geben, kann beispielsweise eine unangenehme Erfahrung in einen Moment des Stolzes und des Erfolgs verwandeln.

Die Schaffung einer beruhigenden und einladenden Umgebung ist entscheidend, um Kindern zu helfen, sich sicher zu fühlen. Pfleger können zu einer positiven Atmosphäre beitragen, indem sie farbenfrohe Dekorationen verwenden, leise Musik abspielen und altersgerechte Spielsachen und Bücher anbieten. Eine einladende Umgebung kann Ängste reduzieren und die medizinische Erfahrung weniger einschüchternd machen. Beispielsweise kann ein pädiatrisches Wartezimmer mit Spielen und Aktivitäten Kindern helfen, sich vor dem Arztbesuch zu entspannen.

Offene Fragen verwenden und Wahlmöglichkeiten anbieten, um dem Kind ein Gefühl der Kontrolle und Beteiligung zu vermitteln. Pflegekräfte können offene Fragen stellen, um das Kind zu ermutigen, seine Gedanken und Gefühle auszudrücken, und einfache Wahlmöglichkeiten anbieten, um das Kind in den Pflegeprozess einzubeziehen. Die Frage "Wie fühlst du dich heute?" oder "An welchem Arm möchtest du lieber Blut abnehmen?" kann dem Kind helfen, sich gehört und respektiert zu fühlen.

Die Grenzen und die Privatsphäre des Kindes zu respektieren, ist entscheidend für sein emotionales Wohlbefinden. Pflegende sollten sensibel auf Anzeichen von Unbehagen oder Hilflosigkeit reagieren und den persönlichen Raum des Kindes respektieren. Es ist wichtig, jeden Schritt vor der Durchführung zu erklären und nach Möglichkeit um Erlaubnis zu fragen. Wenn Sie z. B. vor einer körperlichen Untersuchung erklären, was passieren wird, und fragen: "Darf ich jetzt deinen Bauch untersuchen?

Behalten Sie während der gesamten Interaktion mit dem Kind **eine positive und beruhigende Haltung bei.** Die Betreuungspersonen sollten ruhig bleiben, lächeln und eine entspannte Atmosphäre fördern. Eine positive Einstellung kann eine beruhigende Wirkung auf das Kind haben und zu einer angenehmeren medizinischen Erfahrung beitragen. Beispielsweise kann die Verwendung eines warmen Tonfalls und das Verschenken eines häufigen Lächelns dazu beitragen, die Angst des Kindes zu verringern und das Vertrauen des Kindes in die Betreuer zu stärken.

- **Behandlung von häufigen Erkrankungen bei Kindern**
  - Umgang mit pädiatrischen Traumata

Der Umgang mit pädiatrischen Traumata ist ein heikler und anspruchsvoller Bereich, der einen spezialisierten und auf die Bedürfnisse von Kindern zugeschnittenen Ansatz erfordert. Pädiatrische Traumata können physischer, emotionaler oder psychologischer Natur sein und sind häufig die Folge von Unfällen, Krankheiten oder stressigen Situationen. Pflegekräfte spielen eine entscheidende Rolle bei der Behandlung dieser jungen Patienten, indem sie für ihre Sicherheit, ihren Komfort und ihre Genesung sorgen. Ein effektiver Umgang mit pädiatrischen Traumata beruht auf spezialisierten klinischen Fähigkeiten, einfühlsamer Kommunikation und interdisziplinärer Koordination.

Die Ersteinschätzung und Triage sind die wichtigsten ersten Schritte bei der Behandlung von Kinderverletzungen. Die Helfer müssen den Schweregrad der Verletzungen und Symptome des Kindes schnell einschätzen, um die Prioritäten der Versorgung festzulegen. Die Verwendung standardisierter pädiatrischer Triage-Systeme, wie das Pediatric Assessment Triangle (PAT), kann helfen, das Aussehen, die Atemarbeit und den Kreislauf des Kindes schnell zu beurteilen. Beispielsweise erfordert ein Kind mit Anzeichen akuter Atemnot oder Bewusstlosigkeit sofortige und vorrangige Maßnahmen.

Die Stabilisierung der Vitalfunktionen ist in pädiatrischen Traumasituationen eine Priorität. Pflegehilfskräfte müssen in pädiatrischen Wiederbelebungstechniken wie der Verabreichung von Sauerstoff, dem Anlegen eines peripheren Venenzugangs und der Kontrolle von Blutungen kompetent sein. Bei einem hämorrhagischen Schock können beispielsweise das Anlegen von blutstillenden Kompressen und die Infusion von kristalloiden Lösungen erforderlich sein, um den Zustand des Kindes zu stabilisieren, bevor es in ein Kindertraumazentrum verlegt wird.

Die Behandlung von Schmerzen und Komfort ist für das Wohlbefinden traumatisierter Kinder von entscheidender Bedeutung. Die Betreuer sollten die Schmerzen des Kindes regelmäßig mithilfe altersgerechter Schmerzskalen wie der Face Scale oder der FLACC-Skala (Face, Legs, Activity, Cry, Consolability) beurteilen. Die Verabreichung geeigneter Schmerzmittel, die Bereitstellung von Ablenkungstechniken und die Gewährleistung einer tröstenden Umgebung können helfen, die Schmerzen zu lindern und die Angst des Kindes zu verringern. Beispielsweise kann das Anbieten eines süßen Schnullers für einen Säugling oder einer wärmenden Decke für ein älteres Kind dazu beitragen, die Beschwerden zu lindern.

Eine alters- und entwicklungsstufengerechte Kommunikation ist entscheidend, um dem Kind und seinen Eltern Sicherheit zu geben. Pflegekräfte sollten Verfahren und Pflegemaßnahmen einfach und verständlich erklären und dabei altersgerechte Wörter und ggf. visuelle Hilfsmittel verwenden. Wenn Sie den Bedenken des Kindes und seiner Eltern aktiv zuhören und ihre Fragen mit

Einfühlungsvermögen und Geduld beantworten, kann dies das Vertrauen und die Zusammenarbeit stärken. Wenn Sie einem Kind z. B. spielerisch erklären, was ein Scanner ist, und dabei die Metapher einer "magischen Fotomaschine" verwenden, kann dies die Angst des Kindes vor der Untersuchung verringern.

Emotionale und psychologische Unterstützung für Kinder und ihre Familien ist eine Schlüsselkomponente bei der Bewältigung von Traumata in der Pädiatrie. Betreuungspersonen sollten auf Anzeichen emotionaler Not achten und angemessene Unterstützung anbieten, einschließlich Entspannungstechniken, therapeutischer Spiele und kreativer Aktivitäten. Die Zusammenarbeit mit Kinderpsychologen und Sozialarbeitern zur Bereitstellung psychologischer Unterstützung kann den Kindern helfen, ihre Emotionen zu verarbeiten und sich schneller zu erholen. Beispielsweise kann die Organisation von therapeutischen Spielsitzungen für ein Kind, das ein Trauma erlebt hat, den Ausdruck seiner Gefühle und die Bewältigung von posttraumatischem Stress fördern.

Die interdisziplinäre Koordination ist für eine umfassende und integrierte Betreuung traumatisierter Kinder von entscheidender Bedeutung. Pflegekräfte müssen eng mit Kinderärzten, Chirurgen, Krankenschwestern, Psychologen, Physiotherapeuten und anderen Gesundheitsfachkräften zusammenarbeiten, um geeignete Pflegepläne zu entwickeln und umzusetzen. Durch diese Zusammenarbeit können die medizinischen, emotionalen und sozialen Bedürfnisse eines jeden Kindes umfassend und einheitlich erfüllt werden. Beispielsweise kann die Koordination der Pflege mit einem pädiatrischen Physiotherapeuten bei einem Kind mit Knochenbrüchen dazu beitragen, geeignete Rehabilitationsübungen zu planen und die Genesung zu optimieren.

Die kontinuierliche Weiterbildung und Kompetenzentwicklung von Pflegehelfern in der Kindertraumatologie ist unerlässlich, um ein hohes Maß an Kompetenz und Reaktionsfähigkeit aufrechtzuerhalten. Die

Teilnahme an regelmäßigen Schulungen zu pädiatrischen Reanimationstechniken, neuen Ansätzen der Schmerzbehandlung und Strategien zur psychologischen Unterstützung hilft dabei, mit den Fortschritten in diesem Bereich Schritt zu halten. Beispielsweise kann die Teilnahme an Schulungen zum Umgang mit Kopfverletzungen bei Kindern die Fähigkeit von Pflegehelfern verbessern, diese komplexen Verletzungen zu erkennen und zu behandeln.

Die Vorbereitung und Planung für Notfallsituationen mit pädiatrischen Traumata ist entscheidend für eine wirksame Reaktion. Pflegehelfer sollten die für ihre Einrichtung spezifischen Notfallprotokolle kennen und an Simulationsübungen teilnehmen, um ihre Fähigkeiten im Krisenmanagement zu testen und zu verbessern. Beispielsweise können Simulationen von Katastrophen, an denen Kinder beteiligt sind, den Helfern dabei helfen, sich mit den Verfahren zur Triage und Massenbehandlung vertraut zu machen und Bereiche zu identifizieren, in denen Verbesserungen erforderlich sind.

Die sorgfältige Dokumentation und Nachverfolgung von Interventionen ist entscheidend für die Kontinuität der Pflege und die ständige Verbesserung der Praktiken. Pflegehilfskräfte sollten alle Eingriffe, die verabreichten Behandlungen und die Reaktionen der Kinder in detaillierten Krankenakten dokumentieren. Diese Dokumentation ermöglicht es, die Entwicklung des Zustands des Kindes zu verfolgen, die Pflege nach Bedarf anzupassen und Daten für die Bewertung der Praktiken und zukünftige Schulungen bereitzustellen. Beispielsweise kann die Aufzeichnung der Reaktionen eines Kindes auf eine bestimmte schmerzstillende Behandlung dazu beitragen, die Pflege zu personalisieren und das Schmerzmanagement für zukünftige Patienten zu verbessern.

Die Aufklärung und Sensibilisierung der Familien über den Umgang mit pädiatrischen Traumata und die häusliche Pflege sind ebenfalls von entscheidender Bedeutung. Die Pflegekräfte sollten den Eltern klare und verständliche Informationen über die posttraumatische Pflege, die zu beachtenden Anzeichen von Komplikationen und Strategien zur emotionalen Unterstützung geben. Wenn Eltern beispielsweise erklärt wird, wie sie zu Hause mit den Schmerzen ihres Kindes umgehen können, wie sie leichte Rehabilitationsaktivitäten fördern können und wann sie bei alarmierenden Anzeichen einen Arzt aufsuchen sollten, kann dies die Genesung erleichtern und die Angst in der Familie verringern.

- Behandlung von Infektionen und akuten Krankheiten

Die Behandlung von Infektionen und akuten Erkrankungen ist ein entscheidender Aspekt der Gesundheitsfürsorge und erfordert ein schnelles und präzises Eingreifen, um Komplikationen zu verhindern und die Genesung der Patienten zu fördern. Pflegehilfskräfte spielen in diesem Prozess eine entscheidende Rolle, indem sie Symptome überwachen, Behandlungen durchführen und die Koordination mit anderen Gesundheitsfachkräften übernehmen. Ein effektiver Umgang mit Infektionen und akuten Erkrankungen beruht auf fundierten klinischen Kenntnissen, klarer Kommunikation und ständiger Wachsamkeit.

Das **frühzeitige Erkennen von Symptomen** ist der erste Schritt für eine wirksame Behandlung. Pflegehilfskräfte sollten darin geschult werden, die Anzeichen und Symptome von Infektionen und akuten Krankheiten wie Fieber, Schmerzen, Hautausschlag, Atembeschwerden, Erbrechen und Durchfall zu erkennen. Eine Früherkennung ermöglicht es, schnell Maßnahmen zu ergreifen und die notwendigen Behandlungen einzuleiten. Wenn Sie beispielsweise die Anzeichen einer Harnwegsinfektion wie Schmerzen beim Wasserlassen und eine erhöhte Harnfrequenz frühzeitig erkennen, können Sie umgehend mit einer geeigneten Antibiotikabehandlung beginnen.

Kontinuierliche Überwachung und Beurteilung sind entscheidend, um die Entwicklung des Zustands des Patienten zu verfolgen. Die Pflegekräfte sollten regelmäßig die Vitalzeichen wie Temperatur, Herzfrequenz, Blutdruck und Sauerstoffsättigung überwachen und auf eine Verschlechterung der Symptome achten. Eine sorgfältige Überwachung ermöglicht es, mögliche Komplikationen frühzeitig zu erkennen und entsprechend zu reagieren. Ein plötzlicher Anstieg des Fiebers oder ein Abfall der Sauerstoffsättigung bei einem Patienten mit Lungenentzündung erfordert z. B. sofortiges ärztliches Eingreifen.

Die **Verabreichung der verschriebenen Medikamente** ist eine zentrale Aufgabe von Pflegekräften. Sie müssen dafür sorgen, dass die Patienten die notwendigen Medikamente in der vorgeschriebenen Dosierung und zum vorgeschriebenen Zeitpunkt erhalten, und dabei auf mögliche Nebenwirkungen achten. Dazu gehört die Vorbereitung und Verabreichung von Antibiotika, fiebersenkenden Mitteln, antiviralen Mitteln, Schmerzmitteln und anderen spezifischen Medikamenten. Die Verabreichung regelmäßiger Dosen von Paracetamol zur Kontrolle von Fieber und Schmerzen bei einem Grippepatienten kann z. B. das Wohlbefinden verbessern und die Genesung beschleunigen.

Die **Verhinderung der Ausbreitung von Infektionen** ist eine Priorität, um andere Patienten und das Gesundheitspersonal zu schützen. Pflegehilfskräfte müssen strenge Protokolle zur Infektionsprävention befolgen, wie häufiges Händewaschen, die Verwendung persönlicher Schutzausrüstung (PSA) und die Desinfektion von Oberflächen und medizinischen Geräten. Bei ansteckenden Infektionen sollten geeignete Isolationsmaßnahmen ergriffen werden. Beispielsweise kann die Isolierung eines Patienten mit viraler Gastroenteritis und die Verwendung von Schutzhandschuhen und -kitteln die Übertragung der Infektion auf andere Patienten und das Personal verhindern.

Die **Aufklärung der Patienten und ihrer Familien** ist von entscheidender Bedeutung, um ein klares Verständnis der Krankheit und der Behandlung zu gewährleisten. Pflegekräfte sollten einfache und verständliche Erklärungen zur Art der Infektion oder akuten Erkrankung, zu vorbeugenden Maßnahmen, zur verordneten Behandlung und zu den Anzeichen von Komplikationen, auf die geachtet werden sollte, geben. Diese Aufklärung hilft den Patienten und ihren Familien, sich aktiv an der Pflege zu beteiligen und fundierte Entscheidungen zu treffen. Wenn man beispielsweise einem Diabetespatienten erklärt, wie er seinen Blutzuckerspiegel überwachen und die Anzeichen einer Infektion erkennen kann, ermöglicht dies einen proaktiveren Umgang mit seinem Zustand.

Emotionale und psychologische Unterstützung ist entscheidend für das allgemeine Wohlbefinden der Patienten. Pflegende sollten auf die emotionalen Bedürfnisse der Patienten eingehen, indem sie einfühlsam zuhören und auf ihre Sorgen eingehen. Psychologische Unterstützung kann die mit akuten Krankheiten verbundenen Ängste und den Stress reduzieren und so eine schnellere Genesung fördern. Wenn Sie beispielsweise einen ängstlichen Patienten vor einem medizinischen Eingriff beruhigen oder ihn ermutigen, seine Gefühle auszudrücken, kann dies seine Erfahrung mit der Pflege verbessern.

Interdisziplinäre Koordination ist für eine umfassende und einheitliche Behandlung von Infektionen und akuten Erkrankungen unerlässlich. Pflegehilfskräfte müssen eng mit Ärzten, Krankenschwestern, Apothekern und anderen Gesundheitsfachkräften zusammenarbeiten, um Pläne für eine integrierte Versorgung zu erstellen und umzusetzen. Durch diese Koordination wird sichergestellt, dass alle Aspekte der Patientenversorgung berücksichtigt werden und die Maßnahmen aufeinander abgestimmt sind. Beispielsweise kann eine enge Zusammenarbeit mit einem Apotheker bei der Anpassung der Antibiotikadosen an die Ergebnisse mikrobiologischer Kulturen die Wirksamkeit der Behandlung optimieren.

Sorgfältige Dokumentation und Nachverfolgung von Maßnahmen sind unerlässlich, um die Kontinuität der Pflege zu gewährleisten und die Wirksamkeit von Behandlungen zu beurteilen. Pflegehilfskräfte müssen alle klinischen Beobachtungen, die verabreichten Behandlungen, die Reaktionen der Patienten und die Kommunikation mit anderen Mitgliedern des Pflegeteams in detaillierten Krankenakten dokumentieren. Diese Dokumentation ermöglicht es, die Entwicklung des Zustands des Patienten zu verfolgen und fundierte Entscheidungen zur Anpassung der Pflege zu treffen. Wenn Sie beispielsweise die Schwankungen der Körpertemperatur eines fiebrigen Patienten aufzeichnen, können Sie die Reaktion auf eine fiebersenkende Behandlung überwachen und die Dosis ggf. anpassen.

Weiterbildung und Kompetenzentwicklung sind entscheidend für die Aufrechterhaltung eines hohen Kompetenzniveaus bei der Behandlung von Infektionen und akuten Erkrankungen. Pflegehilfskräfte sollten regelmäßig an Fortbildungen zu neuen klinischen Verfahren, Protokollen zur Infektionsprävention und Fortschritten bei der Behandlung teilnehmen. Diese Weiterbildung hilft, mit den Entwicklungen auf diesem Gebiet Schritt zu halten und die Qualität der Pflege zu verbessern. Beispielsweise kann die Teilnahme an Schulungen zum Umgang mit nosokomialen Infektionen die Kompetenzen von Pflegehelfern stärken und das Risiko der Übertragung von Infektionen in Gesundheitseinrichtungen verringern.

- **Unterstützung für Familien**
  - Kommunikation mit Eltern und Verwandten

Die Kommunikation mit den Eltern und Angehörigen von Patienten ist ein wesentlicher Bestandteil der Gesundheitsfürsorge, insbesondere wenn es sich um Kinder oder gefährdete Patienten handelt. Eine effektive Kommunikation fördert das Verständnis, das Vertrauen und die Zusammenarbeit zwischen Gesundheitsfachkräften und Familien. Pflegekräfte spielen in diesem Prozess eine entscheidende Rolle, indem sie klare Informationen bereitstellen, emotionale Unterstützung bieten und die Beteiligung der Angehörigen an der Patientenversorgung erleichtern.

Aktives Zuhören und Einfühlungsvermögen sind die ersten Schritte, um eine effektive Kommunikation mit Eltern und Angehörigen aufzubauen. Pflegende sollten auf die Sorgen und Gefühle der Familien eingehen, aktiv zuhören, was sie sagen, und einfühlsam darauf reagieren. Das Zeigen von Einfühlungsvermögen und Verständnis kann helfen, Ängste zu reduzieren und Vertrauen aufzubauen. Wenn Eltern beispielsweise ihre Sorge um die Gesundheit ihres Kindes zum Ausdruck bringen, kann es ihnen helfen, sich unterstützt zu fühlen, wenn sie ihre Angst anerkennen und ihnen beruhigende Worte anbieten.

Klarheit und Einfachheit der Informationen sind entscheidend, um ein angemessenes Verständnis zu gewährleisten. Pflegekräfte sollten medizinische Zustände, Behandlungen und Verfahren klar und einfach erklären und komplizierten medizinischen Fachjargon vermeiden. Die Verwendung von Analogien und Illustrationen kann ebenfalls dazu beitragen, Informationen leichter zugänglich zu machen. Wenn Sie z. B. einem Elternteil die Funktionsweise eines Beatmungsgeräts erklären und es mit einer "Atemhilfe" vergleichen, die dem Kind hilft, leichter zu atmen, kann dies das Verständnis erleichtern.

Die Bereitstellung vollständiger und genauer Informationen ist entscheidend dafür, dass Eltern und Angehörige fundierte Entscheidungen treffen können. Pflegende sollten ehrlich und transparent sein und alle notwendigen Informationen über den Gesundheitszustand des Patienten, die Behandlungsmöglichkeiten, die Risiken und den Nutzen bereitstellen. Wenn sie beispielsweise die möglichen Nebenwirkungen einer medikamentösen Behandlung erklären und verfügbare Alternativen besprechen, können die Familien aktiv an Entscheidungen über die Pflege teilnehmen.

Die Förderung der Beteiligung von Eltern und Verwandten an der Pflege des Patienten kann **die** Gesundheitsergebnisse verbessern und die familiäre Unterstützung stärken. Pflegende sollten die Familien dazu auffordern, Fragen zu stellen, Bedenken zu äußern und sich nach Möglichkeit an der täglichen Pflege zu beteiligen. Dazu können einfache Aufgaben gehören, wie etwa beim Füttern oder Trösten des Patienten zu helfen. Wenn Eltern beispielsweise gebeten werden, bei der Beruhigung ihres Kindes während eines medizinischen Eingriffs zu helfen, kann dies nicht nur das Kind beruhigen, sondern den Eltern auch eine aktive Rolle im Pflegeprozess verleihen.

Emotionale Unterstützung anzubieten ist ein wesentlicher Teil der Kommunikation mit Eltern und Angehörigen. Pflegekräfte sollten sensibel für die Emotionen der Familien sein und angemessene psychologische Unterstützung anbieten. Dazu können einfache Gesten gehören, wie das Anbieten einer Schulter zum Ausweinen, tröstende Worte oder bei Bedarf der Verweis auf professionelle Unterstützungsdienste. Wenn Eltern beispielsweise von der Nachricht über eine schwere Erkrankung ihres Kindes überwältigt sind, können Pflegekräfte ihnen Zeit zum Reden anbieten, ihnen zuhören und sie an einen Psychologen oder eine Selbsthilfegruppe verweisen.

Die Wahrung der Privatsphäre und der Vertraulichkeit ist bei jeder Kommunikation von grundlegender Bedeutung. Pflegende sollten sicherstellen, dass die medizinischen Informationen des Patienten nur mit befugten Personen und auf diskrete Weise geteilt werden. Dazu gehört, sensible Informationen an privaten Orten zu besprechen und sicherzustellen, dass die Krankenakten sicher sind. Wenn man z. B. über den Gesundheitszustand eines Patienten in einem privaten Raum und nicht auf einem belebten Flur spricht, zeigt dies Respekt für die Privatsphäre und die Würde des Patienten.

Die Verwendung von visuellen und schriftlichen Hilfsmitteln zur Ergänzung der verbalen Kommunikation kann sehr hilfreich sein. Das Bereitstellen von Broschüren, erklärenden Schemata oder Lehrvideos kann Familien helfen, medizinische Informationen besser zu verstehen und sich an wichtige Details zu erinnern. Beispielsweise kann das Aushändigen einer Broschüre über die postoperative Pflege nach einer Operation den Eltern helfen, den Anweisungen zu folgen und ihr Kind zu Hause zu versorgen.

Das Einplanen von Zeiten, die der **Kommunikation gewidmet** sind, ist wichtig, um sicherzustellen, dass die Familien die nötige Aufmerksamkeit erhalten. Pflegekräfte sollten regelmäßige Treffen mit Eltern und Angehörigen organisieren, um die Entwicklung des Gesundheitszustands des Patienten zu besprechen, Fragen zu beantworten und die Pflegepläne gegebenenfalls anzupassen. Beispielsweise können wöchentliche Treffen mit den Angehörigen von Krankenhauspatienten regelmäßige Updates liefern und die Möglichkeit bieten, Änderungen im Behandlungsplan zu besprechen.

Geduld und Respekt zu zeigen ist bei allen Interaktionen mit Eltern und Angehörigen entscheidend. Pflegende sollten geduldig sein, ruhig auf alle Fragen antworten und die Meinungen und Entscheidungen der Familien respektieren, auch wenn sie von den medizinischen Empfehlungen abweichen. Wenn sich Eltern z. B. für einen alternativen Behandlungsansatz entscheiden, sollten die Betreuungsassistenten ihre Entscheidung respektieren und gleichzeitig die notwendigen Informationen zur Verfügung stellen, damit die Eltern gut informiert sind.

Mit anderen Angehörigen der Gesundheitsberufe zusammenarbeiten, um eine einheitliche und koordinierte Kommunikation zu gewährleisten. Pflegehilfskräfte sollten eng mit Ärzten, Krankenschwestern, Sozialarbeitern und anderen Mitgliedern des Pflegeteams zusammenarbeiten, um sicherzustellen, dass die Familien einheitliche und vollständige Informationen erhalten. Beispielsweise kann die Abhaltung von Fallbesprechungen mit dem gesamten Pflegeteam sicherstellen, dass alle Fachkräfte auf den Pflegeplan und die Botschaften, die den Familien übermittelt werden sollen, abgestimmt sind.

- Psychologische Begleitung

Die psychologische Betreuung ist ein wesentlicher Bestandteil der Gesundheitsfürsorge und bietet Patienten, die mit emotionalen und psychologischen Herausforderungen konfrontiert sind, entscheidende Unterstützung. Pflegekräfte spielen in diesem Prozess eine zentrale Rolle, indem sie einfühlsam zuhören, bei der Stressbewältigung helfen und den Zugang zu spezialisierten Ressourcen erleichtern. Ein ganzheitlicher und sensibler Ansatz ist erforderlich, um den emotionalen Bedürfnissen der Patienten gerecht zu werden und ihr psychisches Wohlbefinden zu fördern.

Aktives und einfühlsames Zuhören ist der erste Schritt in der psychologischen Betreuung. Die Pflegekräfte sollten für die Patienten präsent und verfügbar sein und sich aufmerksam ihre Sorgen und Gefühle anhören. Dieses aktive Zuhören bedeutet, auf die Worte des Patienten zu achten, offene Fragen zu stellen, um zum Sprechen anzuregen, und Einfühlungsvermögen zu zeigen. Ein Pfleger könnte zum Beispiel sagen: "Ich bin für Sie da. Können Sie mir erzählen, wie Sie sich gerade fühlen?". Dieser Ansatz hilft den Patienten, sich verstanden und unterstützt zu fühlen.

Die **Validierung von Gefühlen** ist entscheidend, um das Vertrauen und das Sicherheitsgefühl der Patienten zu stärken. Pflegende sollten die Gefühle der Patienten anerkennen und validieren, indem sie ihnen zeigen, dass ihre Gefühle legitim und nachvollziehbar sind. Sagen Sie z. B. "Es ist normal, sich in dieser Situation ängstlich zu fühlen. Viele Menschen fühlen sich genauso" kann dazu beitragen, die Emotionen des Patienten zu normalisieren und sein Gefühl der Isolation zu verringern.

Stressbewältigungs- und Entspannungstechniken sind wertvolle Hilfsmittel, um Patienten bei der Bewältigung von Angstzuständen und emotionaler Not zu helfen. Pflegehelfer können Patienten Techniken wie Tiefenatmung, progressive Muskelentspannung oder geführte Visualisierung beibringen, um ihnen zu helfen, sich zu entspannen. Einen Patienten durch eine Reihe von Tiefatmungsübungen zu führen, kann ihm beispielsweise helfen, seinen Geist zu beruhigen und sein Stressniveau zu senken.

Kontinuierliche emotionale Unterstützung ist für Patienten mit chronischen oder schweren Krankheiten von entscheidender Bedeutung. Pflegende sollten ständige Unterstützung bieten, indem sie zur Verfügung stehen, um die Sorgen der Patienten zu besprechen und ihnen Ermutigung zukommen zu lassen. Diese Unterstützung kann regelmäßige Gespräche umfassen, um den emotionalen Zustand des Patienten zu beurteilen und tröstende Worte anzubieten. Wenn Sie beispielsweise wöchentliche Termine für Gespräche mit einem Chemotherapiepatienten festlegen, kann dies eine Struktur und kontinuierliche emotionale Unterstützung bieten.

Die **Erleichterung des Zugangs zu spezialisierten Ressourcen** ist eine Schlüsselkomponente der psychologischen Betreuung. Pflegekräfte sollten über verfügbare Ressourcen wie Psychologen, Psychiater, Sozialarbeiter und Selbsthilfegruppen informiert sein. Die Überweisung von Patienten an diese Ressourcen kann zusätzliche und spezialisierte Unterstützung bieten.
Beispielsweise kann die Überweisung eines depressiven Patienten an einen Psychologen oder eine Selbsthilfegruppe die notwendige Hilfe bei der Bewältigung der Symptome und der Verbesserung der Lebensqualität bieten.

Die **Förderung kreativer Ausdrucksformen und sinnvoller Aktivitäten** kann ebenfalls eine wichtige Rolle für das psychische Wohlbefinden der Patienten spielen. Pflegekräfte können Patienten dazu ermutigen, sich mit kreativen Aktivitäten wie Kunst, Schreiben oder Musik zu beschäftigen, die als emotionales Ventil dienen können. Einem Patienten vorzuschlagen, ein Tagebuch zu führen, um seine Gedanken und Gefühle auszudrücken, kann ihm beispielsweise helfen, seine Emotionen konstruktiv zu verarbeiten.

Die **Einbeziehung der Familie und der Angehörigen** in den Prozess der psychologischen Unterstützung kann das

Unterstützungsnetzwerk des Patienten stärken. Pflegende sollten die Familienmitglieder zur Teilnahme ermutigen und sie darüber informieren, wie sie ihre Angehörigen am besten unterstützen können. Die Organisation von Familientreffen, bei denen die emotionalen Bedürfnisse des Patienten besprochen werden und Ratschläge zur Unterstützung gegeben werden, kann sehr vorteilhaft sein. Wenn man den Angehörigen beispielsweise erklärt, wie sie emotionale Unterstützung bieten können, ohne aufdringlich zu sein, kann dies die Familiendynamik und das Wohlbefinden des Patienten verbessern.

Sensibilisierung und Aufklärung über psychische Gesundheit sind wichtig, um die Stigmatisierung zu verringern und ein umfassenderes Verständnis für psychische Gesundheitsprobleme zu fördern. Pflegekräfte können Informationen zu Symptomen von Stress, Angst, Depressionen und anderen psychischen Störungen sowie zu Bewältigungsstrategien und verfügbaren Ressourcen bereitstellen. Beispielsweise kann die Durchführung von Sensibilisierungsworkshops zur psychischen Gesundheit für Patienten und ihre Familien die Kenntnisse und das Verständnis für psychische Gesundheitsprobleme verbessern.

Die **Schaffung einer wohlwollenden und sicheren Pflegeumgebung** ist für die psychologische Betreuung von grundlegender Bedeutung. Pflegende sollten darauf achten, einen Raum zu schaffen, in dem sich die Patienten sicher, respektiert und unterstützt fühlen. Dazu gehören respektvolle Interaktionen, eine offene Kommunikation und die Gewissheit, dass die Anliegen der Patienten ernst genommen werden. Beispielsweise kann die Aufrechterhaltung einer ruhigen und beruhigenden Haltung selbst in stressigen Situationen zu einem positiven und fürsorglichen Pflegeumfeld beitragen.

Kontinuierliche Beobachtung und Bewertung des psychologischen Wohlbefindens der Patienten ermöglicht es, Veränderungen im emotionalen Zustand der Patienten frühzeitig zu erkennen und die Unterstützung entsprechend anzupassen. Pflegende sollten die psychologischen Bedürfnisse der Patienten regelmäßig beurteilen, indem sie geeignete Beurteilungsinstrumente verwenden und direktes Feedback einholen. Beispielsweise kann die Verwendung von Fragebögen zum Screening auf Angstzustände und Depressionen dabei helfen, Patienten zu identifizieren, die mehr psychologische Aufmerksamkeit benötigen.

Schlussfolgerung

- **Zusammenfassung der wichtigsten Punkte**

Das Management der Gesundheitspflege, insbesondere für Pflegehilfskräfte, erfordert ein gründliches Verständnis und die praktische Anwendung verschiedener Aspekte, die für die Gewährleistung einer qualitativ hochwertigen Patientenversorgung entscheidend sind. Hier eine Zusammenfassung der behandelten Schlüsselpunkte :

1. Die Bedeutung von Ausbildung und praktischer Erfahrung

Ausbildung und Erfahrung sind für Pflegehilfskräfte von grundlegender Bedeutung und ermöglichen es ihnen, die Fähigkeiten zu erwerben, die sie benötigen, um eine qualitativ hochwertige Pflege zu leisten. Ständige Weiterbildung und praktische Lernmöglichkeiten stärken ihr Fachwissen und ihr Vertrauen in ihre Fähigkeiten, den Bedürfnissen der Patienten gerecht zu werden.

2. Die Realität des Berufs des Pflegehelfers in der Notaufnahme

Pflegehelfer/innen in der Notaufnahme müssen in der Lage sein, mit stressigen und unvorhersehbaren Situationen umzugehen. Sie müssen kompetent sein in der raschen Beurteilung von Patienten, der Stabilisierung der Vitalfunktionen und der Zusammenarbeit mit anderen Mitgliedern des medizinischen Teams.

3. Die psychologische Begleitung

Das Angebot psychologischer Unterstützung ist entscheidend für das Wohlbefinden der Patienten. Dazu gehören aktives Zuhören, die Validierung von Gefühlen, die Vermittlung von Techniken zur Stressbewältigung und die Erleichterung des Zugangs zu spezialisierten Ressourcen. Die Einbeziehung der Familie und die Schaffung einer wohlwollenden Pflegeumgebung sind ebenfalls von entscheidender Bedeutung.

4. Kommunikation mit Eltern und Angehörigen

Eine klare und einfühlsame Kommunikation mit Eltern und Angehörigen ist für den Aufbau von Vertrauen und Kooperation unerlässlich. Das Bereitstellen umfassender und einfacher

Informationen, aktives Zuhören und das Anbieten emotionaler Unterstützung sind Schlüsselelemente für eine effektive Interaktion.

5. Anpassung der Pflege an Kinder
Die Kinderpflege erfordert spezielle Techniken, die an das Alter und die Entwicklung des Kindes angepasst sind. Die Verwendung einer einfachen Sprache, visueller Hilfsmittel, spielerischer Techniken und die Einbeziehung der Eltern sind wichtige Strategien, um eine angemessene Pflege zu gewährleisten und die Angst der Kinder zu verringern.

6. Umgang mit pädiatrischen Traumata
Die Behandlung von Traumata bei Kindern erfordert eine schnelle Beurteilung, die Stabilisierung der Vitalfunktionen, die Schmerzbehandlung und eine kontinuierliche emotionale Unterstützung. Interdisziplinäre Koordination und kontinuierliche Fortbildung sind entscheidend, um eine effektive und einfühlsame Versorgung zu gewährleisten.

7. Umgang mit Infektionen und akuten Erkrankungen
Pflegehilfskräfte müssen wachsam sein, um frühe Anzeichen von Infektionen und akuten Erkrankungen zu erkennen, die Symptome zu überwachen, geeignete Behandlungen durchzuführen und Patienten und ihre Familien aufzuklären. Die Verhinderung der Ausbreitung von Infektionen und die interdisziplinäre Koordination sind ebenfalls von entscheidender Bedeutung.

8. Sicherheitsprotokolle für Personal und Patienten
Sicherheit hat in Gesundheitseinrichtungen höchste Priorität. Das Pflegepersonal muss strenge Protokolle zur Infektionsprävention, zum sicheren Umgang mit gefährlichen Geräten und Substanzen und zum Umgang mit gewalttätigen Zwischenfällen befolgen. Kontinuierliche Schulungen und eine regelmäßige Bewertung der Protokolle sind unerlässlich.

9. Umgang mit Aggressionen und gewalttätigen Zwischenfällen

Der Umgang mit Aggressionen erfordert Deeskalationstechniken, effektive Kommunikation und die Zusammenarbeit mit den Sicherheitsdiensten. Psychologische Unterstützung nach einem Vorfall und eine sorgfältige Dokumentation der Ereignisse sind entscheidend, um die Sicherheit zu verbessern und zukünftige Vorfälle zu verhindern.

10. Notfallpläne und dienststellenübergreifende Koordination

Notfallpläne müssen gut ausgearbeitet und regelmäßig getestet werden, um eine schnelle und koordinierte Reaktion im Krisenfall zu gewährleisten. Pflegekräfte spielen bei der Umsetzung dieser Pläne eine entscheidende Rolle, indem sie mit anderen Gesundheitsdiensten zusammenarbeiten und an Simulationsübungen teilnehmen.

Zusammenfassend lässt sich sagen, dass die Rolle von Pflegekräften facettenreich ist und eine Kombination aus technischen Fertigkeiten, einfühlsamer Kommunikation und interdisziplinärer Koordination erfordert. Durch die Umsetzung dieser Grundsätze können Pflegehilfskräfte eine qualitativ hochwertige Pflege leisten, das Wohlbefinden der Patienten verbessern und zu einem sicheren und effizienten Pflegeumfeld beitragen.

Anhänge

- **Bibliografie und nützliche Ressourcen**

Bücher und Publikationen

1. **"Krankenpflege in Notfällen"** von Éliane Bayle und Michel Galimard

    ◦ Ein praktischer Leitfaden für die Krankenpflege in Notaufnahmen mit detaillierten Ratschlägen zum Umgang mit Patienten in kritischen Situationen.
2. **"Handbuch der Kinderpflege"** von Caroline Laurence

    ◦ Ein umfassendes Handbuch zur Kinderpflege, das klinische, psychologische und pädagogische Aspekte abdeckt.
3. **"Psychologie der Gesundheit"** von Howard S. Friedman und Roxane Cohen Silver

    ◦ Ein Buch, das die Verbindungen zwischen Psychologie und Gesundheit erforscht, einschließlich Stressbewältigung und emotionaler Unterstützung von Patienten.
4. **"Kommunikation im Gesundheitswesen"** von Pierre Lombrail und Dominique Desjeux

    ◦ Eine Analyse der Kommunikationspraktiken im medizinischen Bereich mit Strategien zur Verbesserung der Interaktion mit Patienten und ihren Familien.
5. **"Erste-Hilfe-Maßnahmen in Notsituationen"** von Christophe Prudhomme

    ◦ Ein Leitfaden zu Erste-Hilfe-Maßnahmen in Notsituationen, geeignet für Angehörige der Gesundheitsberufe und die breite Öffentlichkeit.

Wissenschaftliche Artikel und Zeitschriften

1. **"The Impact of Effective Communication on Healthcare Outcomes"** - Journal of Patient Experience

    ◦ Studie über die Bedeutung effektiver Kommunikation in der Gesundheitsversorgung und ihren Einfluss auf die Patientenergebnisse.
2. **"Pediatric Trauma Care: An Overview"** - Pediatric Emergency Care

    ◦ Review of best practices and protocols for the management of pediatric trauma.
3. **"Infection Control Practices in Healthcare Settings"** - American Journal of Infection Control

    ◦ Forschung zu Praktiken der Infektionskontrolle und deren Anwendung in Gesundheitseinrichtungen.
4. **"Psychological Support for Patients with Chronic Illnesses"** - Journal of Health Psychology

    ◦ Erforschung von Techniken zur psychologischen Unterstützung von Patienten mit chronischen Krankheiten.

Webseiten und Online-Ressourcen

1. **World Health Organization (WHO)**

    ◦ Offizielle Website der Weltgesundheitsorganisation mit Ressourcen und Leitfäden zu verschiedenen Themen des öffentlichen Gesundheitswesens.
    ◦ www.who.int

2. **Centers for Disease Control and Prevention (Zentren für Krankheitskontrolle und Prävention, CDC)**
    - Ausführliche Informationen über Infektionskrankheiten, Infektionsprävention und Sicherheitsprotokolle.
    - www.cdc.gov
3. **National Institute for Health and Care Excellence (Nationales Institut für Gesundheit und Pflege) (NICE)**
    - Evidenzbasierte Richtlinien und Empfehlungen für Angehörige der Gesundheitsberufe.
    - www.nice.org.uk
4. **MedlinePlus**
    - Eine Ressource der National Library of Medicine, die zuverlässige Informationen über Krankheiten, Zustände und medizinische Behandlungen bietet.
    - medlineplus.gov
5. **PubMed**
    - Eine Datenbank zur medizinischen Forschung, die Zugang zu wissenschaftlichen Artikeln und klinischen Studien bietet.
    - pubmed.ncbi.nlm.nih.gov

Berufsverbände und Organisationen

1. **International Council of Nurses (ICN)**
    - Organisation, die Krankenschwestern und Krankenpfleger vertritt und eine qualitativ hochwertige Pflege und Weiterbildung fördert.
    - www.icn.ch
2. **American Nurses Association (ANA)**
    - Berufsverband für Krankenschwestern in den USA, der Bildungsressourcen und Zertifizierungen anbietet.

- www.nursingworld.org
3. **European Society for Emergency Medicine (EUSEM)**

    - Europäische Organisation, die sich der Verbesserung der Notfallversorgung widmet.
    - www.eusem.org
4. **National Association of Healthcare Assistants (NAHCA)**

    - Verband, der Unterstützung, Schulungen und Ressourcen für Pflegekräfte anbietet.
    - www.nahcacna.org

Durch die Nutzung dieser Ressourcen können Pflegekräfte und andere Gesundheitsfachkräfte ihre Fähigkeiten verbessern, sich über die neuesten medizinischen Entwicklungen auf dem Laufenden halten und den Patienten eine qualitativ hochwertige Pflege bieten.

- **Kontakte und unterstützende Organisationen**

Internationale Organisationen

1. **Weltgesundheitsorganisation (WHO)**
   - **Kontakt:**
     - Website: www.who.int
     - Adresse: Avenue Appia 20, 1211 Genf, Schweiz
     - Telefon: +41 22 791 21 11
   - **Beschreibung:** Die WHO ist eine Sonderorganisation der Vereinten Nationen, die für die internationale öffentliche Gesundheit zuständig ist und Richtlinien und Ressourcen zu einer Vielzahl von Gesundheitsproblemen anbietet.

2. **International Council of Nurses (ICN)**
   - **Kontakt:**
     - Website: www.icn.ch
     - Adresse: 3, place Jean-Marteau, 1201 Genf, Schweiz
     - Telefon: +41 22 908 01 00
   - **Beschreibung:** Weltweite Organisation, die Krankenschwestern und Krankenpfleger vertritt und eine qualitativ hochwertige Pflege und Weiterbildung fördert.

Nationale Organisationen

1. **Französisches Rotes Kreuz**
   - **Kontakt:**
     - Website: www.croix-rouge.fr
     - Adresse: 98 rue Didot, 75014 Paris, Frankreich
     - Telefon: +33 1 44 43 11 00
   - **Beschreibung:** Humanitäre Organisation, die Rettungsdienste, Erste-Hilfe-Ausbildung und medizinische Unterstützung anbietet.

2. **Ordre National des Infirmiers (ONI) (Nationale Krankenpflegeordnung)**

    - Kontakt:
        - Website: www.ordre-infirmiers.fr
        - Adresse: 228, rue du Faubourg Saint-Martin, 75010 Paris, Frankreich
        - Telefon: +33 1 71 93 60 30
    - **Beschreibung:** Regulierungsbehörde für den Pflegeberuf in Frankreich, die Ressourcen und professionelle Unterstützung für Krankenschwestern und Krankenpfleger bietet.

3. **Nationaler Verband der diplomierten und studierten Krankenschwestern und Krankenpfleger (ANFIIDE)**

    - Kontakt:
        - Website: www.anfiide.com
        - Adresse: 5 Rue de la Bienfaisance, 75008 Paris, Frankreich
        - Telefon: +33 1 42 65 12 89
    - **Beschreibung:** Berufsverband mit dem Ziel, hervorragende Leistungen in der Pflegepraxis zu fördern und Studierenden und Fachkräften Unterstützung zu bieten.

Vereinigungen und Selbsthilfegruppen

1. **Association France Traumatisme (AFT)**

    - Kontakt:
        - Website: www.france-traumatisme.org
        - Adresse: 14 Rue Charles V, 75004 Paris, Frankreich
        - Telefon: +33 1 48 04 89 10
    - **Beschreibung:** Organisation, die Unterstützung für Traumaopfer und ihre Familien sowie

Bildungsressourcen und Rehabilitationsdienste anbietet.

2. **Nationaler Verband der Pflegehelfer (Fédération Nationale des Aides-Soignants, FNAS)**

    - **Kontakt:**
        - Website: www.fnas.fr
        - Adresse: 10 Rue des Mathurins, 75009 Paris, Frankreich
        - Telefon: +33 1 40 17 01 01
    - **Description:** Organisation, die Pflegehilfskräfte vertritt und berufliche Ressourcen, Schulungen und Unterstützung bereitstellt.

3. **Psychologische Unterstützung für Pflegekräfte (SPS)**

    - **Kontakt:**
        - Website: www.asso-sps.fr
        - Adresse: 53 Rue Perronet, 92200 Neuilly-sur-Seine, Frankreich
        - Telefon: +33 1 41 92 17 58
    - **Beschreibung:** Verband, der psychologische Unterstützungsdienste für Angehörige der Gesundheitsberufe anbietet, einschließlich Hotlines und Beratungen.

Online-Unterstützungsdienste

1. **SOS-Ärzte**

    - **Kontakt:**
        - Website: www.sosmedecins.fr
        - Telefon: 3624 (rund um die Uhr erreichbar)
    - **Description:** Medizinischer Notfalldienst, der Hausbesuche und medizinische Beratung per Telefon anbietet.

2. **Öffentliche Gesundheit Frankreich**

    - **Kontakt:**
        - Website: www.santepubliquefrance.fr

- **Beschreibung:** Nationale Agentur für öffentliche Gesundheit, die Informationen und Ressourcen zu verschiedenen Themen der öffentlichen Gesundheit bereitstellt, darunter Epidemien und Präventionskampagnen.

3. **Allo Eltern Baby**

    - **Kontakt:**
        - Website: www.alloparentsbebe.org
        - Telefon: 0 800 00 3456 (kostenloser Anruf)
    - **Description:** Telefonischer Hilfsdienst, der Eltern von Kleinkindern Unterstützung und Beratung anbietet.

Bildungsressourcen und Ausbildung

1. **Institut de Formation en Soins Infirmiers (IFSI) (Ausbildungsinstitut für Krankenpflege)**

    - **Kontakt:**
        - Website: www.ifsi.fr
    - **Description:** Netzwerk von Instituten, die Diplomausbildungen in Krankenpflege und Krankenpflegehilfe mit Weiterbildungsprogrammen anbieten.

2. **Universität der Gesundheit**

    - **Kontakt:**
        - Website: www.universitedelasante.fr
    - **Description:** Online-Lernplattform für Angehörige der Gesundheitsberufe, die Kurse zu verschiedenen medizinischen und pflegerischen Themen anbietet.

Diese Kontakte und unterstützenden Organisationen bieten wertvolle Ressourcen und wichtige Dienstleistungen für Pflegehilfskräfte, Angehörige der Gesundheitsberufe und Patienten. Durch die Nutzung dieser Ressourcen können

Pflegehilfskräfte ihre Fähigkeiten verbessern, emotionale und berufliche Unterstützung erhalten und ihren Patienten eine qualitativ hochwertige Versorgung bieten.

Referenzen

- **Wissenschaftliche Studien und Artikel**
Klinische Studien und Forschung

1. "The Impact of Effective Communication on Healthcare Outcomes".

    - **Journal of Patient Experience**
    - **Zusammenfassung:** Diese Studie untersucht, wie eine effektive Kommunikation zwischen Angehörigen der Gesundheitsberufe und Patienten die klinischen Ergebnisse verbessert. Sie hebt die Bedeutung von aktivem Zuhören, Einfühlungsvermögen und klaren Informationen hervor, um die Patientenzufriedenheit und die Gesundheitsergebnisse zu verbessern.
    - **Zugang:** Journal of Patient Experience

2. "Pediatric Trauma Care: An Overview" (Pädiatrische Traumaversorgung: Ein Überblick)

    - **Pädiatrische Notfallversorgung**
    - **Zusammenfassung:** Dieser Artikel bietet einen Überblick über bewährte Verfahren und Protokolle für die Behandlung von Traumata bei Kindern. Er behandelt die Aspekte der Erstbeurteilung, Stabilisierung und Rehabilitation von Kindern, die ein Trauma erlitten haben.
    - **Zugang:** Pediatric Emergency Care

3. "Infection Control Practices in Healthcare Settings".

    - **American Journal of Infection Control**
    - **Zusammenfassung:** Die Forschungsarbeit untersucht die Praktiken der Infektionskontrolle in Gesundheitseinrichtungen und ihre Wirksamkeit bei der Reduzierung nosokomialer Infektionen. Die Studie unterstreicht die Bedeutung der Handhygiene, der Verwendung von persönlicher

Schutzausrüstung (PSA) und von Desinfektionsprotokollen.
    - **Zugriff**: American Journal of Infection Control

4. **"Psychologische Unterstützung für Patienten mit chronischen Erkrankungen"**

    - **Journal of Health Psychology**
    - **Zusammenfassung:** Dieser Artikel untersucht Techniken zur psychologischen Unterstützung von Patienten mit chronischen Krankheiten. Er untersucht Interventionen wie kognitive Verhaltenstherapie, emotionale Unterstützung und Selbsthilfegruppen, um die Lebensqualität der Patienten zu verbessern.
    - **Zugang:** Journal of Health Psychology

5. **"The Role of Nurses in Emergency Care Settings" (Die Rolle der Pflegekräfte in der Notfallversorgung)**

    - **Journal of Emergency Nursing**
    - **Zusammenfassung:** Diese Studie beleuchtet die entscheidende Rolle von Krankenschwestern und Pflegehelfern in der Notaufnahme. Sie diskutiert die erforderlichen Fähigkeiten, häufige Herausforderungen und Strategien zur Verbesserung der Patientenversorgung in stressigen Umgebungen.
    - **Zugriff**: Journal of Emergency Nursing

6. **"Mental Health Interventions for Pediatric Patients" (Interventionen zur psychischen Gesundheit für pädiatrische Patienten)**

    - **Child and Adolescent Psychiatry and Mental Health (Kinder- und Jugendpsychiatrie und psychische Gesundheit)**
    - **Zusammenfassung:** Der Artikel untersucht Interventionen im Bereich der psychischen Gesundheit für pädiatrische Patienten, darunter Spieltherapie, Familientherapie und schulische

Förderprogramme. Er untersucht außerdem die Erfolgsfaktoren dieser Interventionen.
- **Zugang:** Child and Adolescent Psychiatry and Mental Health

Fachartikel und Literaturzeitschriften

1. **"Effective Strategies for Managing Pediatric Pain"** (Effektive Strategien zur Bewältigung von Kinderschmerzen)
   - **Pediatric Pain Management Journal**
   - **Zusammenfassung:** Dieser Artikel gibt einen Überblick über wirksame Strategien zur Schmerzbewältigung bei Kindern, darunter die Verwendung von Analgetika, Ablenkungstechniken und Verhaltenstherapie. Er hebt die Bedeutung einer genauen Beurteilung von Kinderschmerzen hervor.
   - **Zugriff**: <u>Pediatric Pain Management Journal</u>

2. **"Advancements in Trauma Care for Children"** (Fortschritte in der Traumaversorgung von Kindern)
   - **Journal of Pediatric Surgery**
   - **Zusammenfassung:** Diese Literaturübersicht untersucht die jüngsten Fortschritte bei der Behandlung von Traumata bei Kindern, einschließlich neuer chirurgischer Techniken, Reanimationsprotokolle und multidisziplinärer Ansätze.
   - **Zugriff**: <u>Journal of Pediatric Surgery</u>

3. **"Infection Prevention and Control in Healthcare Settings"**.
   - **Journal of Hospital Infection**
   - **Zusammenfassung:** Der Artikel untersucht bewährte Verfahren für die Prävention und

Kontrolle von Infektionen in Gesundheitseinrichtungen, einschließlich Überwachungsstrategien, Personalschulung und technologische Innovationen.
    - **Zugriff** : Journal of Hospital Infection
4. **"Emotionale Unterstützung für Gesundheitsarbeiter während Pandemien"**

    - **Journal of Occupational Health Psychology**
    - **Zusammenfassung:** Diese Studie untersucht die psychologischen Auswirkungen von Pandemien auf Beschäftigte im Gesundheitswesen und schlägt Strategien für eine wirksame emotionale Unterstützung vor, darunter psychologische Interventionen, Wellness-Programme und unterstützende Ressourcen.
    - **Zugriff** : Journal of Occupational Health Psychology

Online-Ressourcen und Datenbanken

1. **PubMed**

    - **Zugang** : pubmed.ncbi.nlm.nih.gov
    - **Description:** Datenbank für medizinische Forschung, die Zugang zu einer umfangreichen Sammlung von wissenschaftlichen Artikeln und klinischen Studien im Gesundheitsbereich bietet.
2. **Cochrane Library**

    - **Zugriff** : www.cochranelibrary.com
    - **Beschreibung:** Eine zuverlässige Quelle für Informationen über systematische Übersichtsarbeiten und kontrollierte klinische Studien, die Angehörigen der Gesundheitsberufe dabei hilft, fundierte Entscheidungen zu treffen.
3. **ResearchGate**

    - **Zugriff** : www.researchgate.net

- **Description:** Online-Plattform, auf der Forscher ihre Arbeit veröffentlichen, Ideen austauschen und an Forschungsprojekten zusammenarbeiten.

4. **Google Scholar**

    - **Zugang** : scholar.google.com
    - **Description: Eine** auf akademische Artikel und wissenschaftliche Studien spezialisierte Suchmaschine, die Zugang zu Tausenden von Veröffentlichungen in verschiedenen Bereichen bietet.

5. **Scopus**

    - **Zugriff** : www.scopus.com
    - **Description:** Bibliografische Datenbank mit Zusammenfassungen und Zitaten für Artikel aus akademischen Zeitschriften, Konferenzen und Patenten.

Diese Studien, Artikel und Online-Ressourcen bieten eine solide Grundlage, um das Wissen zu vertiefen und die klinische Praxis von Pflegekräften und anderen Gesundheitsfachkräften zu verbessern. Indem sie sich über die neuesten Forschungsergebnisse und bewährten Verfahren auf dem Laufenden halten, können sie weiterhin eine qualitativ hochwertige Pflege anbieten und effektiv auf die Bedürfnisse ihrer Patienten eingehen.

- **Guidelines und professionelle Empfehlungen**

Internationale Organisationen

1. **Weltgesundheitsorganisation (WHO)**
   - **WHO-Richtlinien zur Prävention und Kontrolle von Infektionen**
     - **Description:** Detaillierte Richtlinien zur Infektionsprävention, einschließlich Hygienemaßnahmen, Verwendung von persönlicher Schutzausrüstung (PSA) und Desinfektionsprotokollen.
     - **Zugang** : WHO - Infection Prevention and Control
2. **International Council of Nurses (ICN)**
   - **Ethikkodex für Krankenschwestern**
     - **Beschreibung:** Eine Reihe von Prinzipien und Standards für die ethische Praxis der Krankenpflege auf globaler Ebene, die Krankenschwestern und Krankenpflegern als Leitfaden für ihre berufliche und persönliche Verantwortung dienen sollen.
     - **Zugang:** ICN Code of Ethics for Nurses (Ethikkodex für Krankenschwestern)
3. **Centers for Disease Control and Prevention (Zentren für Krankheitskontrolle und Prävention, CDC)**
   - **Guidelines für die Pflege von Patienten in Krankenhäusern**
     - **Description:** Empfehlungen für das Pflegemanagement in Krankenhäusern, einschließlich Infektionsprävention, Protokolle für die Notfallversorgung und Patientensicherheit.
     - **Zugriff** : CDC - Healthcare Infection Control Practices.

Nationale Organisationen

1. **Haute Autorité de Santé (HAS) - Frankreich**

    - **Empfehlungen für die klinische Praxis**
        - **Description:** Evidenzbasierte Richtlinien und Empfehlungen zur Verbesserung der Qualität der Pflege und der Patientensicherheit in französischen Gesundheitseinrichtungen.
        - **Zugang:** HAS - Empfehlungen für die klinische Praxis

2. **National Institute for Health and Care Excellence (NICE) - Vereinigtes Königreich**

    - **Klinische Leitlinien**
        - **Beschreibung:** Evidenzbasierte Richtlinien, die ein breites Spektrum an medizinischen Zuständen und Gesundheitsversorgung abdecken und den Angehörigen der Gesundheitsberufe dabei helfen sollen, eine qualitativ hochwertige Versorgung anzubieten.
        - **Zugang:** NICE - Clinical Guidelines

3. **American Nurses Association (ANA) - USA**

    - **Standards für die Pflegepraxis**
        - **Beschreibung:** Standards und Richtlinien für die Pflegepraxis in den USA zur Förderung einer qualitativ hochwertigen Pflege und der Patientensicherheit.
        - **Zugang** : <u>ANA - Standards of Nursing Practice</u>

Spezifische Empfehlungen für Pflegeassistenten

1. **Fédération Nationale des Aides-Soignants (FNAS) - Frankreich**

- **Praktischer Leitfaden für Pflegekräfte**
    - **Description:** Empfehlungen und bewährte Praktiken für Pflegekräfte, einschließlich Pflegeprotokolle, Kommunikationstechniken mit Patienten und Familien und Umgang mit Notfallsituationen.
    - **Zugang:** FNAS - Praktischer Leitfaden

2. **National Association of Healthcare Assistants (NAHCA) - USA**

    - **Berufliche Kompetenzen und Standards**
        - **Beschreibung:** Berufsstandards und erforderliche Kompetenzen für Pflegehilfskräfte, die eine sichere und effektive Patientenversorgung gewährleisten sollen.
        - **Zugang** : NAHCA - Professional Standards

3. **Canadian Association of Practical Nurses (CAPN) - Kanada**

    - **Praxisstandards für Pflegekräfte**
        - **Description:** Richtlinien zu den Kompetenzen, Verantwortlichkeiten und Berufspraktiken von Pflegehelfern in Kanada, mit denen die Qualität der Pflege und die Patientensicherheit verbessert werden sollen.
        - **Zugang:** CAPN - Practice Standards

Spezialisierte Ressourcen

1. **European Society for Emergency Medicine (EUSEM)**

    - **Guidelines für die Notfallversorgung**
        - **Description:** Richtlinien und Empfehlungen für das Management von

medizinischen Notfällen, die bewährte Verfahren für die Behandlung von Patienten in kritischen Situationen abdecken.
    - **Zugang** : <u>EUSEM - Emergency Medicine Guidelines</u>
2. **Infection Control Today**
    - **Artikel und Leitfäden zur Infektionskontrolle**
        - **Description:** Ressourcen und Empfehlungen zu Praktiken der Infektionskontrolle mit dem Ziel, nosokomiale Infektionen zu reduzieren und die Patientensicherheit zu verbessern.
        - **Zugriff** : <u>Infection Control Today</u>
3. **MedlinePlus - Pflegeleitfaden für Infektionskrankheiten**
    - **Beschreibung:** Umfassende Informationen über Infektionskrankheiten, einschließlich Symptome, Diagnose, Behandlung und Präventionsmaßnahmen.
    - **Zugriff:** MedlinePlus - Infectious Diseases

Weiterbildungsprogramme und Zertifizierungen

1. **American Heart Association (AHA)**
    - **Zertifizierung in Herz-Lungen-Wiederbelebung (CPR) und Erster Hilfe**
        - **Description:** Zertifizierungsprogramme für Herz-Lungen-Wiederbelebung und Erste Hilfe, einschließlich Online-Kursen und praktischen Schulungen.
        - **Zugang:** AHA - CPR and First Aid
2. **Institut de Formation en Soins Infirmiers (IFSI) (Ausbildungsinstitut für Krankenpflege) - Frankreich**
    - **Weiterbildungsprogramme für Pflegehilfskräfte**

- **Description:** Fort- und Weiterbildungsangebote für Pflegehilfskräfte, die verschiedene Aspekte der Krankenpflege und Pflegetechniken abdecken.
- **Zugang:** IFSI - Weiterbildung

3. **Red Cross Training Services**

    ○ **Kurse in Erster Hilfe und Katastrophenmanagement**
        - **Beschreibung:** Ausbildung in Erster Hilfe, Herz-Lungen-Wiederbelebung und Katastrophenmanagement für medizinische Fachkräfte und Freiwillige.
        - **Zugang:** Red Cross Training

Durch die Befolgung dieser professionellen Leitlinien und Empfehlungen können Pflegekräfte und andere Gesundheitsfachkräfte qualitativ hochwertige Praktiken gewährleisten, die Patientensicherheit verbessern und hohe Standards in ihrer täglichen Pflege aufrechterhalten. Diese Ressourcen bieten eine solide Grundlage für die Weiterbildung, die berufliche Entwicklung und die Verbesserung der Kompetenzen.

www.ingramcontent.com/pod-product-compliance
Lightning Source LLC
Chambersburg PA
CBHW071912210526
45479CB00002B/389